解剖生理学
超速!ゴロ勉

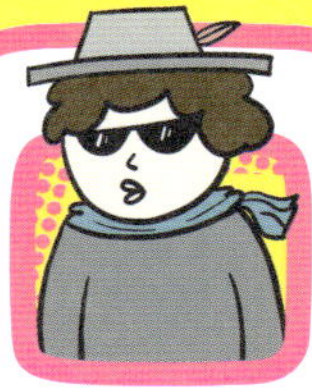

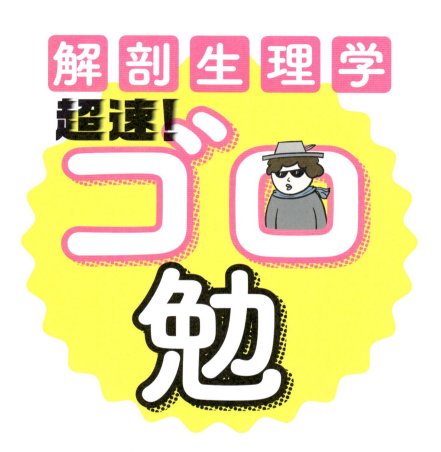

ゴロー 著

医学博士
大和田潔 監修

永岡書店

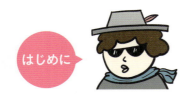

はじめに

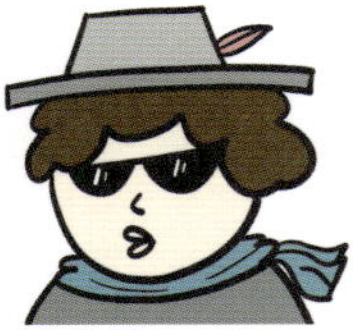

はじめまして。ゴローです。
数ある本の中から本書を手に取ってくれてありがとう。
この本を手に取ってくれたあなたは、
きっと解剖生理学を学んでいる人だと思う。

この本は、医師、看護師、薬剤師、理学療法士、作業療法士、鍼灸師、
マッサージ師、柔道整復師……など医療従事者をめざす、
すべての学生さんのために、解剖生理学の知識をまとめたものだ。

でも、ただ知識をまとめただけの本じゃない。
**「解剖生理学の専門用語が頭に入ってきません。
覚えてもすぐ忘れてしまいます。」**
こんな学生さんの声が、日々僕のもとに多く届く。

何度教科書を読んでも、ひたすらノートに用語を書いても
覚えられないのは、その行為に**感情が伴っていない**から。
強い感情を伴えば、しっかりと記憶に定着するのだ。

しかし、いくら覚えても思い出せなければ意味がない。
その対策として、僕がオススメしているのが「ゴロ」だ。
ゴロは**「記憶を呼び覚ます魔法」**なんだ。

僕も解剖生理学には、随分と頭を悩まされた。
国家試験に合格し、医療従事者になるためには、
勉強をしないといけないことは、みんなわかっている。
そして、勉強さえすれば、成績が上がることもわかっている。
なのに、勉強が頭に入ってこない。なんてことだ。

そんな学生さんに「努力が足りない！ 気合い入れろ！」と言っても
やる気なんて出てこないのは、僕自身、よくわかっているつもりだ。
だから、そんなノックダウン寸前の学生のために、
勉強に取り組むためのキッカケを作りたかった。

この本は、楽しく漫画を読むような感覚で、
解剖生理学の専門用語が自然と身につくような仕掛けになっている。
“勉強している気がしないのに、いつのまにか知識が身についている。”
というのが本書の狙いでもある。

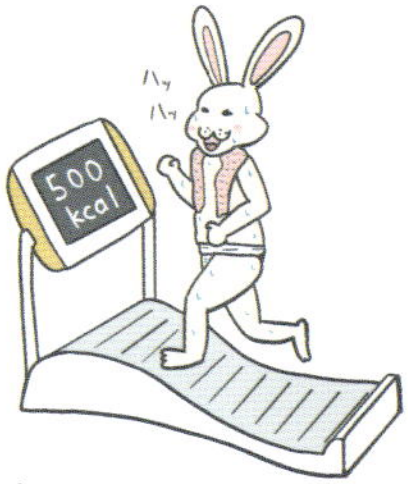

「勉強に遊び心を！」
僕の情報発信のテーマをまさにカタチにした作品だ。
この本で超速で知識を身につけ、
もう一度、リング（試験）で戦う勇気を取り戻してほしい。

では、そろそろはじめようか。

ゴロー

本書の構成と使い方

飽きずに勉強できる工夫がいっぱい！

ゴロで覚えられること

ゴロ

【特典】
該当ページの音声ファイル名

ゴローの一言アドバイス

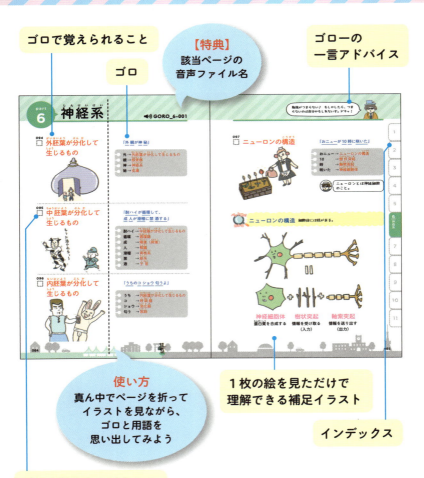

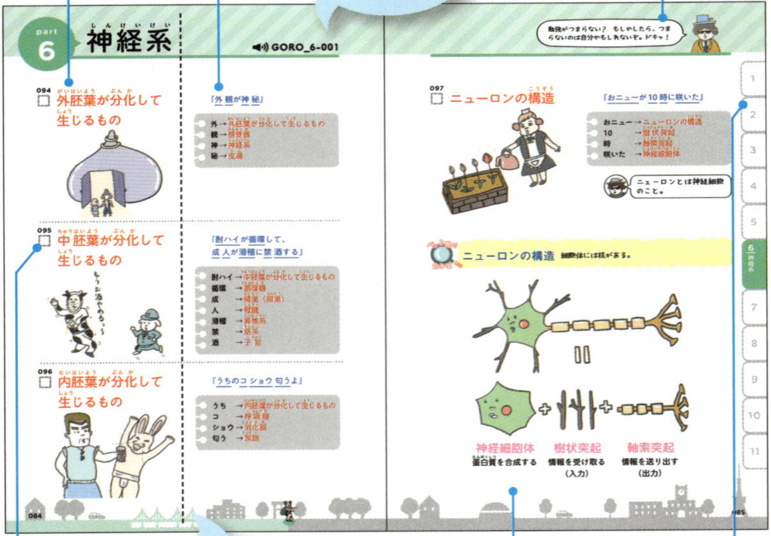

使い方
真ん中でページを折って
イラストを見ながら、
ゴロと用語を
思い出してみよう

1枚の絵を見ただけで
理解できる補足イラスト

インデックス

ゴロを覚えたかどうかの
チェックボックス

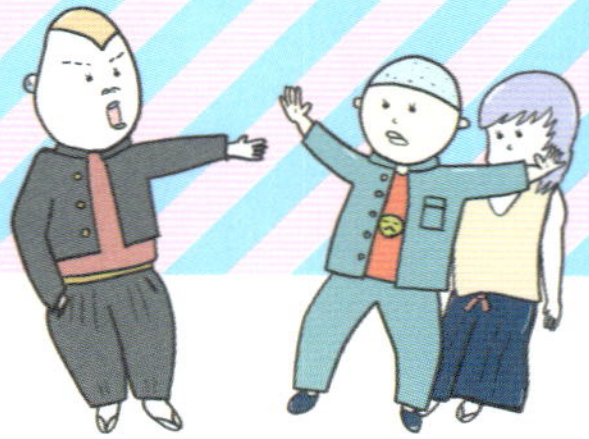

使い方

ゴロのイラストは
登場人物の特徴を
イメージすると
覚えやすい！

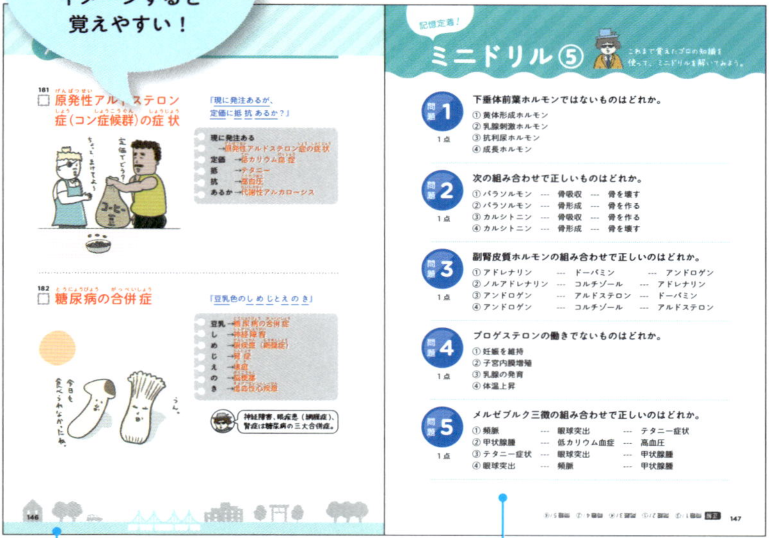

181 原発性アルドステロン症（コン症候群）の症状

「現に発注あるが、定価に抵抗あるか？」

現に発注ある →原発性アルドステロン症の症状
定価 →低カリウム血症
抵 →テタニー
抗 →高血圧
あるか →代謝性アルカローシス

182 糖尿病の合併症

「豆乳色のしめじとえのき」

豆乳 →糖尿病の合併症
し →神経障害
め →網膜症（網膜症）
じ →腎症
え →壊疽
の →脳梗塞
き →虚血性心疾患

神経障害、眼疾患（網膜症）、腎症は糖尿病の三大合併症。

記憶定着！

ミニドリル⑤

これまで覚えたゴロの知識を使って、ミニドリルを解いてみよう。

問題1（1点）下垂体前葉ホルモンではないものはどれか。
① 黄体形成ホルモン
② 乳腺刺激ホルモン
③ 抗利尿ホルモン
④ 成長ホルモン

問題2（1点）次の組み合わせで正しいものはどれか。
① パラソルモン --- 骨吸収 --- 骨を壊す
② パラソルモン --- 骨形成 --- 骨を作る
③ カルシトニン --- 骨吸収 --- 骨を作る
④ カルシトニン --- 骨形成 --- 骨を壊す

問題3（1点）副腎皮質ホルモンの組み合わせで正しいのはどれか。
① アドレナリン --- ドーパミン --- アンドロゲン
② ノルアドレナリン --- コルチゾール --- アドレナリン
③ アンドロゲン --- アルドステロン --- ドーパミン
④ アンドロゲン --- コルチゾール --- アルドステロン

問題4（1点）プロゲステロンの働きでないものはどれか。
① 妊娠を維持
② 子宮内膜増殖
③ 乳腺の発育
④ 体温上昇

問題5（1点）メルゼブルク三徴の組み合わせで正しいのはどれか。
① 頻脈 --- 眼球突出 --- テタニー症状
② 甲状腺腫 --- 低カリウム血症 --- 高血圧
③ テタニー症状 --- 眼球突出 --- 甲状腺腫
④ 眼球突出 --- 頻脈 --- 甲状腺腫

146　147

勉強の進捗目安

ここまでのおさらいができるミニドリル

本書で勉強する時のオススメの流れ

1. 8～9ページの登場人物相関図で、登場人物の特徴をつかむ。
2. 本書をはじめから終わりまでざっと通しで読む。
3. もう一度本書を読みながら特典の音声データを聴く。
4. わからないところは調べて、本書の余白に書き込む。
5. ミニドリルに挑戦する。

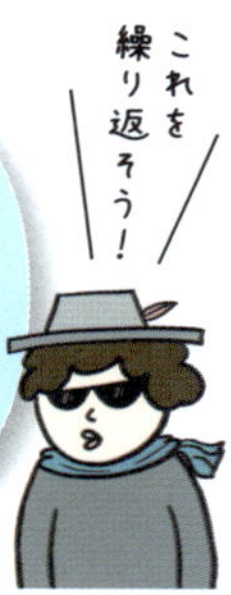

目次

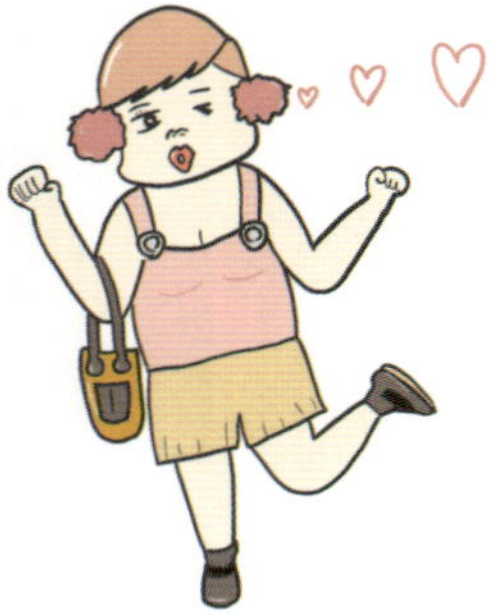

はじめに …… 002

本書の構成と使い方 …… 004

ゴロ勉登場人物相関図 …… 008

音声特典について …… 010

勉強し終えた日付をチェック！

Part 1 組織・細胞	011	（　／　）	（　／　）	（　／　）
Part 2 代謝	015	（　／　）	（　／　）	（　／　）
ミニドリル①	020	（　／　）	（　／　）	（　／　）
Part 3 消化器系	021	（　／　）	（　／　）	（　／　）
Part 4 呼吸器系	035	（　／　）	（　／　）	（　／　）
ミニドリル②	040	（　／　）	（　／　）	（　／　）
Part 5 循環器系	041	（　／　）	（　／　）	（　／　）
ミニドリル③	081	（　／　）	（　／　）	（　／　）
Part 6 神経系	083	（　／　）	（　／　）	（　／　）
ミニドリル④	124	（　／　）	（　／　）	（　／　）

勉強し終えた日付をチェック！

Part 7 内分泌系 …… 127 (　／　)(　／　)(　／　)

ミニドリル⑤ …… 147 (　／　)(　／　)(　／　)

Part 8 骨格・筋系 …… 149 (　／　)(　／　)(　／　)

ミニドリル⑥ …… 175 (　／　)(　／　)(　／　)

Part 9 感覚器系 …… 177 (　／　)(　／　)(　／　)

Part 10 泌尿器・生殖器系 …… 183 (　／　)(　／　)(　／　)

ミニドリル⑦ …… 192 (　／　)(　／　)(　／　)

Part 11 免疫系 …… 193 (　／　)(　／　)(　／　)

ミニドリル⑧ …… 202 (　／　)(　／　)(　／　)

おわりに …… 204

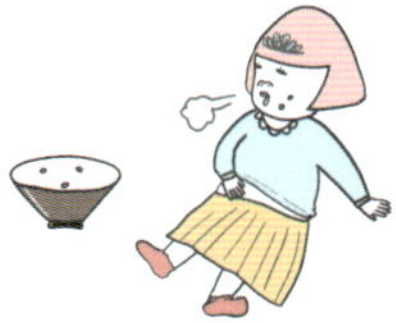

ミニドリル 得点表

	1回目	2回目	3回目
ドリル①	／5点	／5点	／5点
ドリル②	／5点	／5点	／5点
ドリル③	／19点	／19点	／19点
ドリル④	／28点	／28点	／28点

	1回目	2回目	3回目
ドリル⑤	／15点	／15点	／15点
ドリル⑥	／20点	／20点	／20点
ドリル⑦	／5点	／5点	／5点
ドリル⑧	／24点	／24点	／24点

一度見たら忘れない！
ゴロ勉登場人物相関図

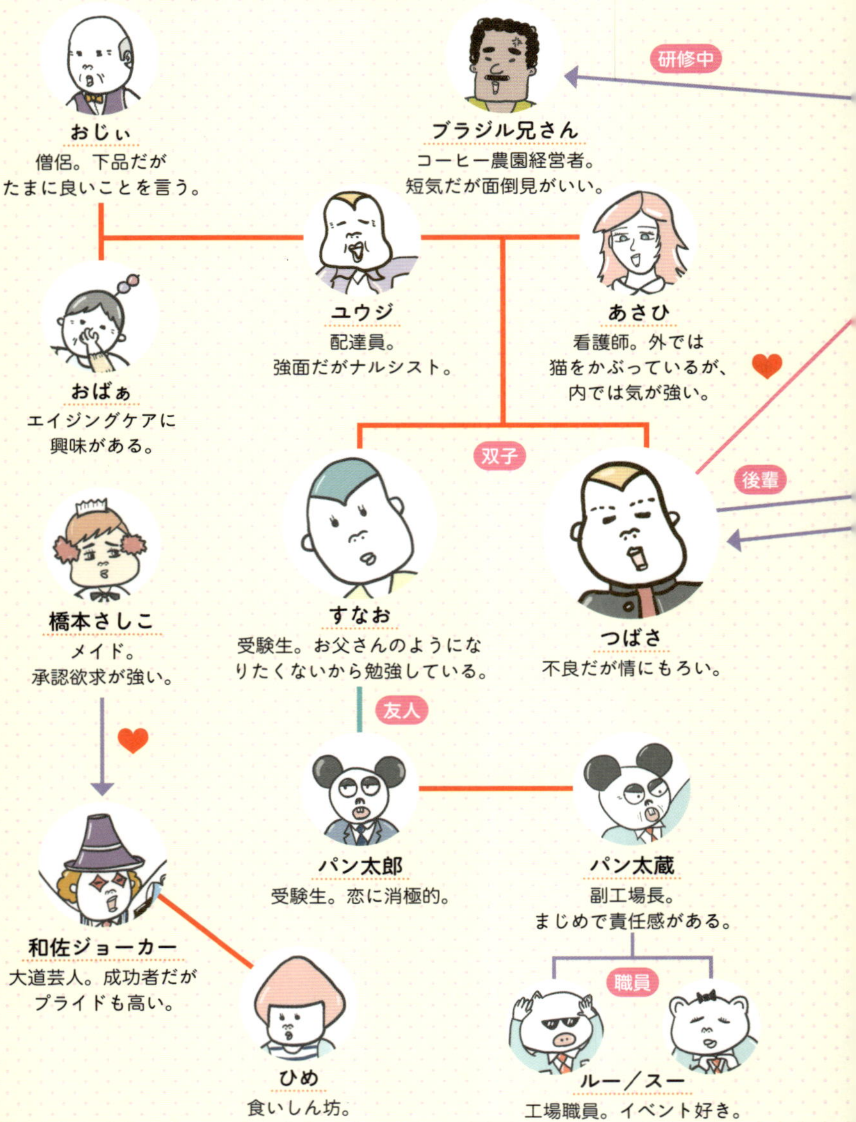

研修中
おじぃ
僧侶。下品だが
たまに良いことを言う。
ブラジル兄さん
コーヒー農園経営者。
短気だが面倒見がいい。
ユウジ
配達員。
強面だがナルシスト。
あさひ
看護師。外では
猫をかぶっているが、
内では気が強い。
おばぁ
エイジングケアに
興味がある。
双子
後輩
橋本さしこ
メイド。
承認欲求が強い。
すなお
受験生。お父さんのようにな
りたくないから勉強している。
つばさ
不良だが情にもろい。
友人
パン太郎
受験生。恋に消極的。
パン太蔵
副工場長。
まじめで責任感がある。
和佐ジョーカー
大道芸人。成功者だが
プライドも高い。
職員
ひめ
食いしん坊。
ルー／スー
工場職員。イベント好き。

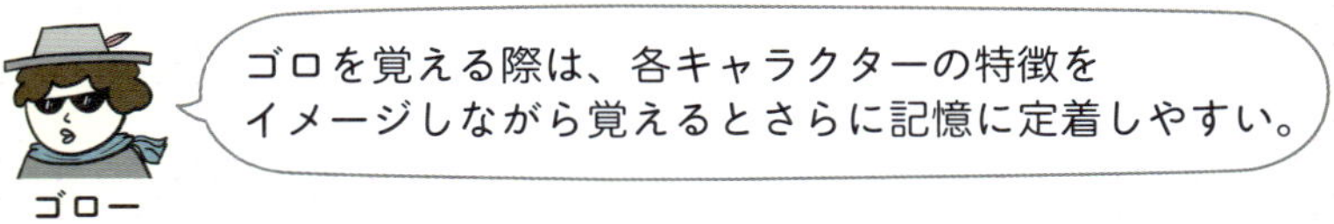
ゴロを覚える際は、各キャラクターの特徴を
イメージしながら覚えるとさらに記憶に定着しやすい。
ゴロー

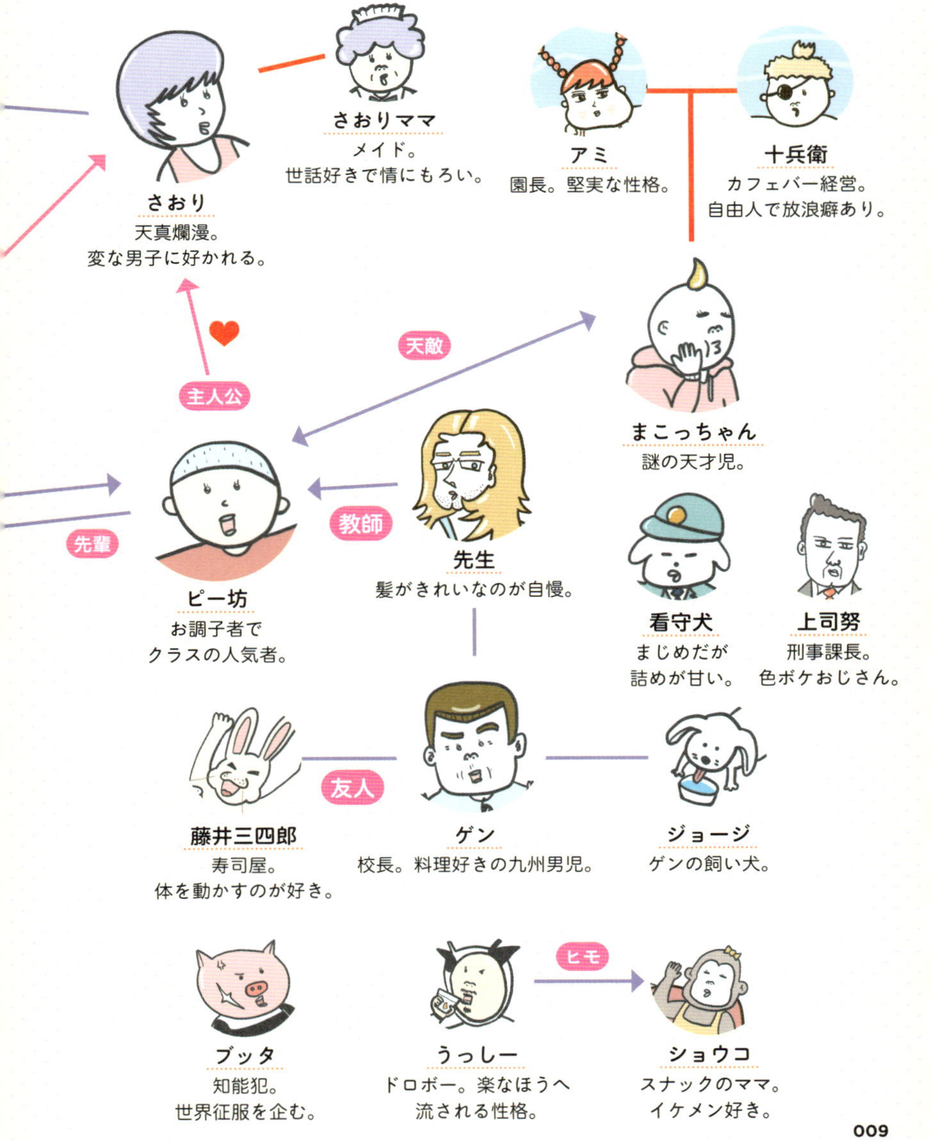
さおりママ
メイド。
世話好きで情にもろい。
アミ
園長。堅実な性格。
十兵衛
カフェバー経営。
自由人で放浪癖あり。
さおり
天真爛漫。
変な男子に好かれる。
主人公
天敵
まこっちゃん
謎の天才児。
教師
先輩
ピー坊
お調子者で
クラスの人気者。
先生
髪がきれいなのが自慢。
看守犬
まじめだが
詰めが甘い。
上司努
刑事課長。
色ボケおじさん。
友人
藤井三四郎
寿司屋。
体を動かすのが好き。
ゲン
校長。料理好きの九州男児。
ジョージ
ゲンの飼い犬。
ヒモ
ブッタ
知能犯。
世界征服を企む。
うっしー
ドロボー。楽なほうへ
流される性格。
ショウコ
スナックのママ。
イケメン好き。

一度聞いたら忘れない！
音声特典について

本書をご購入された方への特典として、誌面でご紹介するゴロ合わせの声優音声を無料でプレゼントいたします。永岡書店のホームページから音声をダウンロードすれば、通勤・通学中でもイケメンボイスの音声を聞くことができます。ぜひお試しください。

※ 音声ファイルはすべて zip 形式に圧縮されています。
iOS、Android など、スマートフォンで zip 形式を解凍するには別途専用アプリが必要なため、編集部ではパソコンでダウンロードする方法を推奨しています。

永岡書店 HP
https://www.nagaokashoten.co.jp/download/
【パスワード】goro_ben_goukaku

ファイル名一覧

章	章の内容	トラック	ページ
		GORO_0	
Part 1	細胞・組織	GORO_1-001	12～
Part2	代謝	GORO_2-001	16～
Part3	消化器系	GORO_3-001	22～
		GORO_3-002	26～
		GORO_3-003	30～
Part4	呼吸器系	GORO_4-001	36～
Part5	循環器系	GORO_5-001	42～
		GORO_5-002	48～
		GORO_5-003	54～
		GORO_5-004	60～
		GORO_5-005	66～
		GORO_5-006	72～
Part6	神経系	GORO_6-001	84～
		GORO_6-002	92～
		GORO_6-003	98～
		GORO_6-004	104～
		GORO_6-005	110～
		GORO_6-006	116～
		GORO_6-007	122～

章	章の内容	トラック	ページ
Part7	内分泌系	GORO_7-001	128～
		GORO_7-002	134～
		GORO_7-003	140～
		GORO_7-004	144～
Part8	骨格・筋系	GORO_8-001	150～
		GORO_8-002	156～
		GORO_8-003	162～
		GORO_8-004	168～
		GORO_8-005	172～
Part9	感覚器系	GORO_9-001	178～
Part10	泌尿器・生殖器系	GORO_10-001	184～
Part11	免疫系	GORO_11-001	194～
		GORO_12	

※ 収録音声は著者のゴローさんの声ではありません。

※本書以外での利用（音声の加工、公開などの行為、商用利用、二次利用及び配布する行為）を固く禁止します。

part
1

組織・細胞

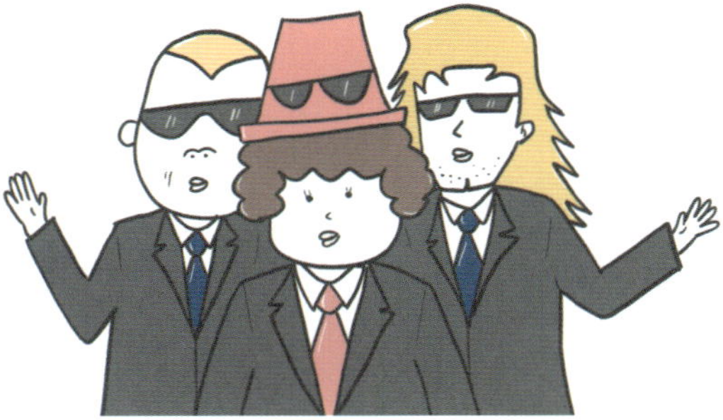

part 1

組織(そしき)・細胞(さいぼう)

GORO_1-001

001 □ 組織の種類(そしきのしゅるい)

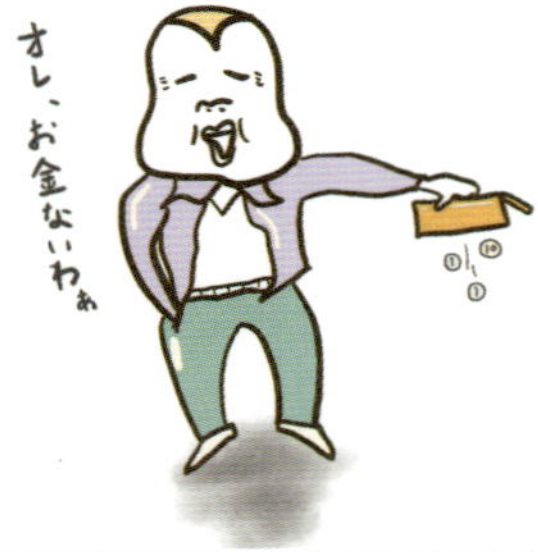

『組織の上 司が金 欠だ！』

- 組織 →組織の種類(そしきのしゅるい)
- 上 →上皮組織(じょうひそしき)
- 司 →神経組織(しんけいそしき)
- 金 →筋組織(きんそしき)
- 欠 →結合組織(けつごうそしき)

002 □ 単層扁平上皮(たんそうへんぺいじょうひ)に区分(くぶん)されるところ

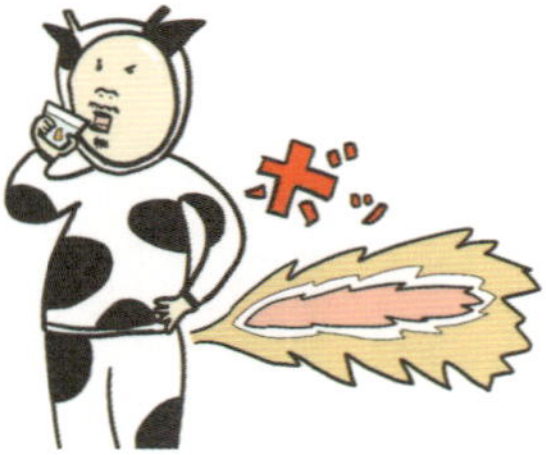

『大変、ハイボールでケツから火』

- 大変 →単層扁平上皮(たんそうへんぺいじょうひ)に区分(くぶん)されるところ
- ハイボール →肺胞(はいほう)
- ケツから火 →血管内皮(けっかんないひ)

003 □ 重層扁平上皮(じゅうそうへんぺいじょうひ)に区分(くぶん)されるところ

『十兵衛のコー ヒー 食堂』

- 十兵衛 →重層扁平上皮(じゅうそうへんぺいじょうひ)に区分(くぶん)されるところ
- コー →口腔(こうくう)
- ヒー →皮膚(ひふ)
- 食堂 →食道(しょくどう)

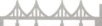

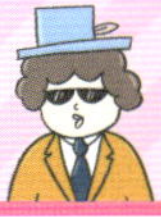

勉強を始める前は、環境（部屋）を整えて「気分」をUP。
特に勉強机はまっさらの状態にして気持ちを切り替えよう！

004 □ 単層円柱上皮（たんそうえんちゅうじょうひ）に区分（くぶん）されるところ

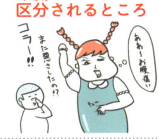

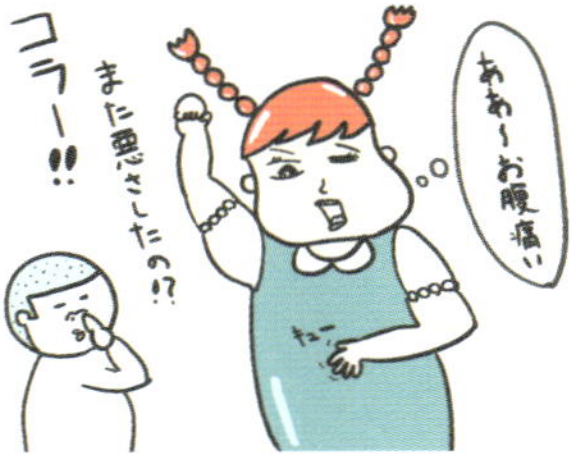

『短気な園長の胃腸』

短気な園長	→単層円柱上皮（たんそうえんちゅうじょうひ）に区分（くぶん）されるところ
胃	→胃（い）
腸	→腸（ちょう）

005 □ 線毛上皮（せんもうじょうひ）に区分（くぶん）されるところ

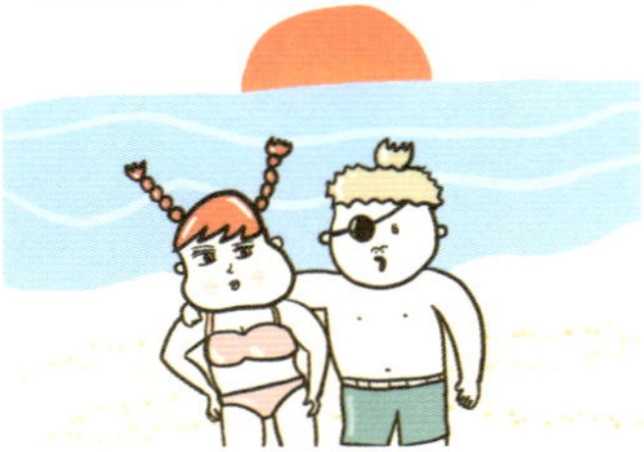

『先輩とビキニでランデブー』

先	→線毛上皮（せんもうじょうひ）に区分（くぶん）されるところ
ビ	→鼻腔（びくう）
キ	→気管（きかん）
ラン	→卵管（らんかん）

006 □ 移行上皮（いこうじょうひ）に区分（くぶん）されるところ

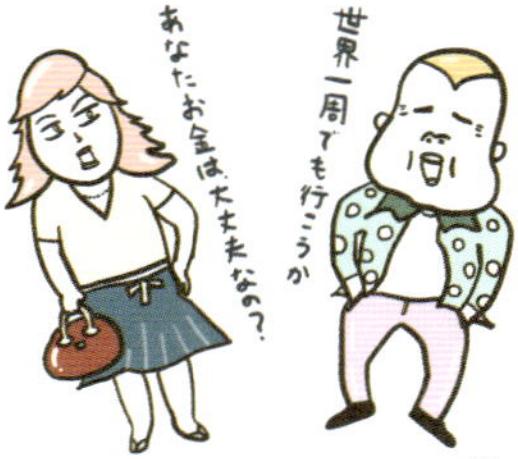

『行こう！心配する女房と自由に！』

行こう	→移行上皮（いこうじょうひ）に区分（くぶん）されるところ
心配	→腎杯（じんぱい）
女	→尿管（にょうかん）
房	→膀胱（ぼうこう）
自由	→腎盂（じんう）

007 □ 単層立方上皮に区分されるところ

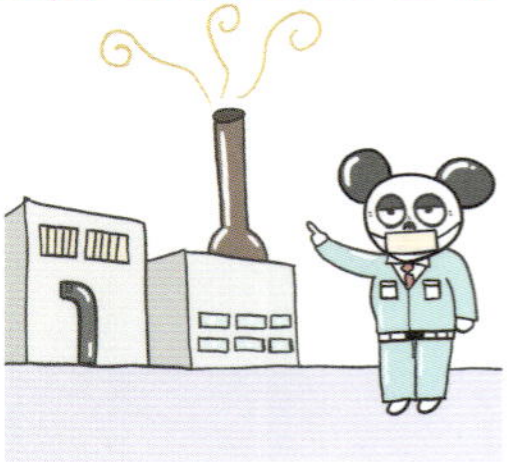

『たいそう立派な工場だけど匂うんです』

- たいそう立派 →単層立方上皮に区分されるところ
- 工場 →甲状腺
- 匂う →尿細管

パッと見て分かる 上皮組織の分類

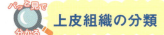

上皮組織は「細胞の形」と「層（単層か重層か）」に着目すると覚えやすい。

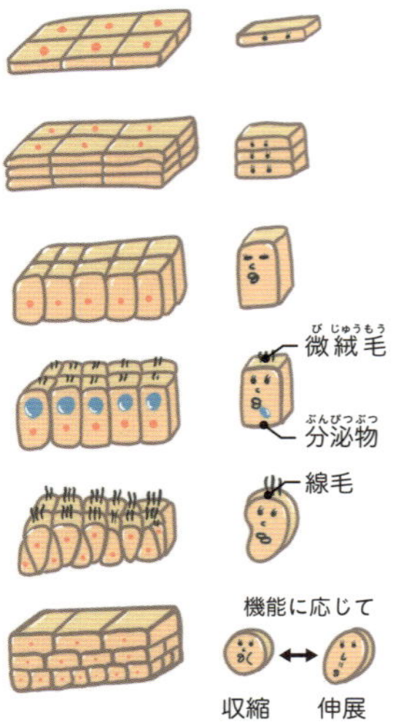

単層扁平上皮（肺胞、血管内皮）
物質を交換する場所にある。

重層扁平上皮（口腔、皮膚、食道）
外部の力から守る場所にある。

単層立方上皮（甲状腺、尿細管）
物質をエネルギーを使って移動させる場所にある。

単層円柱上皮（胃、腸）
物質を分泌（吸収）する場所にある。

線毛上皮（鼻腔、気管、卵管）
液体を流す場所にある。

移行上皮（腎杯、尿管、膀胱、腎盂）
液体を貯める場所にある。

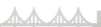

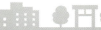

part
2

代謝（たいしゃ）

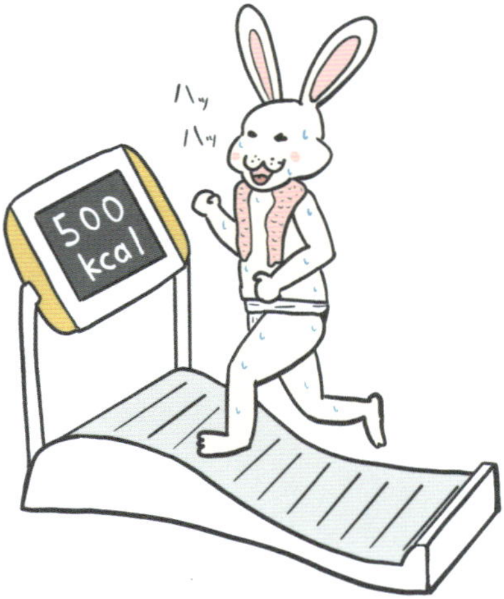

008 □ 五大栄養素

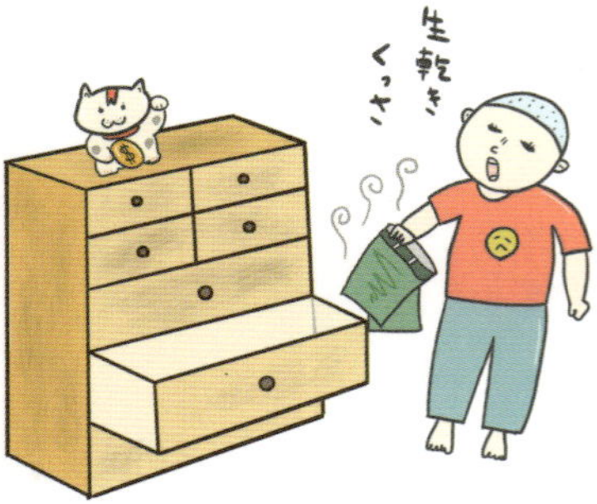

『古代のタンスの短パン、
湿って微妙』

古代	→五大栄養素
タンス	→炭水化物
短パン	→蛋白質
湿	→脂質
微	→ビタミン
妙	→ミネラル

エネルギー源となる蛋白質・糖質・脂質を三大栄養素と言うよ！

009 □ 栄養素の熱量

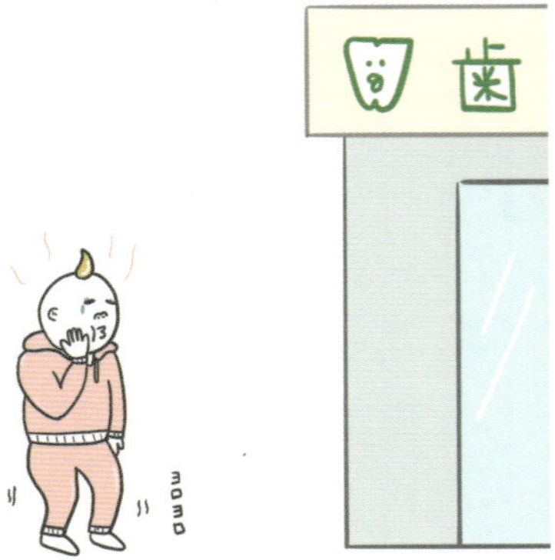

『熱っぽいので、至急、
担当の歯科へ』

熱	→栄養素の熱量
至急	→脂質／9kcal
担当の歯科	→蛋白質・糖質／4kcal

それぞれの栄養素が1gあたり体の中でどれくらいのエネルギーになるかだよ。

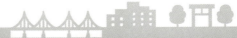

解剖生理学は医療系学生にとって「すべての教科の基礎」となるもの。押さえることで全教科の理解度が格段にUPするぞ！

010
□ ビタミンの種類(しゅるい)

『ビタッとデカ（刑事）がビッショリ』

ビタ →ビタミンの種類(しゅるい)
デカ →ビタミンD、E、K、A
ビッ →ビタミンB群(ぐん)
ショ →ビタミンC

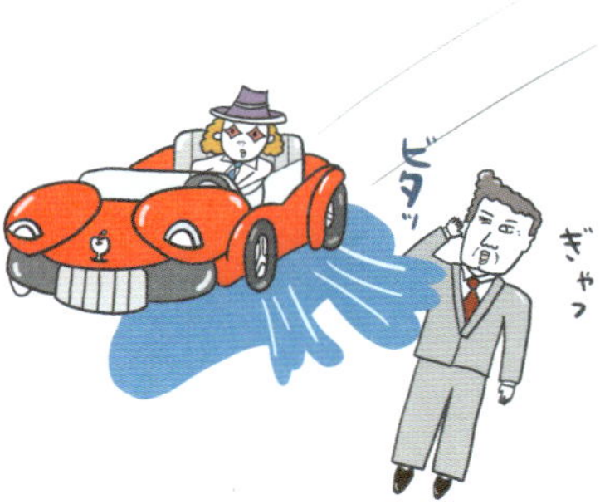

ビタミンD、E、K、Aは脂溶性。BとCは水溶性だよ。

011
□ 脂溶性(しようせい)ビタミン欠乏症(けつぼうしょう)

『小生、ええ夜に、ドライブなんかにくるう。いい気な楊貴妃が、ケリで出血』

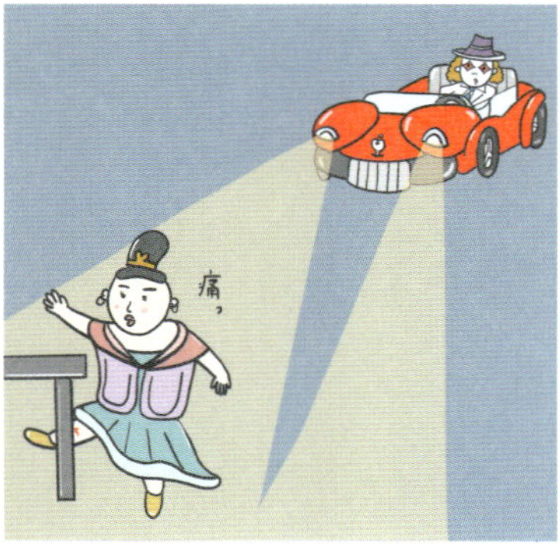

小生 →脂溶性(しようせい)ビタミン欠乏症(けつぼうしょう)
ええ夜→ビタミンA：夜盲症(やもうしょう)
ドライブなんかにくるう
　→ビタミンD：骨軟化症(こつなんかしょう)／くる病(びょう)
いい気な楊貴妃
　→ビタミンE：溶血性貧血(ようけつせいひんけつ)
ケリで出血
　→ビタミンK：出血傾向(しゅっけつけいこう)

どのビタミンが不足するとどんな症状が出るかを覚えよう。

012

□ 水溶性（すいようせい）ビタミン欠乏症（けつぼうしょう）

『水曜日に、ビーチでカッケー仏像がコーヒーをビローンとかけてヒェーッと言われる。美人に悪どくしのびよりチョッカイ』

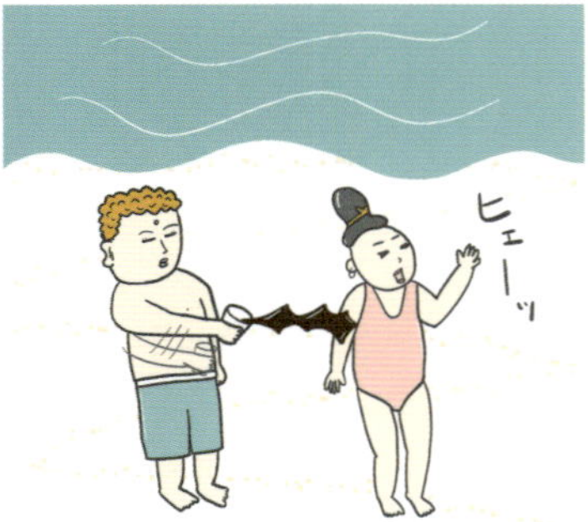
ヒェーッ

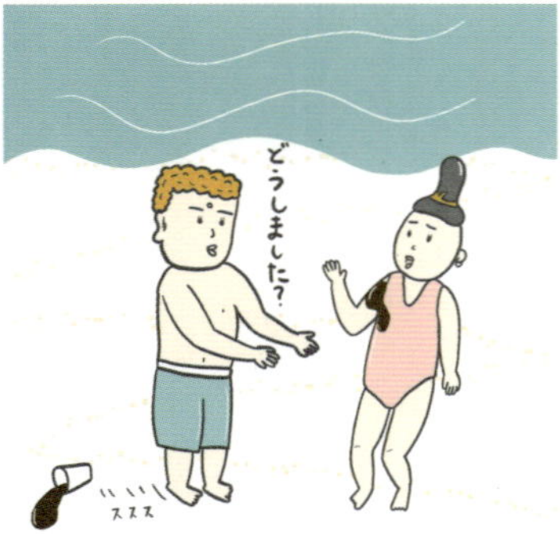
どうしました?
ススス

水曜日 →水溶性（すいようせい）ビタミン欠乏症（けつぼうしょう）

ビーチでカッケー
　→ビタミンB_1：脚気（かっけ）

仏像がコーヒー
　→ビタミンB_2：口角炎（こうかくえん）／皮膚炎（ひふえん）

ビローンとかけてヒェーッ
　→ビタミンB_6：皮膚炎（ひふえん）

美人に悪
　→ビタミンB_{12}：悪性貧血（あくせいひんけつ）

しのびよりチョッカイ
　→ビタミンC：壊血病（かいけつびょう）

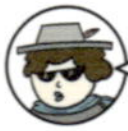

こちらもどのビタミンが不足すると、どんな症状が出るか覚えよう。

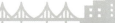

013 糖質の種類（とうしつ しゅるい）

『トゥーッとかがんだブタが
爆乳所持ででんぐり返りした』

- トゥーッ →糖質の種類（とうしつ しゅるい）
- かがんだブタ
 →果糖（フルクトース）／（かとう）
 ガラクトース／
 ブドウ糖（グルコース）：（とう）
 単糖類（たんとうるい）
- 爆乳所持
 →麦芽糖／乳糖／ショ糖：二糖類（ばくがとう）（にゅうとう）（とう）（にとうるい）
- でんぐり返りした
 →デンプン／グリコーゲン：多糖類（たとうるい）

014 必須アミノ酸の種類（ひっす さん しゅるい）

『必死にあの人に非 バスト 振り、
いろ目』

- 必死にあの→必須アミノ酸の種類（ひっす さん しゅるい）
- 非 →ヒスチジン
- バ →バリン
- ス →スレオニン（トレオニン）
- ト →トリプトファン
- 振 →フェニルアラニン
- り →リジン
- い →イソロイシン
- ろ →ロイシン
- 目 →メチオニン

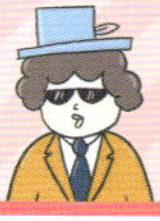

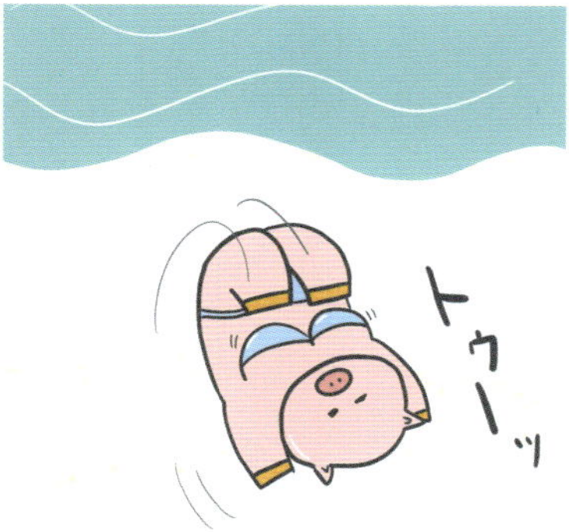

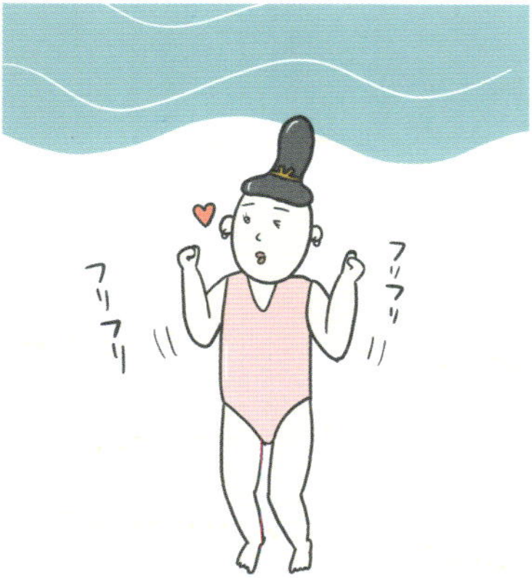

記憶定着！

ミニドリル①

これまで覚えたゴロの知識を
使って、ミニドリルを解いてみよう。

問題1 1点

重層扁平上皮が存在する場所で誤っているものはどれか。

① 食道
② 皮膚
③ 口腔
④ 小腸

問題2 1点

誤っている組み合わせはどれか。

① 単層扁平上皮 --- 肺胞
② 線毛上皮 --- 鼻腔
③ 移行上皮 --- 腎杯
④ 単層立方上皮 --- 卵管粘膜

問題3 1点

移行上皮でないものはどれか。

① 腎杯
② 膀胱
③ 甲状腺
④ 腎盂

問題4 1点

五大栄養素で正しくないものはどれか。

① 炭水化物
② 蛋白質
③ 食物繊維
④ ビタミン

問題5 1点

糖質でないものはどれか。

① リジン
② ガラクトース
③ デンプン
④ グリコーゲン

組織はそれぞれの役割を、栄養素と糖質はタンスとブタを思い出してみよう！

／5点

正解 問題1／④ 問題2／④ 問題3／③ 問題4／③ 問題5／①

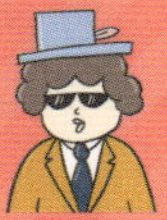

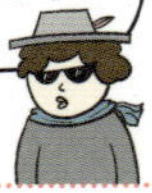

消化器系
しょうかきけい

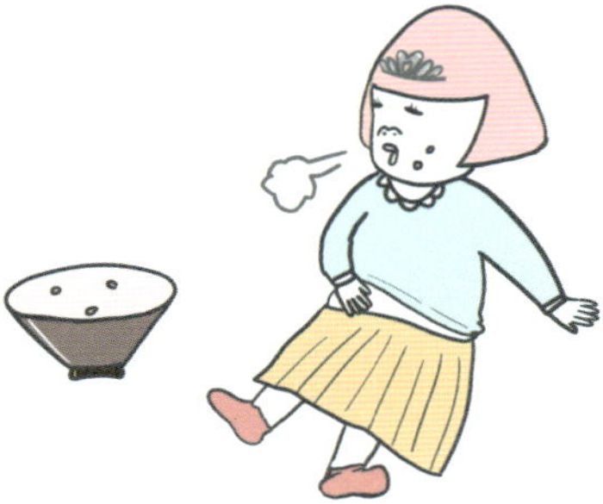

part 3

消化器系

GORO_3-001

015 □ 中空性臓器の構造

『チクショー！年金障害だ』

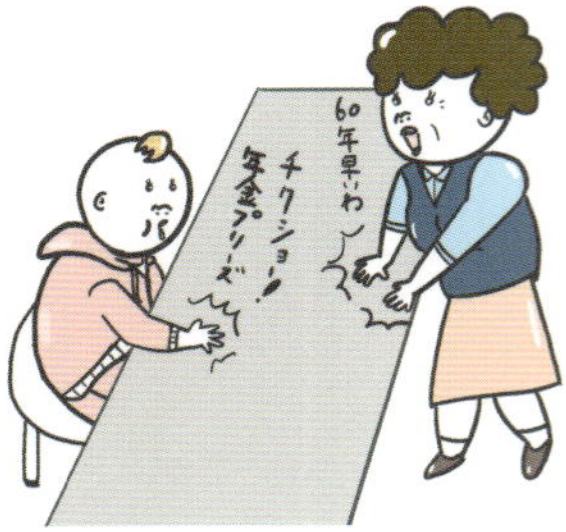
60年早いわ
チクショー！
年金プリーズ

- チクショー →中空性臓器の構造
- 年 →粘膜層
- 金 →筋層
- 障害 →漿膜または外膜

中空性臓器とは食道や胃・腸など、中が空洞になっている臓器のこと。

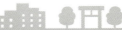

016 □ 歯の構成

『反抗的な象のエセ師』

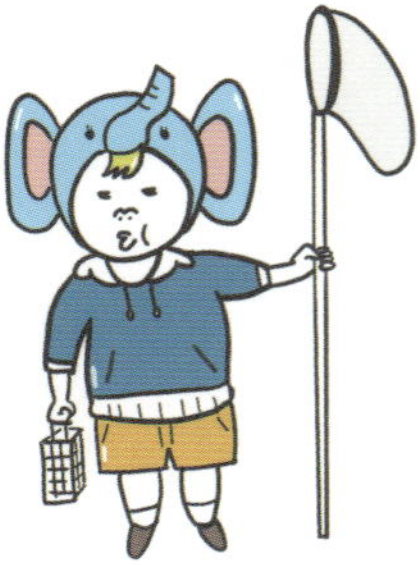

- 反抗 →歯の構成
- 象 →象牙質
- エ →エナメル質
- セ →セメント質
- 師 →歯髄

017 □ 舌乳頭の種類

『絶妙なユウジの容姿』

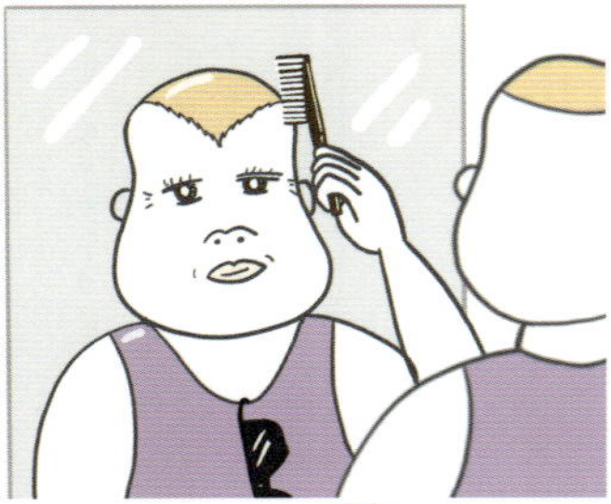

- 絶 →舌乳頭の種類
- ユウ →有郭乳頭
- ジ →茸状乳頭
- 容 →葉状乳頭
- 姿 →糸状乳頭

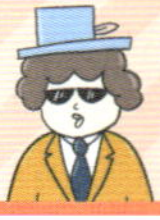

勉強のやる気が出ない時はゴロ勉の音声を聞きながら散歩しよう！

018

□ 舌(した)の神経支配(しんけいしはい)

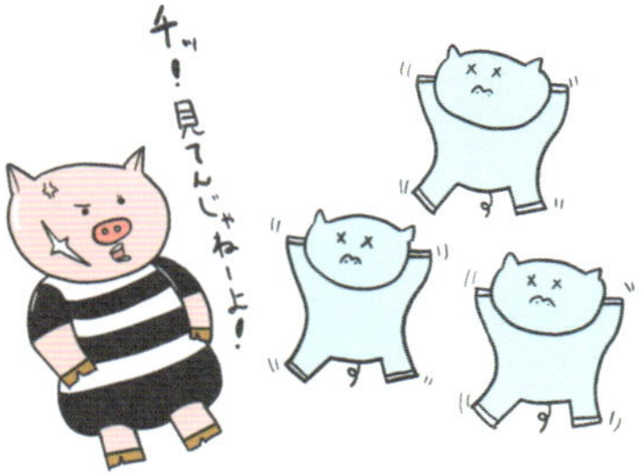

『舌打ちとガン見を察知し、全員降参』

舌 →舌(した)の神経支配(しんけいしはい)
ガン見 →顔面神経(がんめんしんけい)：味覚(みかく)
察知 →三叉神経(さんさしんけい)：知覚(ちかく)
全員降参 →舌咽神経(ぜついんしんけい)：後(うしろ)1/3

知覚は温痛覚や触覚などの一般感覚のこと。

パッと見で分かる

舌(した)の神経支配(しんけいしはい)

舌下神経が麻痺すると舌を出したとき麻痺側に曲がる。

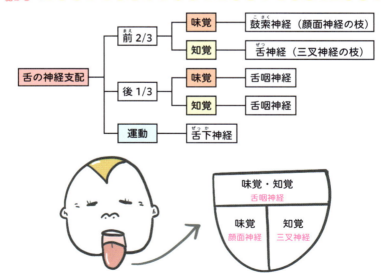

- 舌の神経支配
  - 前(まえ) 2/3
    - 味覚 ― 鼓索(こさく)神経（顔面神経の枝）
    - 知覚 ― 舌(ぜつ)神経（三叉神経の枝）
  - 後 1/3
    - 味覚 ― 舌咽神経
    - 知覚 ― 舌咽神経
  - 運動 ― 舌下(ぜっか)神経

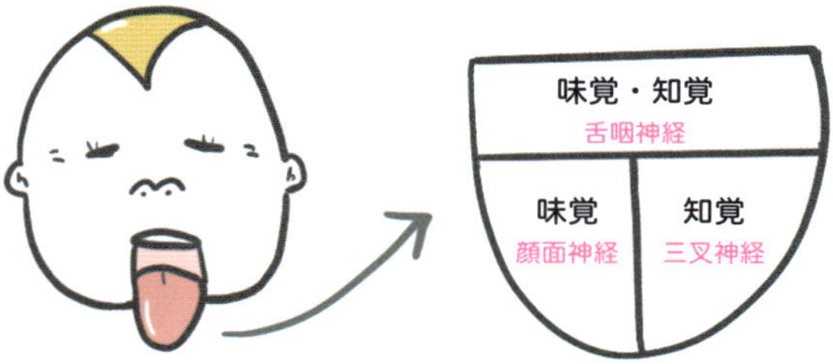

019 大唾液腺の種類

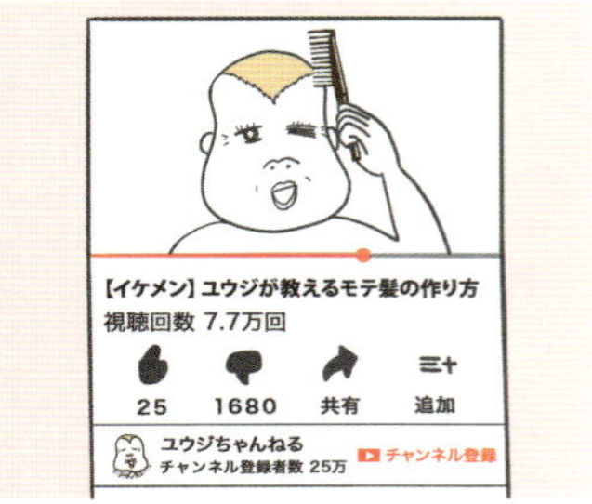

『大々的に自我絶賛』

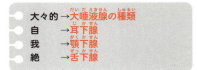

大々的 →大唾液腺の種類
自 →耳下腺
我 →顎下腺
絶 →舌下腺

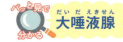

パッと見て分かる **大唾液腺**

耳下腺が最大の唾液腺。耳下腺は漿液性で、顎下腺と舌下腺は漿液性と粘液性の混ざった混合腺。

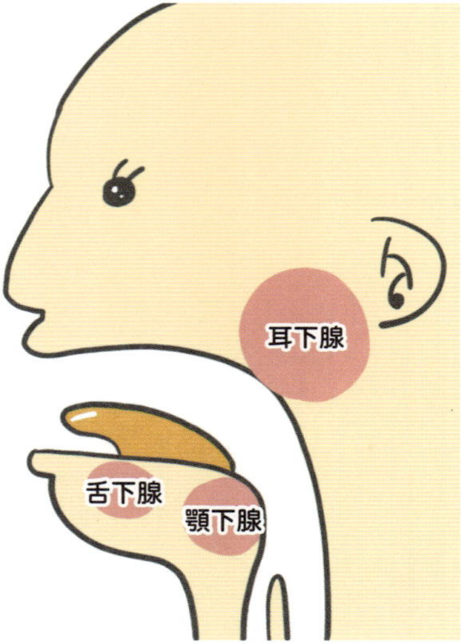

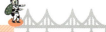

020 □ ワルダイエル咽頭輪

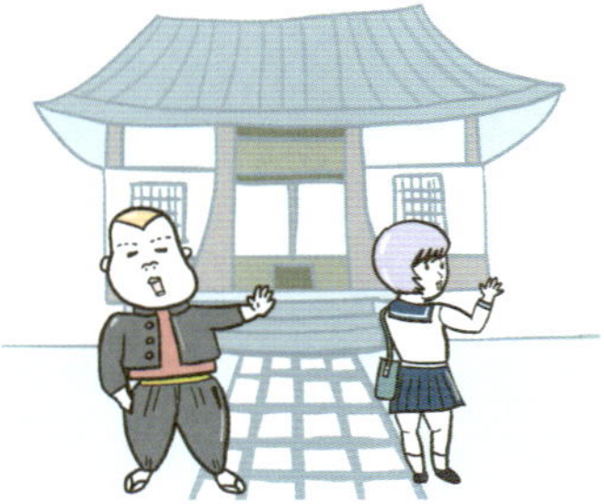

『ワルと寺院で絶交』

ワル →ワルダイエル咽頭輪
寺 →耳管扁桃
院 →咽頭扁桃
絶 →舌扁桃
交 →口蓋扁桃

パッと見で分かる

ワルダイエル咽頭輪

咽頭を取り囲むように配列されていて、生体防御の「最初の砦」といわれている。

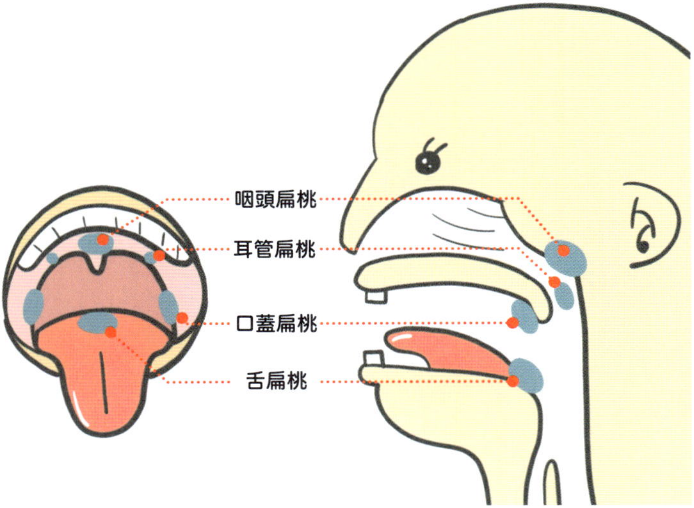

GORO_3-002

021 腹膜後器官

『不幸のジョー カー、12時に
不死身のスイッチを迅速に入れる』

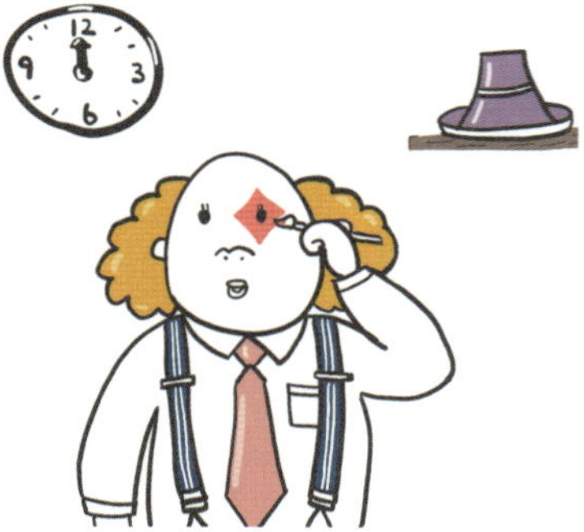

不幸 →腹膜後器官
ジョー→上行結腸
カー →下行結腸
12時 →十二指腸
不死 →副腎
スイ →膵臓
チ →直腸
迅速 →腎臓

022 胃腺の種類

『以前のしっぺ返しに辟易した。
ジイさんのガスがむっちゃ臭い』

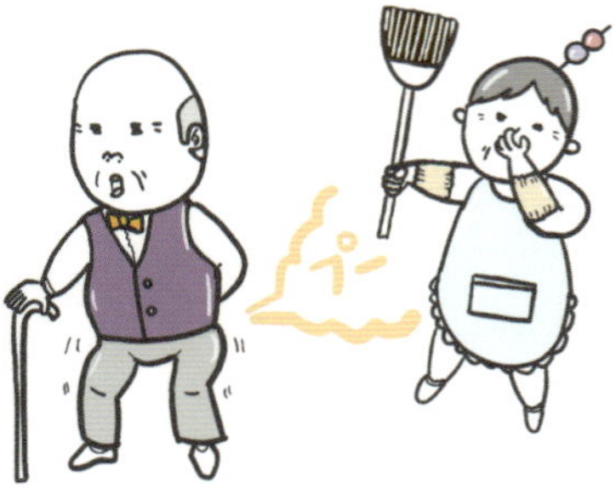

以前 →胃腺の種類
しっぺ
→主細胞：ペプシノゲン
辟易
→壁細胞：塩酸
ジイさんのガス
→G細胞（内分泌細胞）：
ガストリン
むっちゃ臭い
→ムチン：副細胞（粘液細胞）

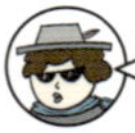

どの胃腺から何が分泌されるのかを覚えよう。

ゴロ勉の音声を活用すれば、移動時間が最高の勉強時間へと変わるぞ！

Now the section. The chapter tab navigation on the right side: 1, 2, 3 消化器系, 4, 5, 6, 7, 8, 9, 10, 11

Those are navigation tabs

パッと見で分かる！

胃（い）の構造（こうぞう）

胃の構造では、胃底部と幽門部の位置をしっかり覚えよう！
そして、どこの細胞から何が分泌されているかを押さえよう。

食道

噴門（ふんもん）

胃底部（いていぶ）

小弯（しょうわん）

胃角（いかく）

幽門

幽門部（ゆうもんぶ）

胃体部（いたいぶ）

大弯（たいわん）

十二指腸

副細胞
（粘液細胞）
：ムチン分泌

G細胞
（内分泌細胞）
：ガストリン分泌

壁細胞：塩酸分泌

主細胞：ペプシノゲン分泌

Tab navigation: 3 消化器系

3 消化器系

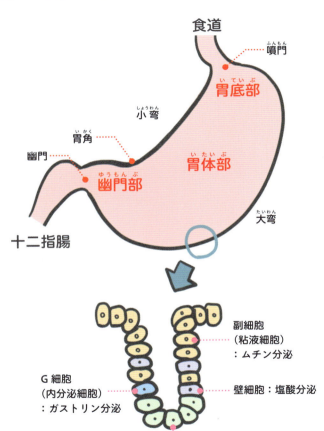

023 □ 腸の構造（ちょう こうぞう）

『ちょこっと12時に食うかい？
もう！女王返してちょ』

- ちょこ →腸の構造
- 12時に食うかい
 →十二指腸／空腸／回腸：小腸
- もう！女王返してちょ
 →盲腸／上行結腸／横行結腸／
 下行結腸／S状結腸／直腸
 ：大腸

024 □ 結腸ヒモの種類（けっちょう しゅるい）

『結構、自由を体感』

- 結構 →結腸ヒモの種類
- 自由 →自由ヒモ
- 体　 →大網ヒモ
- 感　 →間膜ヒモ

025 □ セクレチンの作用（さよう）

『セレブの意欲を推測する』

- セレ →セクレチンの作用
- 意欲 →胃酸の分泌を抑制
- 推測 →膵液の分泌を促進

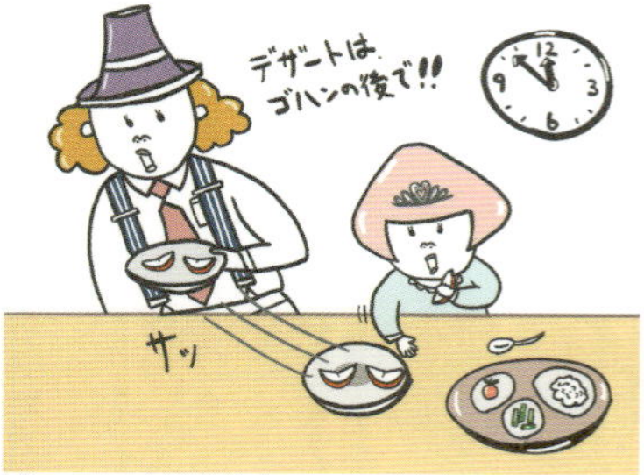

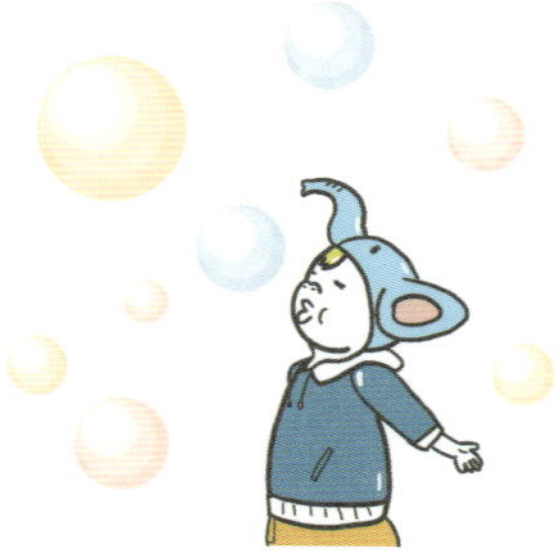

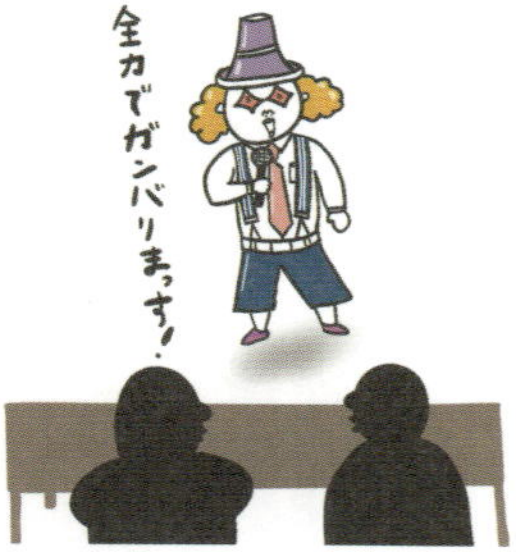

胆汁は肝臓で作られて胆のうで貯蔵され、
消化酵素を含まないってのも大事なポイント！

026
□ コレシストキニンの
　　作用（さ よう）

1
2
3 消化器系
4
5
6
7
8
9
10
11

『これ 楽しい宿題だと推測する』

- これ　　　→コレシストキニンの作用（さ よう）
- 楽しい宿→胆嚢を収縮させる（たんのう）（しゅうしゅく）
- 推測　　　→膵液の分泌を促進（すいえき）（ぶんぴつ）（そくしん）

027
□ モチリンの作用（さ よう）

誰じゃー！！

『モッチリなショッカーのうんこ』

- モッチリ →モチリンの作用（さ よう）
- ショッカーのうんこ
　　→消化管の運動亢進（しょう か かん）（うんどうこうしん）

028
□ 胆汁酸の作用（たんじゅうさん）（さ よう）

おじょうさん、
ちょいとこの脂肪を
ワシに分けてくれんかのお

『単純に脂肪を入荷してみせる』

- 単純→胆汁酸の作用（たんじゅうさん）（さ よう）
- 脂肪を入荷してみせる（し ぼう）（にゅう か）
　　→脂肪を乳化し、ミセルを形成する（にゅうか）（けいせい）

胆汁酸はミセルを形成することで小腸から吸収されやすい形にする。（きゅうしゅう）

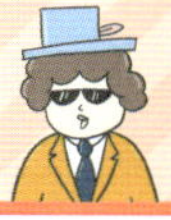

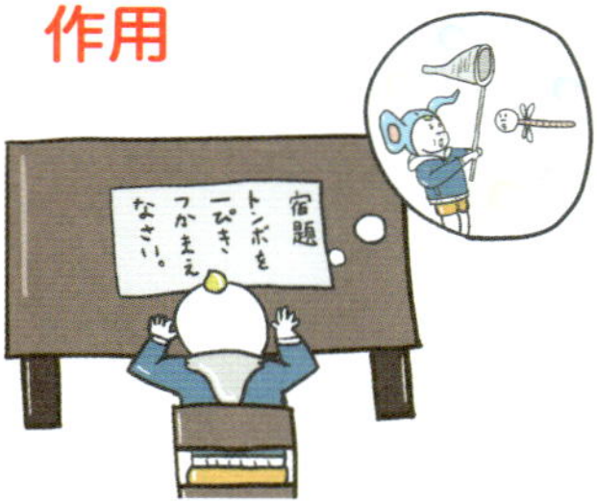

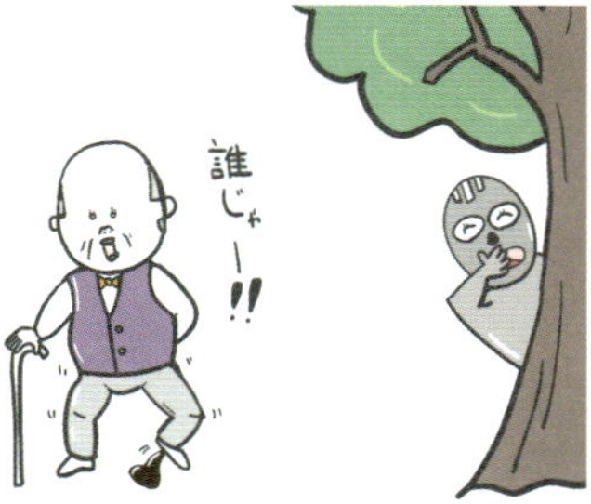

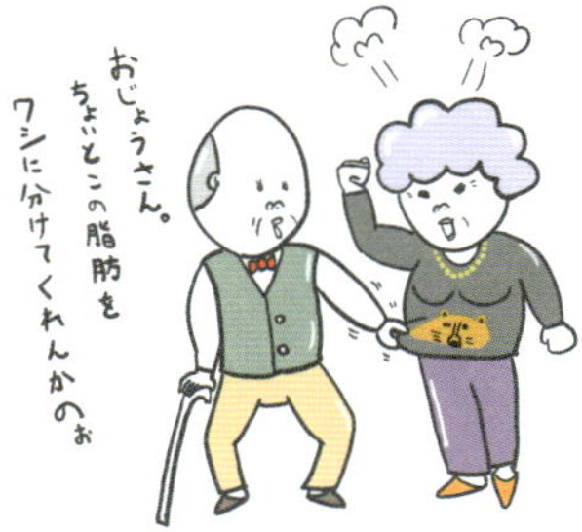

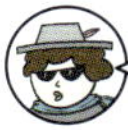

029 □ 膵液の消化酵素の作用

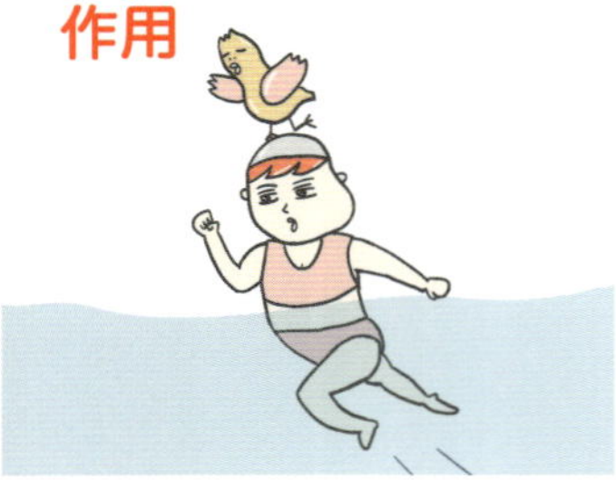

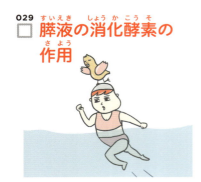

『水泳しようか！
アミと キモいトリたんが
ステップして脂肪を落とす』

- 水泳しようか→膵液の消化酵素の作用
- アミと→アミラーゼ：糖質分解
- キモいトリたん
  →キモトリプシン・トリプシン：蛋白質分解
- ステップして脂肪
  →ステアプシン：脂肪分解

パッと見て分かる 消化管ホルモンの関係図

覚えづらいときは擬人化して親しみを感じよう。

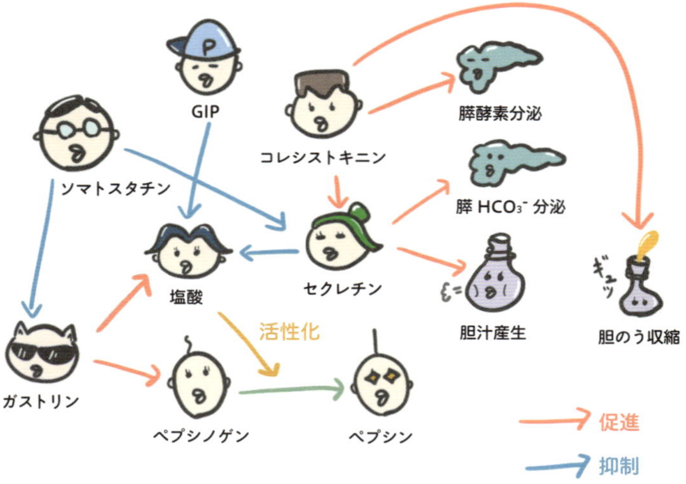

030
□ 肝臓の機能

『歓喜で逃げたブタが固まる』

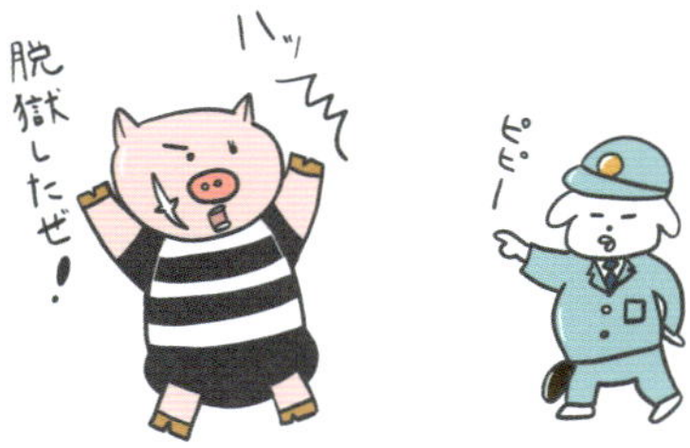

歓喜 →肝臓の機能
逃 →尿素生成
げ →解毒作用
た →胆汁生成
ブ →ブドウ糖代謝
タ →蛋白質の合成
固まる →血液凝固因子の合成

パッと見で分かる **肝臓の働き**

肝臓は化学工場にたとえられる、人体最大の外分泌腺。
ゴロとセットで覚えることで、肝臓の働きが脳裏に焼きつくぞ。

血糖のコントロール

栄養を貯蔵し、
血糖をコントロールする

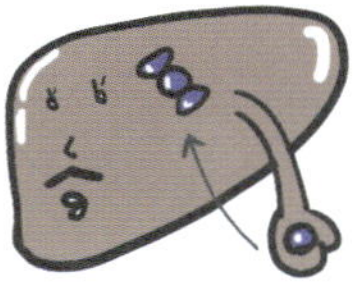

解毒作用

有害物質を解毒する

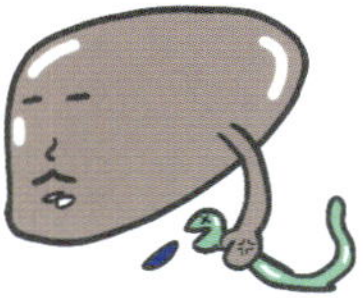

胆汁生成

脂肪の消化吸収を助ける胆汁を作る

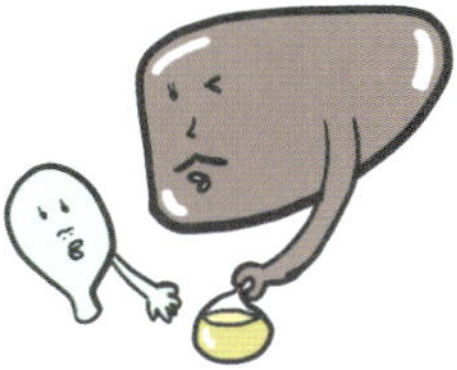

代謝

糖質・蛋白質・脂質などを
合成・分解する

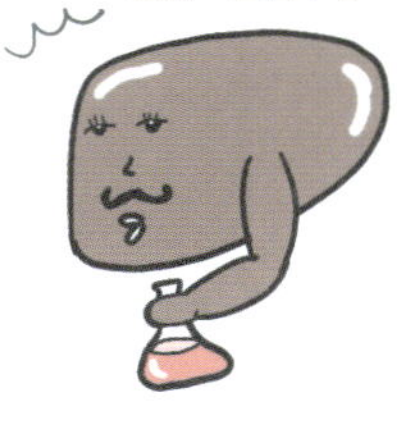

血液凝固因子の合成

血液凝固に関する
フィブリノゲンなどを作る

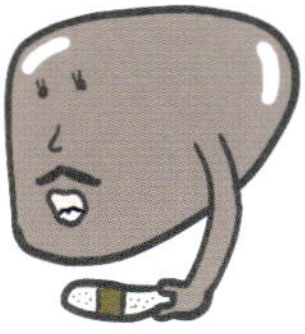

031

□ 過敏性腸症候群の症状

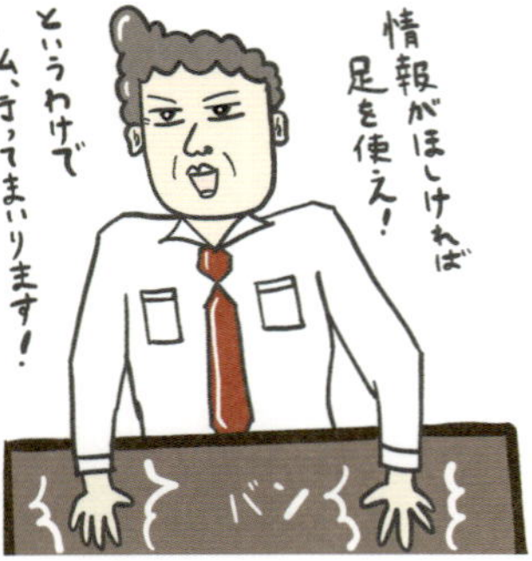

『課長が普通に便利』

- 課長 →過敏性腸症候群の症状
- 普通 →腹痛
- 便 →便秘
- 利 →下痢

032

□ 胃・十二指腸潰瘍の症状

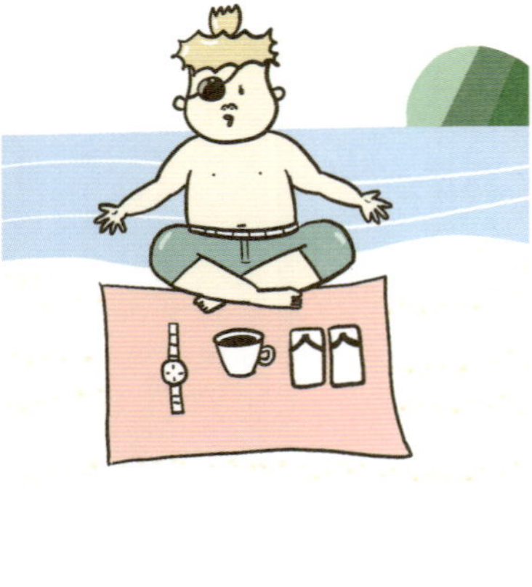

『移住には、時計とコーヒー、下駄が必要』

- 移住に →胃・十二指腸潰瘍の症状
- 時計とコーヒー →吐血（コーヒー残渣様）
- 下駄 →下血（タール便）
- 必 →貧血

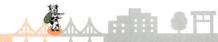

試験前はやるべきことをすべて紙に書き出そう。
これで試験前のモヤモヤがほぼ消える！

033

□ 胃癌の転移

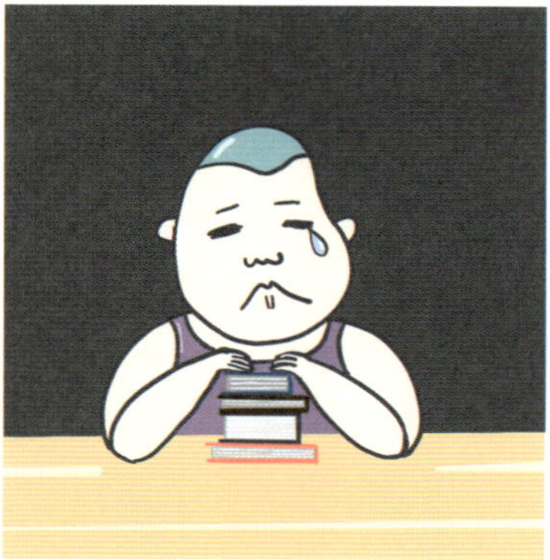

『イカン！ウザい宿題で落第』

イカン →胃癌の転移
ウザい →ウィルヒョウ転移
＝
左鎖骨上窩リンパ節転移
宿題 →シュニッツラー転移
＝
ダグラス窩転移
落第 →卵巣転移
＝
クルッケンベルグ腫瘍

胃癌が転移する場所は試験によく出るポイント！

034

□ 肝硬変の症状

『観光中にメイドさんが後輩の新鮮な苦情を食事でバッチリ半減』

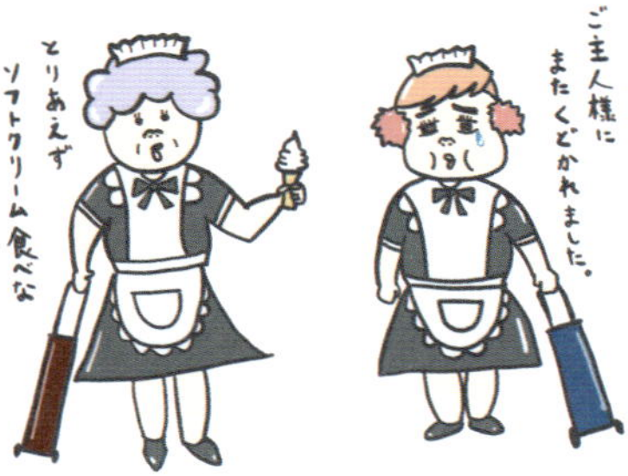
とりあえずソフトクリーム食べな
ご主人様にまたくどかれました。

観光 →肝硬変の症状
メイド →メデューサの頭
後輩 →手掌紅斑
新鮮 →羽ばたき振戦
苦情 →くも状血管腫
食事 →食道静脈瘤
バッチ →ばち指
半減 →汎血球減少症

ほかにも易疲労感や、低血糖、低蛋白、腹水などを起こす。

035 □ 門脈圧亢進症(もんみゃくあつこうしんしょう)の症状(しょうじょう)

『もみあげ濃い メイドさん！
必死だけど異常に時間がかかる』

もみあげ濃い
→門脈圧亢進症(もんみゃくあつこうしんしょう)の症状(しょうじょう)
メイド →メデューサの頭(あたま)
（腹壁皮下静脈瘤(ふくへきひかじょうみゃくりゅう)）
必死 →脾腫(ひしゅ)
異常 →食道胃静脈瘤(しょくどういじょうみゃくりゅう)
時間 →痔核(じかく)

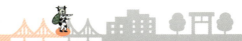

036 □ 膵癌(すいがん)の種類(しゅるい)と症状(しょうじょう)

『酸いスイカが９割引、
食べると腹と背中が痛い』

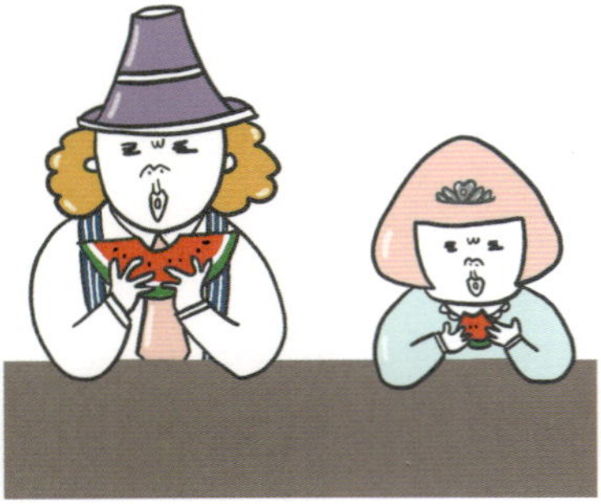

酸いスイカが９割
→膵癌(すいがん)のうち膵管癌(すいかんがん)が９割(わり)を占(し)める
腹と背中が痛い
→腹痛(ふくつう)・腰背部痛(ようはいぶつう)

part 4

呼吸器系

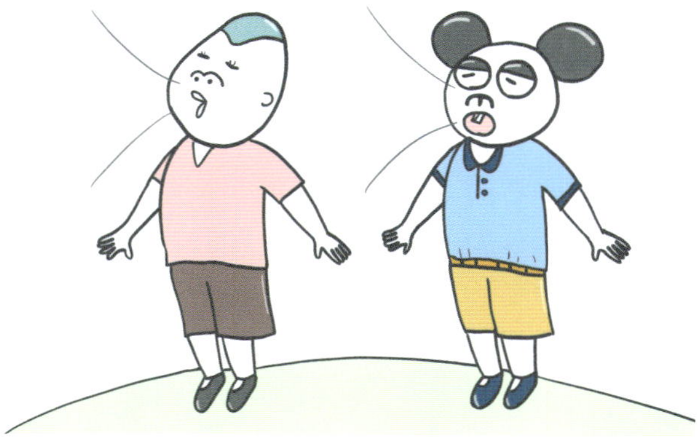

part 4 呼吸器系

GORO_4-001

037 □ 1回換気量

『1回の換金料 500円』

1回の換金料 → 1回換気量
500 → 500ml

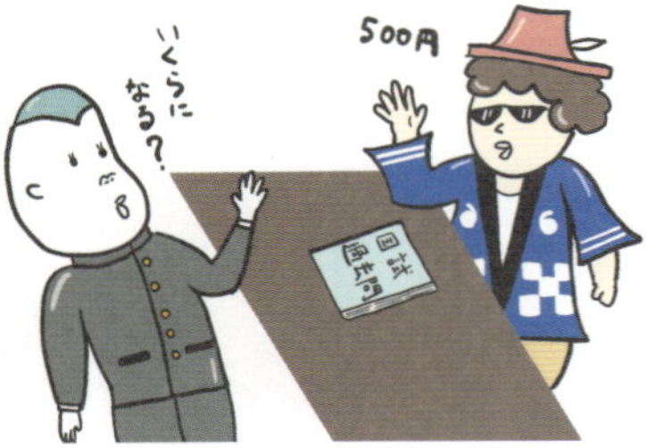

安静時に1回の呼吸で肺を出入りする空気の量のこと。

038 □ 機能的残気量

『昨日、予備校に残ってた？』

昨日 → 機能的残気量
＝
予備校に残ってた
→ 予備呼気量 ＋ 残気量

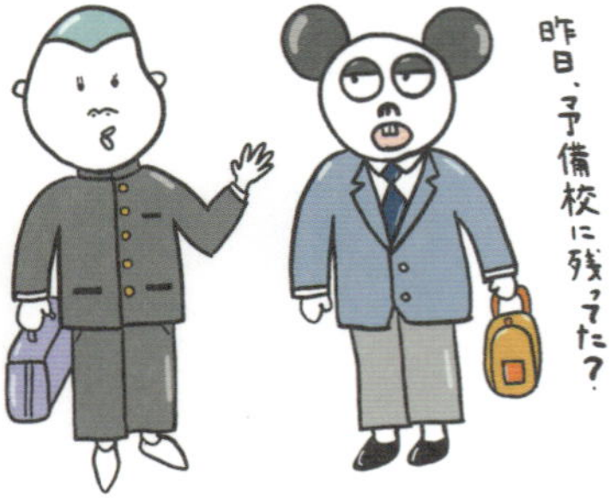

安静呼吸時に息を吐いたあと肺内に残っている空気の量のこと。

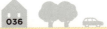

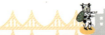

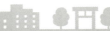

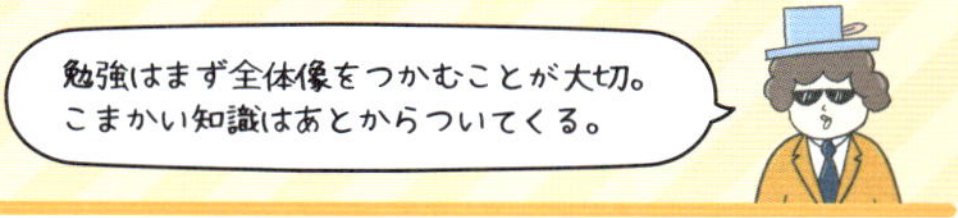

039 □ 肺活量

『はい。1回、予備校で休憩してたよ』

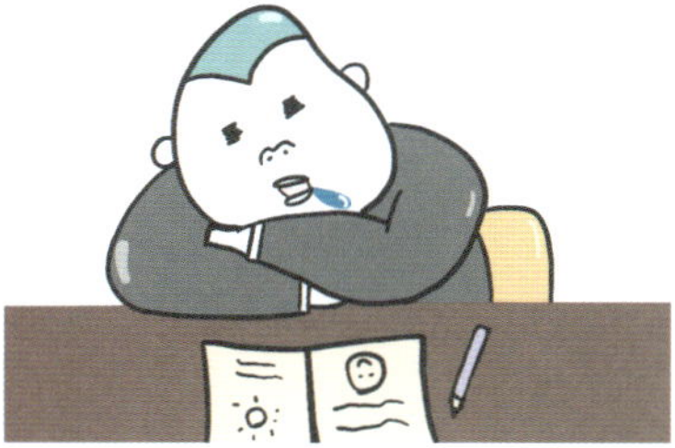

はい →肺活量

＝

1回、予備校で休憩
→1回換気量＋予備呼気量＋予備吸気量

パッと見で分かる **肺気量**

予備吸気量…安静吸息のあとに、さらに吸い込める最大量。
予備呼気量…安静呼息のあとに、さらに吐き出せる最大量。

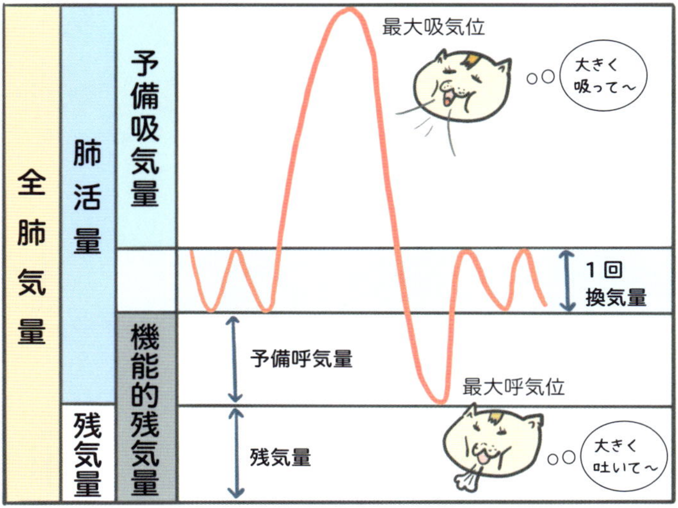

040 □ 死腔量（しくうりょう）

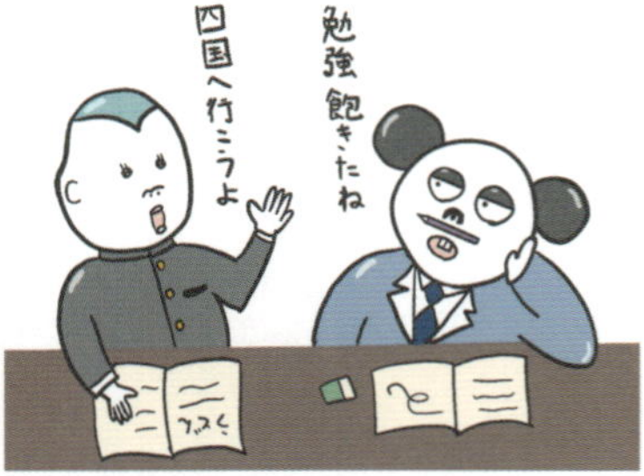

『四国へ行こう』

- 四国 →死腔量（しくうりょう）
- 行こう →150ml

ガス交換に関与しない気道空間を死腔という。

041 □ 呼吸運動（吸息時）（こきゅううんどう（きゅうそくじ））

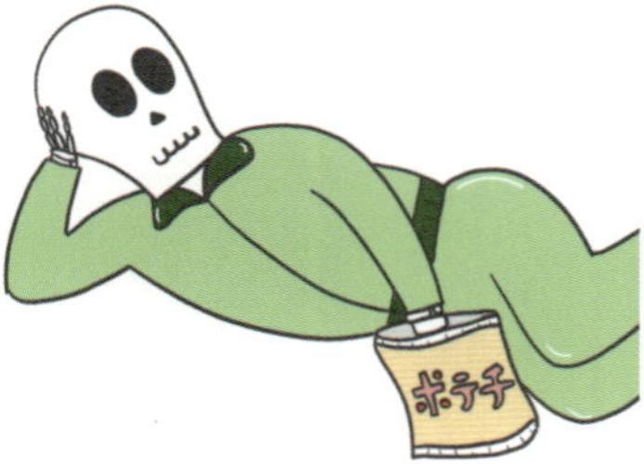

『休息でガイコツ横たわる』

- 休息 →吸息時（きゅうそくじ）
- ガイ →外肋間筋（がいろっかんきん）
- 横 →横隔膜（おうかくまく）

吸息時には外肋間筋（肋間神経支配）と横隔膜（横隔神経支配）が収縮する。

042 □ 拘束性肺疾患の症状（こうそくせいはいしっかんのしょうじょう）

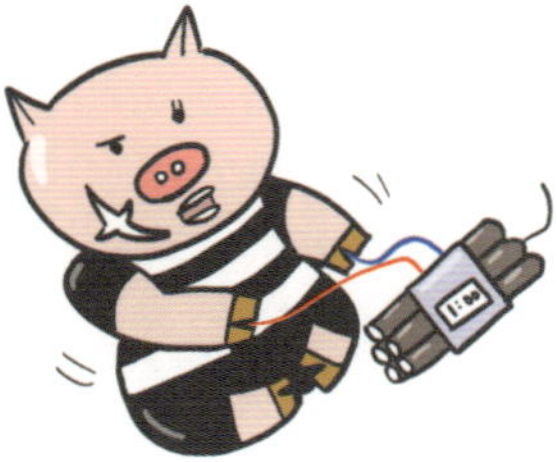

『高速で配線完成』

- 高速 →拘束性肺疾患の症状（こうそくせいはいしっかんのしょうじょう）
- 配線 →肺線維症（はいせんいしょう）
- 完成 →間質性肺炎（かんしつせいはいえん）

043 □ 閉塞性肺疾患の症状

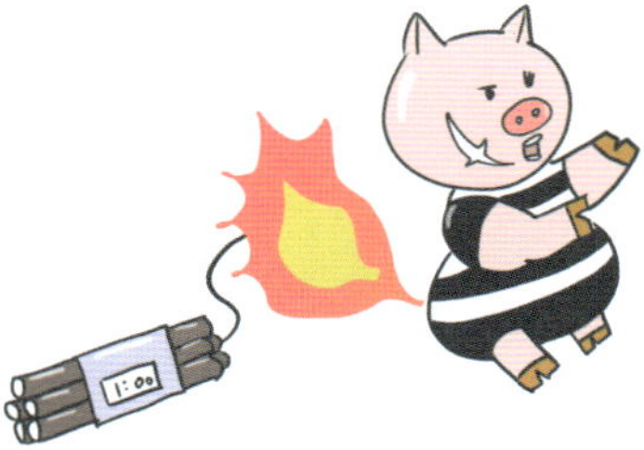

『屁をこき、マキシマムの炎で全力で奇襲』

- 屁 →閉塞性肺疾患の症状
- マキシマムの炎 →慢性気管支炎
- 全力 →喘息
- 奇襲 →肺気腫

パッと見て分かる

肺疾患の分類

拘束性肺疾患と閉塞性肺疾患の両方を含むものを「混合性肺疾患」という。

拘束性肺疾患

肺の線維化や腫瘍などにより
肺が広がらず、
息が吸いにくくなる。

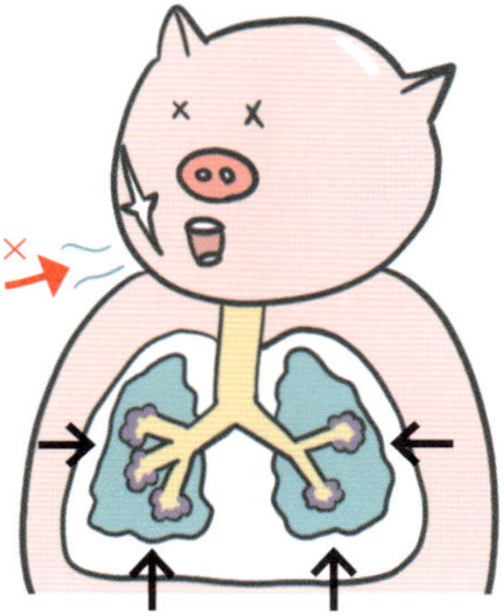

閉塞性肺疾患

気道の狭窄や閉塞により、
息が吐きにくくなる。

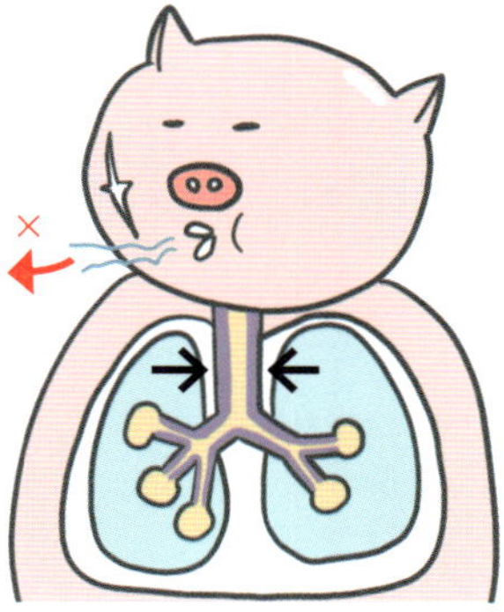

記憶定着！

ミニドリル②

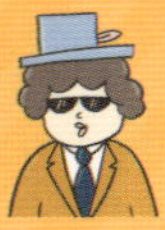

これまで覚えたゴロの知識を
使って、ミニドリルを解いてみよう。

問題1（1点）

歯の構成でないものはどれか。

① 象牙質
② エナメル質
③ 歯肉
④ 歯髄

問題2（1点）

胃腺の組み合わせで誤っているのはどれか。

① 主細胞 --- ペプシノゲン
② 壁細胞 --- 塩酸
③ G細胞 --- ガストリン
④ T細胞 --- ムチン

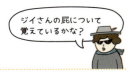

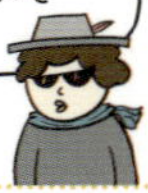
ジイさんの屁について
覚えているかな？

問題3（1点）

食道と胃の接合部を何というか。

① 噴門
② 幽門
③ 小弯
④ 大弯

問題4（1点）

過敏性腸症候群の症状はどれか。

① 粘血便
② 嘔吐
③ 頭痛
④ 下痢

問題5（1点）

閉塞性肺疾患にあたるものはどれか。

① インフルエンザ
② 誤嚥性肺炎
③ 肺結核
④ 肺気腫

／5点

正解 問題1/③ 問題2/④ 問題3/① 問題4/④ 問題5/④

循環器系

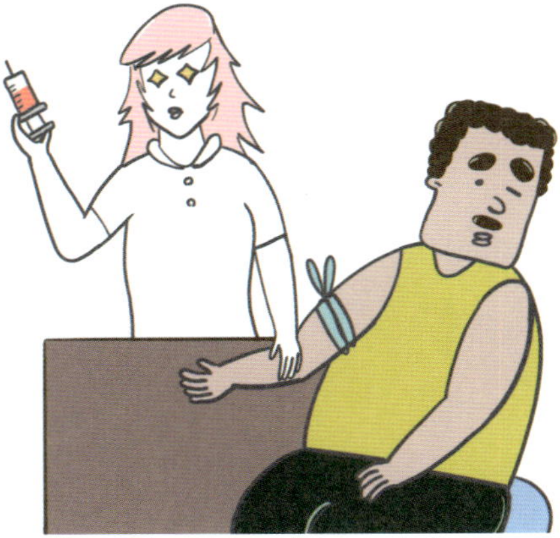

□ 体液 _{たいえき}

『タイム！ サバゲーには行かないよ』

- タイム　　　→体液 約60%
- サバゲーに →細胞外液 約20%
- ないよ　　　→細胞内液 約40%

サバゲーに行こうよ

行かないよ

045
□ 細胞外液の割合 _{さいぼうがいえき} _{わりあい}

『サバゲーは、化粧でごまかし
監視で行こう』

- サバゲー　　　→細胞外液の割合
- 化粧でご　　　→血漿 約5%
- 監視で行こう →間質液 約15%

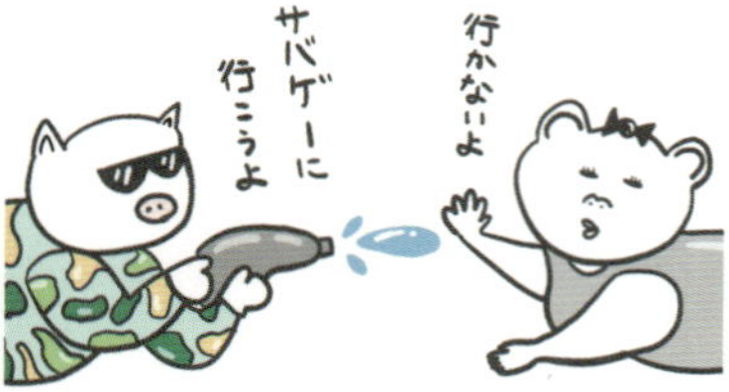

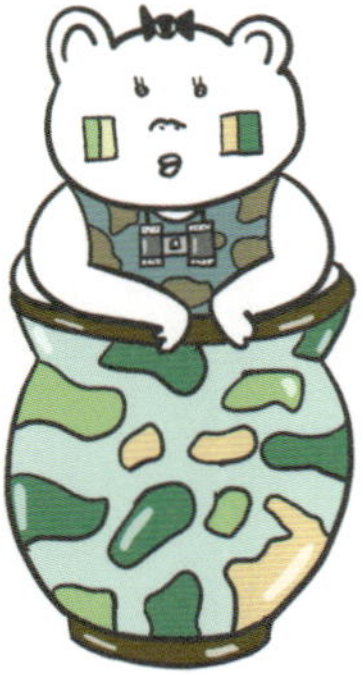

暗記に大切なのは「いかに自分の
感情を動かして覚えるか」だよ！

体液

たいえき

体液は体重の約60％を占める（個人差による）。
体液のpHは7.35～7.45に保たれていて弱アルカリ性なんだ。

水
約60％

細胞内液
約40％

間質液
約15％

血漿 約5％

細胞外液
約20％

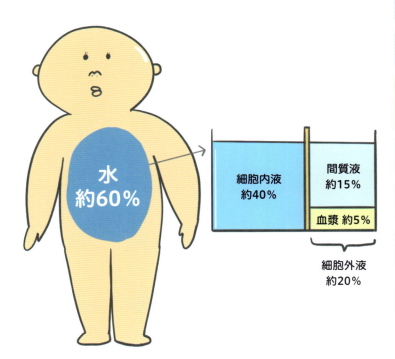

046 □ 血小板(けっしょうばん)の数(かず)

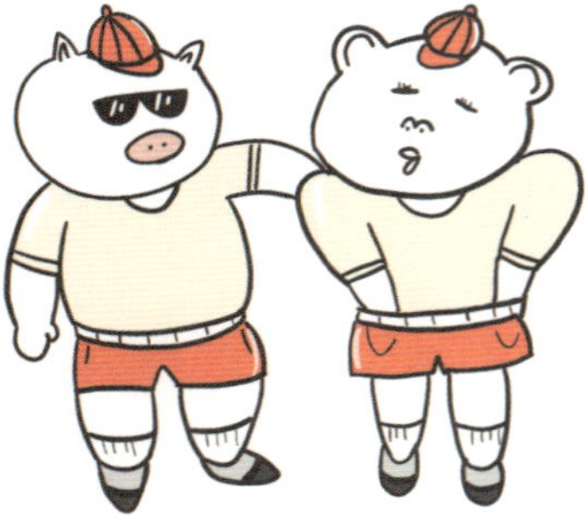

『決勝に行こうよ』

- 決勝 →血小板(けっしょうばん)の数(かず)
- 行こうよ →15万(まん)～40万(まん)個(こ)／mm^3

047 □ 白血球(はっけっきゅう)の数(かず)

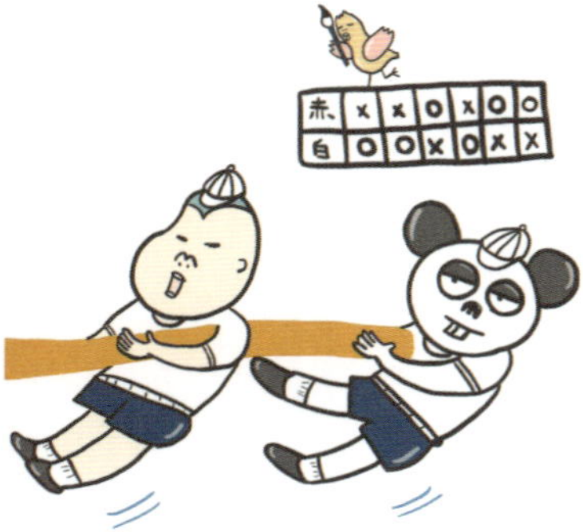

『白組は5戦から苦戦』

- 白 →白血球(はっけっきゅう)の数(かず)
- 5戦から苦戦
  →5000～9000個(こ)／mm^3

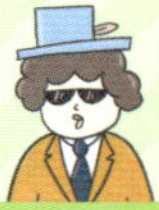

フィブリノゲンとフィブリンの違いは試験によく出る！
「血液にはもととなるフィブリノゲン（元）がある」と覚えよう。

048 □ 赤血球の数

『赤組が勝って賞金500万円』

赤　→赤血球の数
500万 →500万個／mm^3（男性）

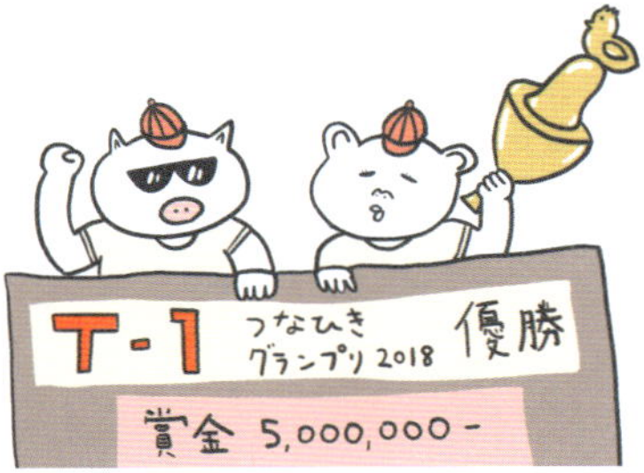

049 □ 血漿蛋白質の種類

『けったいなアジフライのゲンさん』

けったい →血漿蛋白質の種類
ア →アルブミン（A）
ジ →グロブリン（G）
フライのゲン →フィブリノゲン（F）

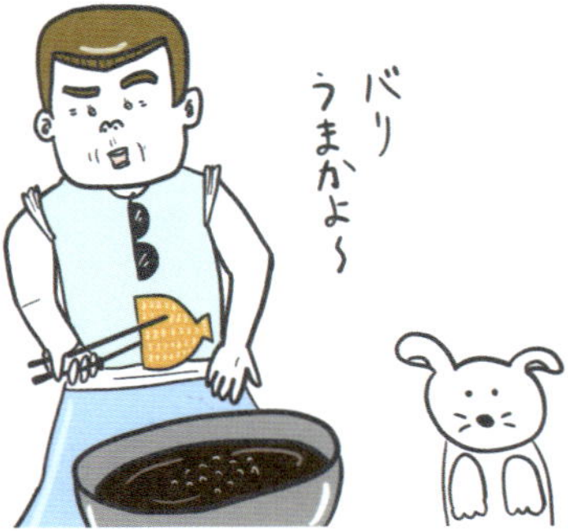

050

□ 血液の働き

『…ケチ！帽子も運ぶから褒めてよ』

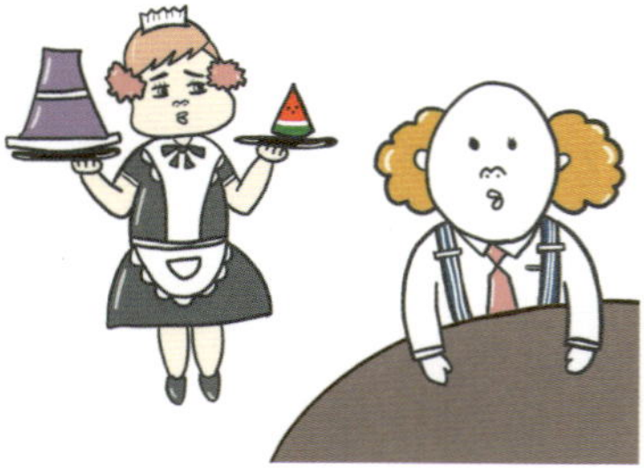

- ケチ →血液の働き
- 帽 →身体防御
- 子 →止血作用
- 運ぶ→物質の運搬
- 褒め →ホメオスタシス

パッと見で分かる

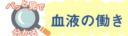

血液の働き

血液は約37兆個※の細胞を養っている。
血液の体重に占める割合は約1/13(約8%)。

※これまでは約60兆個とされてきたが、近年は約37兆個と推定されている。

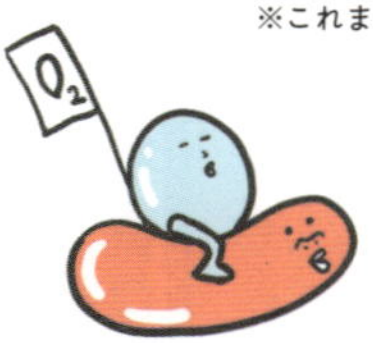

物質の運搬

酸素、二酸化炭素、栄養素、老廃物、
＋イオン、ホルモンなどを運ぶ

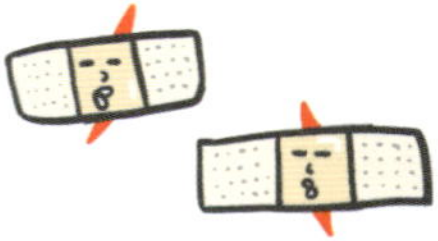

止血作用

出血などの際に
血液を凝固させる

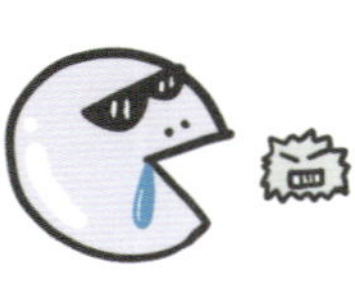

身体防御

細菌の捕食
免疫反応

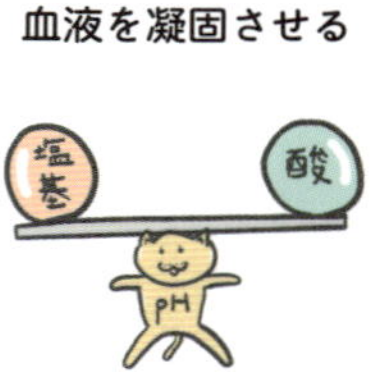

恒常性維持
（ホメオスタシス）

体温、浸透圧、pHなどの調節

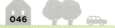

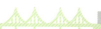

051

□ ヘマトクリットの基準値

『ヘマな男が仕事でミスして貧してしまう』

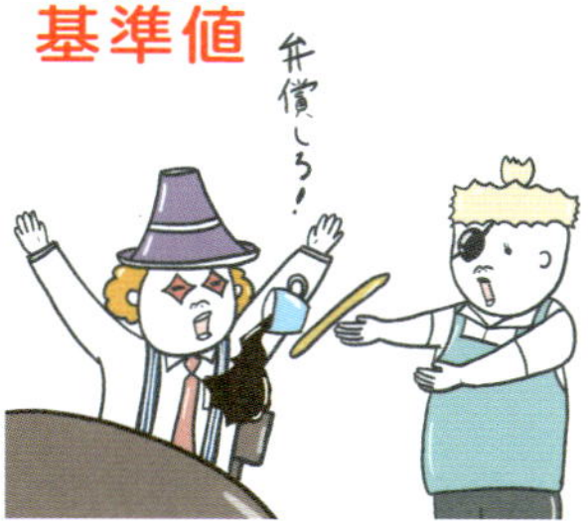

ヘマ →ヘマトクリットの基準値
男が仕事 →男性 45%
貧して →貧血時、低値となる

ヘマトクリットは血液中に占める赤血球の容積の割合。女性の基準値は約 40%。

052

□ 血中のヘモグロビン量

『ヘイ、モグラの色はグレイだぜ』

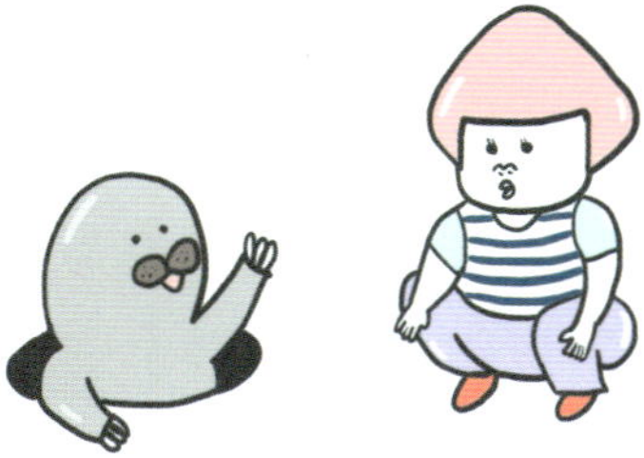

ヘイ、モグラ →ヘモグロビン量
色はグレイ →16g／dl （男性）

ヘモグロビンは赤血球内の鉄を含む色素蛋白のこと。女性の場合、14g/dl。

053

□ 赤血球の必要因子

『赤面で短パン 美人が酔っていた』

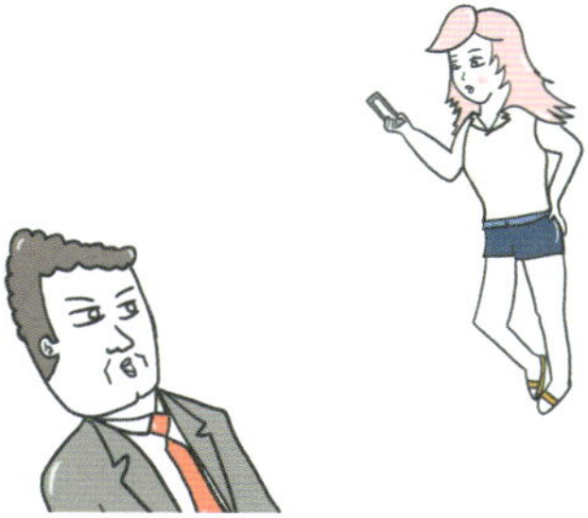

赤面 →赤血球の必要因子
短パン →蛋白質
美人 →ビタミンB_{12}
酔 →葉酸
て →鉄

GORO_5-002

054 □ 赤血球の破壊が行われる場所

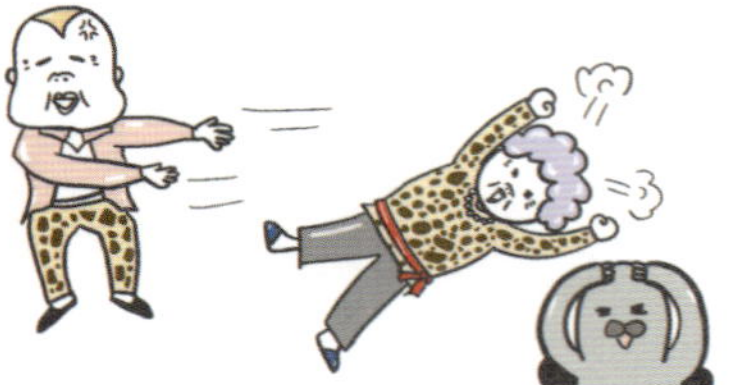

『回避できない災難である』

- 回避できない災難
  →肝や脾にある細網内皮系

055 □ 赤血球の寿命

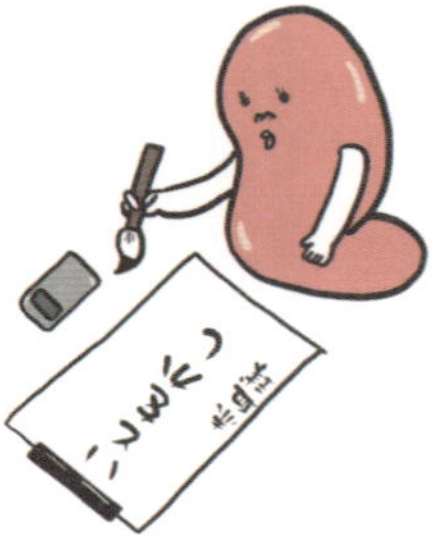

『赤血球の寿命はいとをかし』

- 赤血球の寿命はいとを
  →赤血球の寿命 約120日

056 □ 白血球の種類

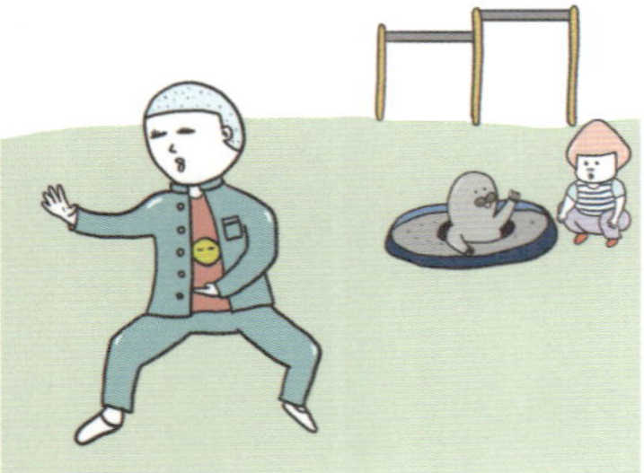

『白昼に中3が公園で凛としていた』

白	→白血球の種類
中3が公園	→好中球／好酸球／好塩基球：顆粒球
凛	→リンパ球
た	→単球

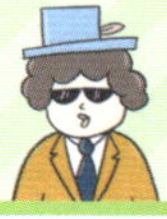

学んだことをマインドマップでまとめてみると、頭の中がスッキリ整理されるよ。

057

□ リンパ球の種類

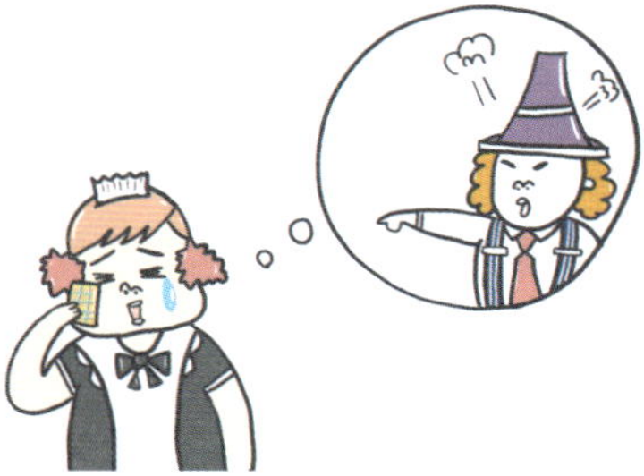

『凛としたブサイク、ナチュラルに嫌われて ヘルプする』

- 凛 →リンパ球の種類
- ブサイ →B細胞
- ナチュラル →ナチュラルキラー細胞
- 嫌われて →キラーT細胞
- ヘルプ →ヘルパーT細胞

パッと見て分かる

白血球

白血球は顆粒球・単球・リンパ球の3つに大きく分けられる。リンパ球のB細胞が骨髄で成熟するのに対し、T細胞は胸腺で成熟する。

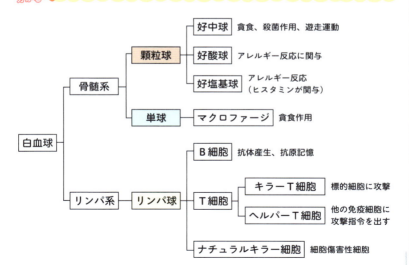

- 白血球
  - 骨髄系
    - 顆粒球
      - 好中球：貪食、殺菌作用、遊走運動
      - 好酸球：アレルギー反応に関与
      - 好塩基球：アレルギー反応（ヒスタミンが関与）
    - 単球
      - マクロファージ：貪食作用
  - リンパ系
    - リンパ球
      - B細胞：抗体産生、抗原記憶
      - T細胞
        - キラーT細胞：標的細胞に攻撃
        - ヘルパーT細胞：他の免疫細胞に攻撃指令を出す
      - ナチュラルキラー細胞：細胞傷害性細胞

058 □ 血液型の凝集反応（けつえきがたのぎょうしゅうはんのう）

『ケガなの？ エビが素っ気ないから、お元気ない』

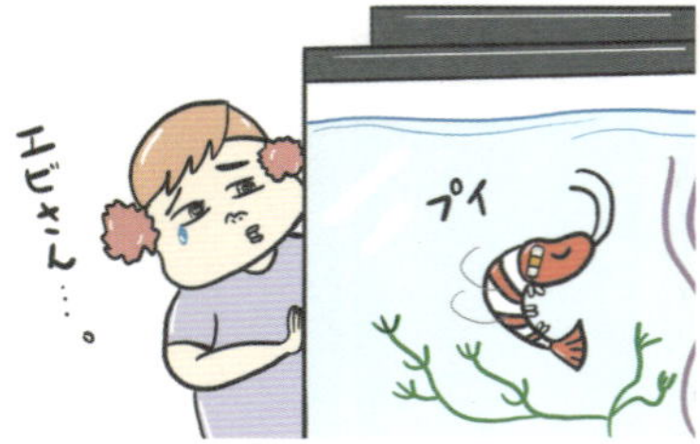

- ケガ→血液型(けつえきがた)の凝集反応(ぎょうしゅうはんのう)
- エビが素っ気ない
  →AB型(がた)は凝集素(ぎょうしゅうそ)がない
- お元気ない
  →O型(がた)は凝集原(ぎょうしゅうげん)がない

凝集原は赤血球の膜上にある抗原。凝集素は凝集原と結びついて凝集させる抗体。

059 □ 第1心音の特徴（だいしんおんのとくちょう）

『大事な帽子が丁重で新鮮』

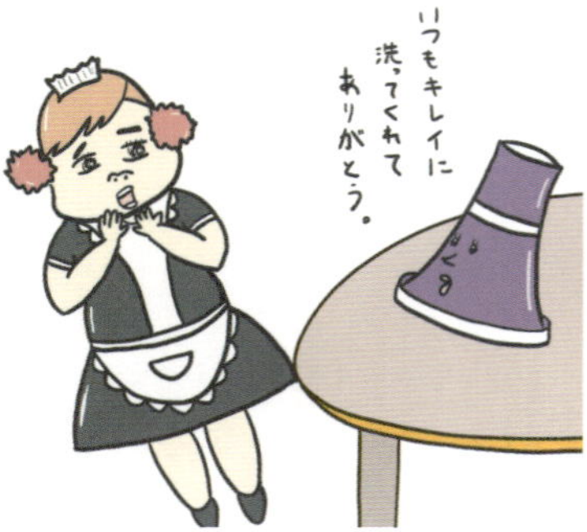

- 大事→第(だい)1心音(しんおん)の特徴(とくちょう)
- 帽子→房室弁(ぼうしつべん)の閉鎖音(へいさおん)
- 丁重→低(ひく)くて長(なが)い
- 新鮮→心尖部(しんせんぶ)で聴診(ちょうしん)

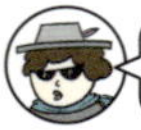

房室弁は、僧帽弁と三尖弁のこと。

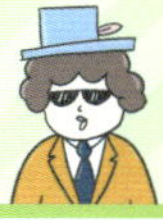

情報が足りないところは、どんどん本書の余白に書き込んで、オリジナルの参考書を作ろう！

060 □ 第2心音の特徴

『にしても、どうして高単価だか知ってる？』

- にし →第2心音の特徴
- どう →動脈弁の閉鎖音
- 高単 →高くて短い
- 知って →心底部で聴診

動脈弁には、大動脈弁と肺動脈弁がある。

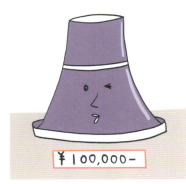

061 □ 心電図曲線の 表すもの

（しんでん ず きょくせん）
（あらわ）

『静かな教室で、ピー坊、興奮すれば、
クラス全体に興奮が拡がる。
ティーチャー来たらシーンとして
再起動』

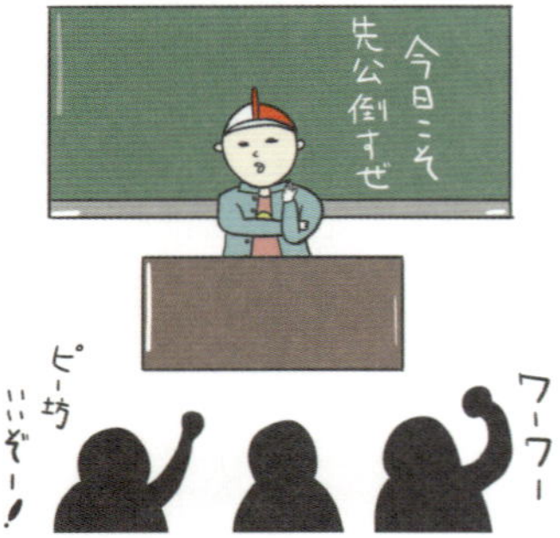

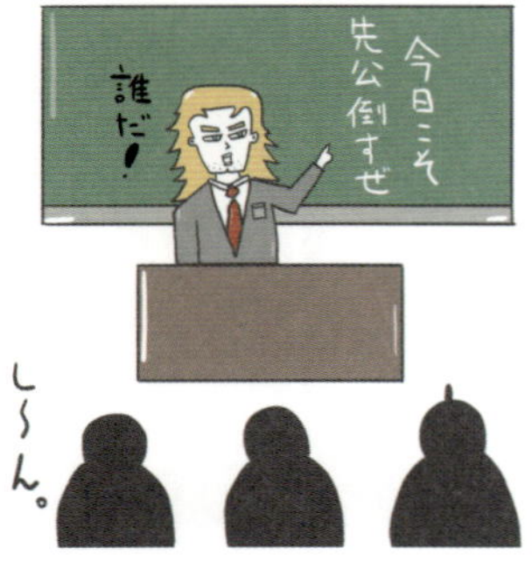

静かな教室 →心電図曲線の表すもの
ピー坊、興奮
　→**P：心房の興奮開始**
クラス全体に興奮が拡がる
　→**QRS：心室全体に興奮が拡がる**
ティーチャー来たらシーンとして再起動
　→**T：心筋細胞の再分極**

PR間隔…房室間興奮伝導時間、ST部分…心室全体が興奮している時間、QT時間…心室興奮時間。

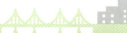

パッと見て分かる

心電図

まずは心電図の「波の種類」から覚えよう。心電図検査では不整脈や狭心症、心筋梗塞などのいろいろな病気がわかるよ。

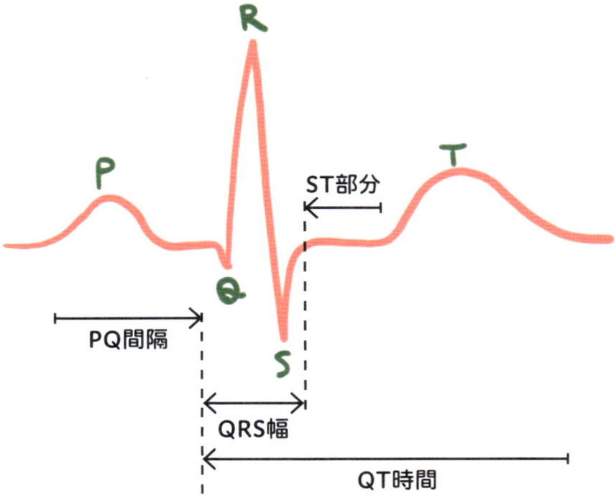

覚え方

PQRST
ピクルスとる

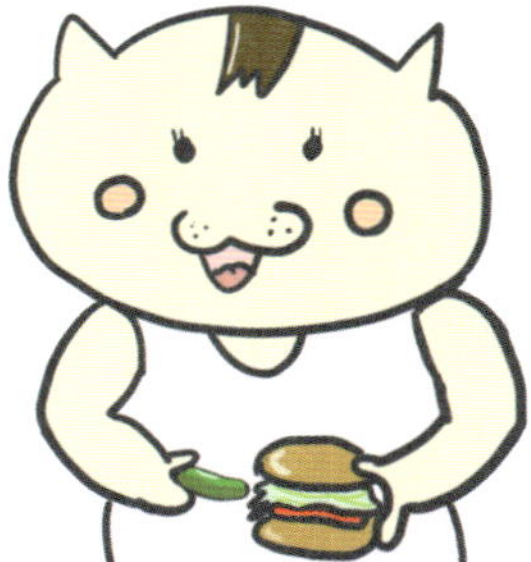

062 □ 血管（けっかん）の種類（しゅるい）

『結果、ダンディな紅葉は富豪となりました』

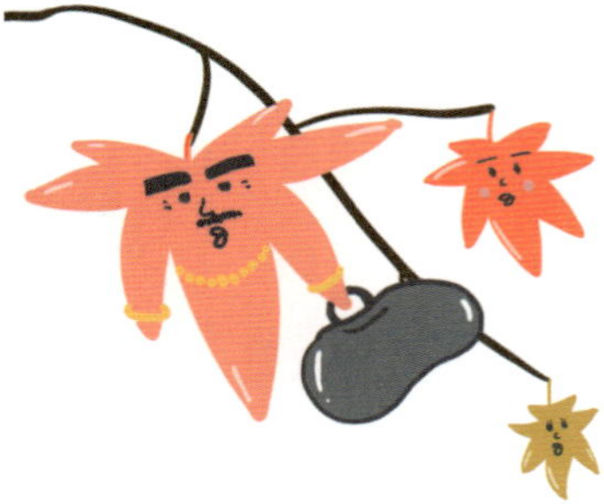

結果	→血管（けっかん）の種類（しゅるい）
ダン	→弾性血管（だんせいけっかん）
ディ	→抵抗血管（ていこうけっかん）
紅	→交換血管（こうかんけっかん）
葉	→容量血管（ようりょうけっかん）
富豪	→動静脈吻合（どうじょうみゃくふんごう）

063 □ 平均血圧（へいきんけつあつ）

『平気で最低な皆さん』

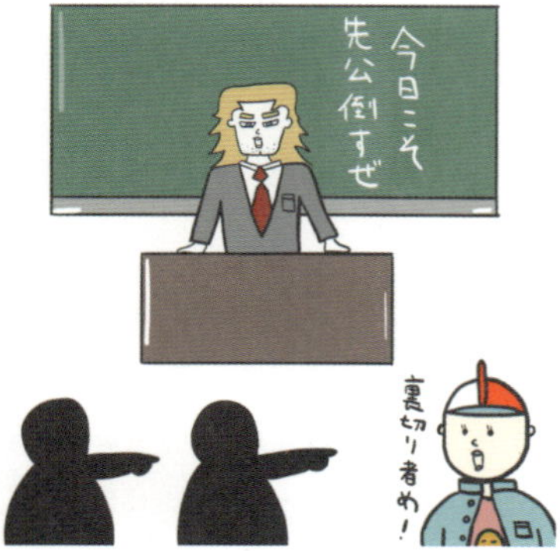

平気	→平均血圧（へいきんけつあつ）
	＝
最低な皆さん	→最低血圧（さいていけつあつ）＋脈圧（みゃくあつ）÷ 3

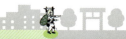

064

□ 脈圧（みゃくあつ）

『脈あり コーヒーでケア』

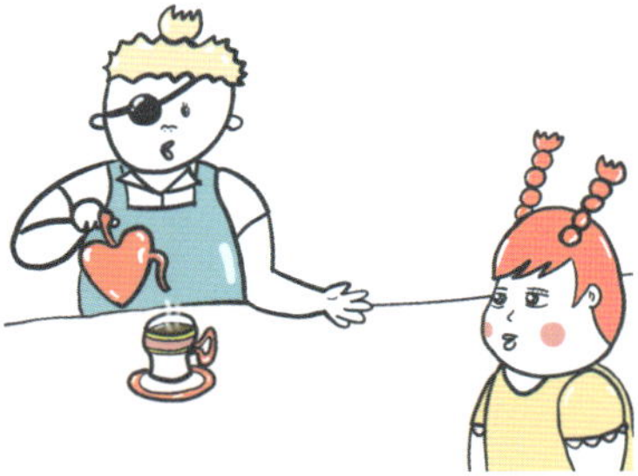

脈あり →脈圧（みゃくあつ）
=
コーヒーでケア
→最高血圧（さいこうけつあつ）－最低血圧（さいていけつあつ）

065

□ 高血圧の基準（こうけつあつのきじゅん）

『高血圧だ！ 医師をくれ』

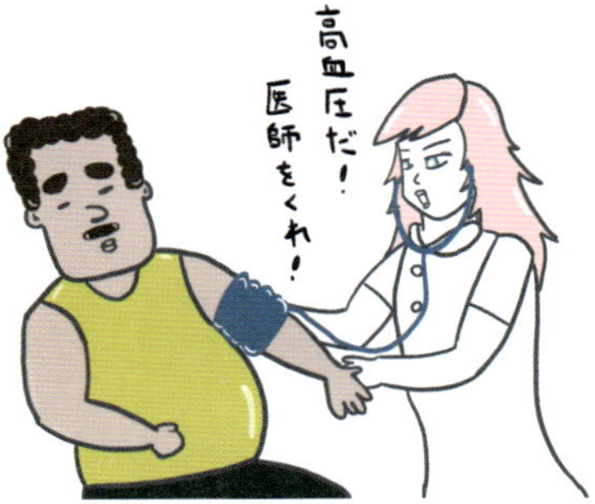

高血圧 →高血圧の基準（こうけつあつのきじゅん）
医師をくれ →140／90mmHg

高血圧は収縮期血圧140mmHg以上、拡張期血圧90mmHg以上のいずれかに該当する場合をいう。

066 □ 血管収縮物質の種類（けっかんしゅうしゅくぶっしつのしゅるい）

『結果就職決まる！ 天真爛漫の ノッてるあの子、正論でバズった』

- 結果就職 →血管収縮物質の種類（けっかんしゅうしゅくぶっしつのしゅるい）
- 天真 →アンジオテンシン
- ノッてる →ノルアドレナリン
- 正論 →セロトニン
- バズった →バソプレシン

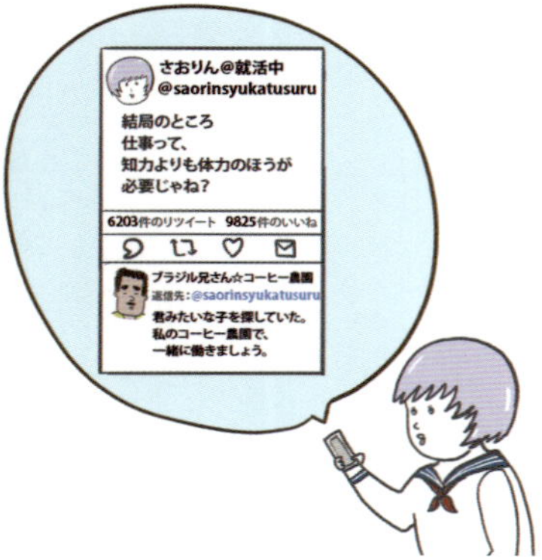

067 □ 血管拡張物質の種類（けっかんかくちょうぶっしつのしゅるい）

『血管拡張したヒステリックな ブラジル兄さん、 あのニュースを見てた』

- 血管拡張 →血管拡張物質の種類（けっかんかくちょうぶっしつのしゅるい）
- ヒステ →ヒスタミン
- ブラジル →ブラジキニン
- 兄さん →二酸化炭素（にさんかたんそ）
- あの →アデノシン
- ニュース →乳酸（にゅうさん）

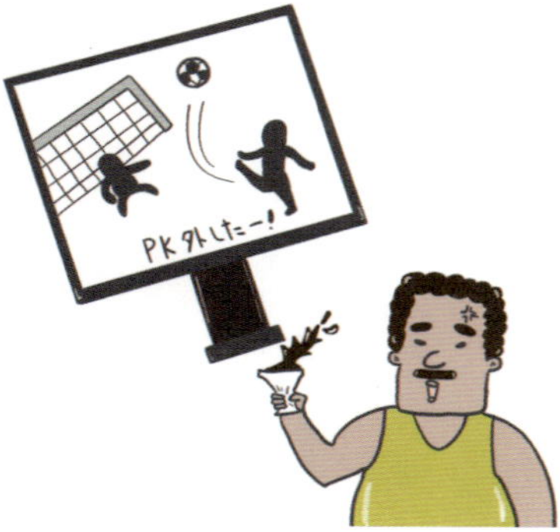

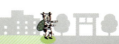

解剖学は、用語と絵を一緒に見ながら勉強すると記憶に残りやすい！

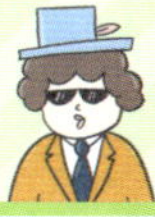

068

□ リンパ液の流れ

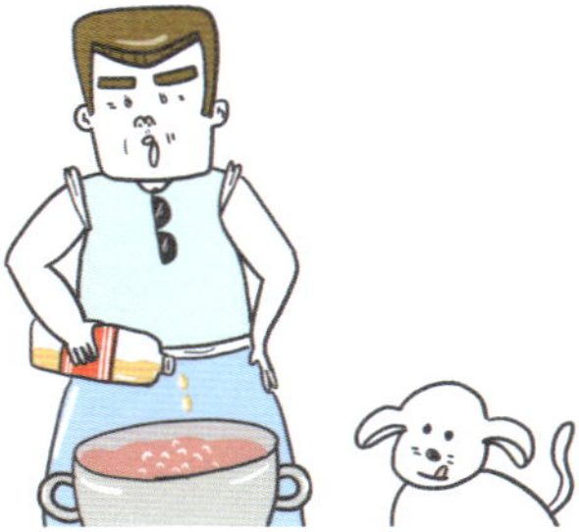

『微塵のみりんは、
サジ加減にあると共感』

微塵のみりん
→右上半身のリンパ液は右リンパ本幹へ

サジ加減にあると共感
→左上半身と下半身のリンパ液は胸管へ

パッと見で分かる ざっくりリンパ系

内頸静脈と鎖骨下静脈の合流部を静脈角といい、リンパ液は静脈角から静脈に合流する。

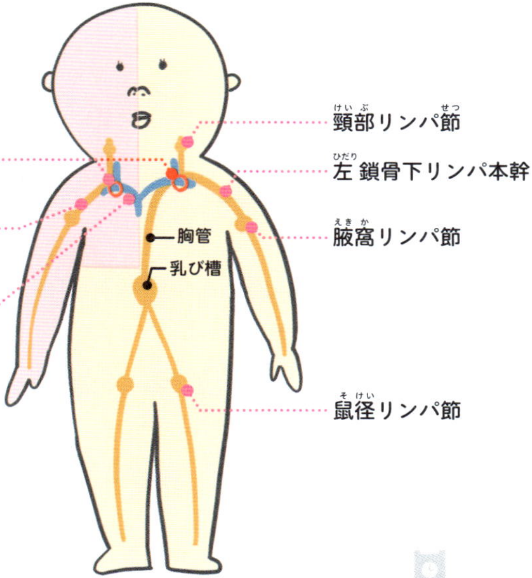

069

□ 脾臓(ひぞう)の機能(きのう)

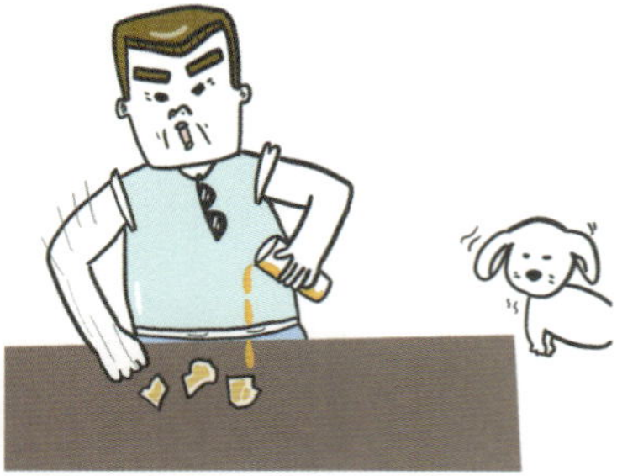

『秘蔵の石鹸を破壊し、リン酸をかける』

- 秘蔵 →脾臓(ひぞう)の機能(きのう)
- 石鹸を破壊 →赤血球(せっけっきゅう)の破壊(はかい)
- リン酸 →リンパ球(きゅう)の産生(さんせい)

070

□ 肝臓(かんぞう)を流(なが)れる血液(けつえき)

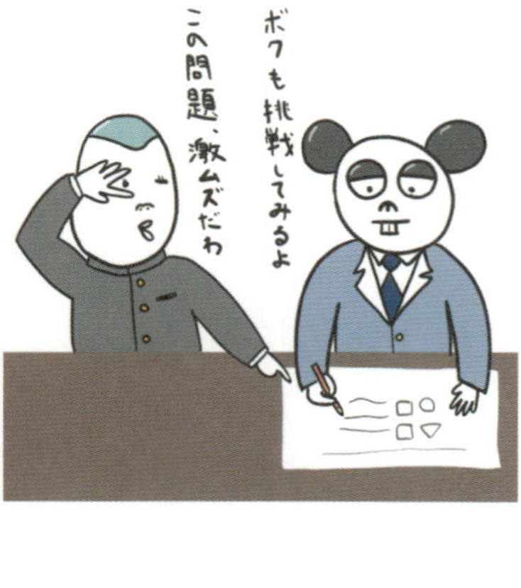
ボクも挑戦してみるよ
この問題、激ムズだわ

『勘違いが難問に参加する』

- 勘違い →肝臓(かんぞう)を流(なが)れる血液(けつえき)
- 難問 →70%門脈(もんみゃく)
- 参加 →30%肝動脈(かんどうみゃく)

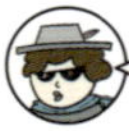

約70%は門脈、約30%は肝動脈より流入する。

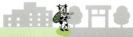

071 臍静脈と臍動脈
<small>さいじょうみゃく　さいどうみゃく</small>

『最上位のカエルが
どうにか作動する』

最上位 →臍静脈1本
　　　↓
カエル →肝円索へ
どうに →臍動脈2本
　　　↓
作動　 →臍動脈索へ

生後、臍静脈は肝円索に、
臍動脈は臍動脈索になる。

072 アランチウス管と ボタロー管
<small>かん　　　　　　かん</small>

『あら 上官、ボロの服を捨てて
どこさ行った』

あら　　→アランチウス管（静脈管）
上官　　→静脈管索
ボロ　　→ボタロー管（動脈管）
　　　　↓
どこさ →動脈管索

生後、アランチウス管は
静脈管索に、ボタロー管
は動脈管索になる。

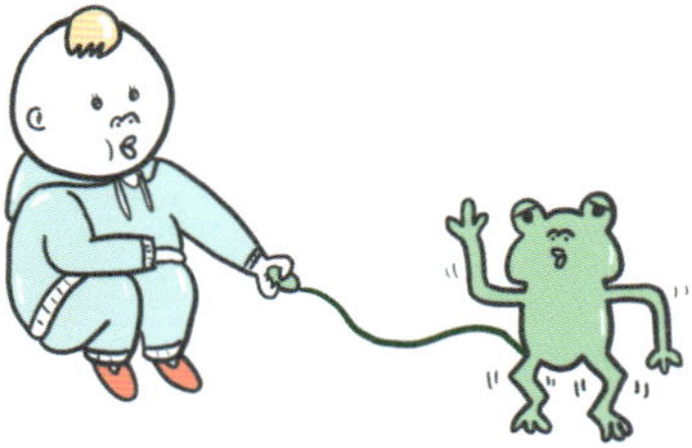

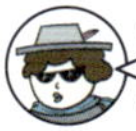

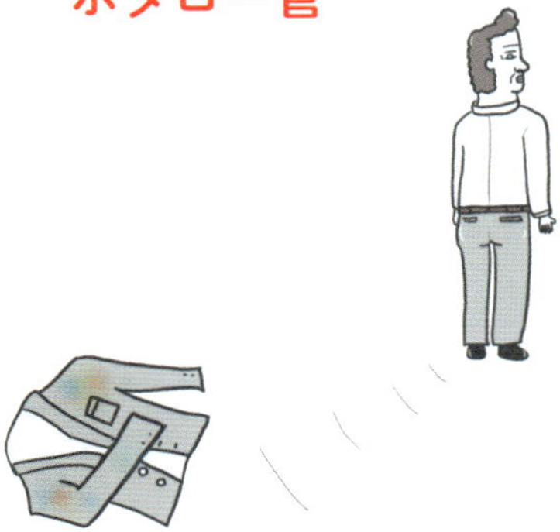

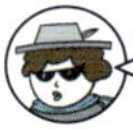

073 □ 卵円孔の特徴

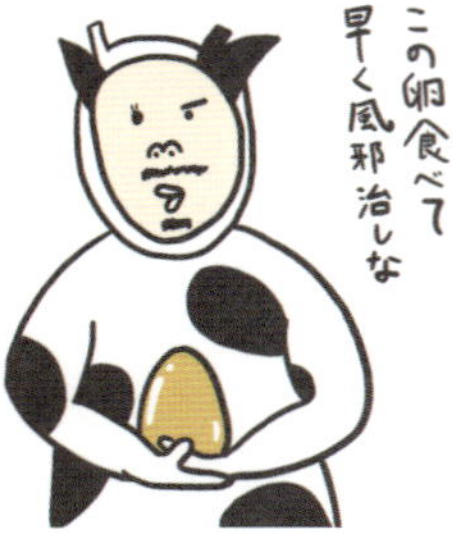

『卵の効果を牛さんは知っている』

- 卵の効果 →卵円孔（らんえんこう）から卵円窩（らんえんか）へ
- 牛さん →右心房（うしんぼう）から左心房（さしんぼう）へ

パッと見て分かる 胎児循環（たいじじゅんかん）の切り替わり

生まれて肺呼吸が始まると、胎児循環から通常の循環系に切り替わる。

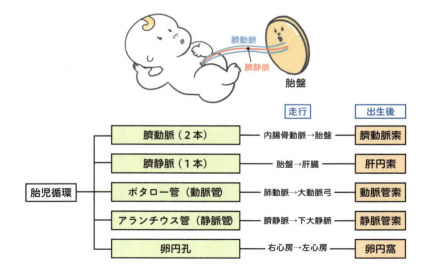

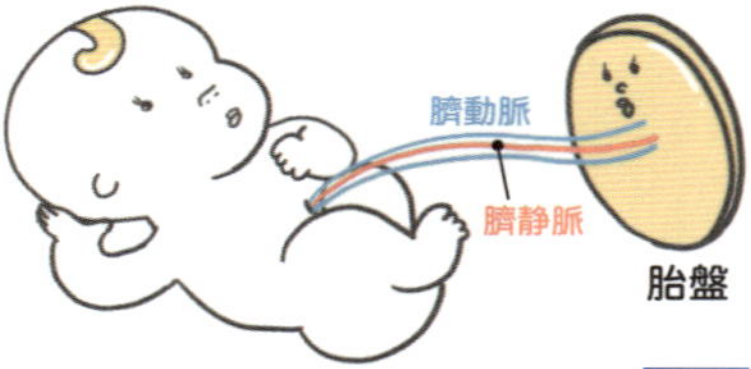

		走行	出生後
胎児循環	臍動脈（2本）	内腸骨動脈→胎盤	臍動脈索
	臍静脈（1本）	胎盤→肝臓	肝円索
	ボタロー管（動脈管）	肺動脈→大動脈弓	動脈管索
	アランチウス管（静脈管）	臍静脈→下大静脈	静脈管索
	卵円孔	右心房→左心房	卵円窩

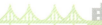

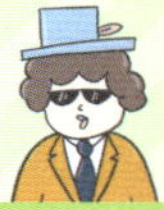

成績を友達と比べてもしょうがない。
乗り越えるべき相手は、昨日の自分だ！

074

□ 心臓(しんぞう)の房室弁(ぼうしつべん)

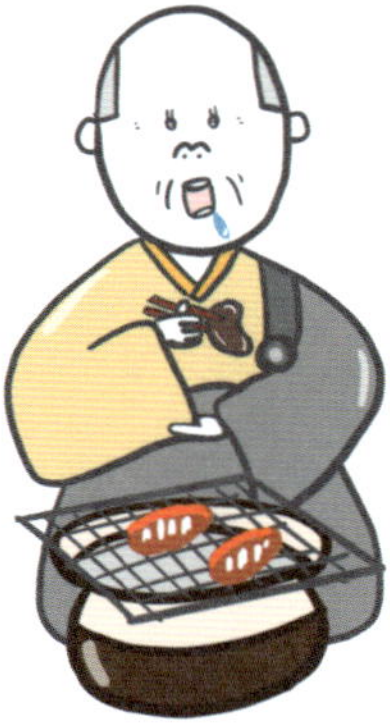

『墓室にうさんくさ僧』

墓室 →心臓(しんぞう)の房室弁(ぼうしつべん)
うさん →右房室弁(うぼうしつべん)：三尖弁(さんせんべん)
さ僧 →左房室弁(さぼうしつべん)：僧帽弁(そうぼうべん)

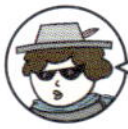

右の房室弁は3枚の弁尖から成るので「三尖弁」。左の房室弁は、僧の帽子に似ているから「僧帽弁」。

075

□ 刺激伝導系(しげきでんどうけい)の興奮(こうふん)の流(なが)れ

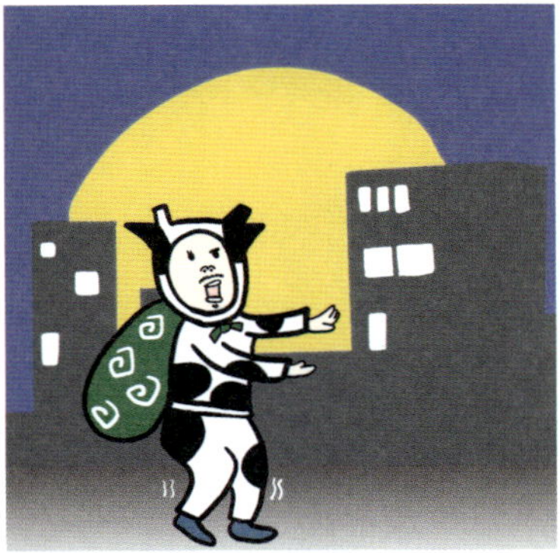

『刺激でドロ ボー、
必死に両足 プルプル』

刺激 →刺激伝導系(しげきでんどうけい)の興奮(こうふん)の流(なが)れ
ドロ →洞房結節(どうぼうけっせつ)
ボー →房室結節(ぼうしつけっせつ)
必死 →ヒス束(そく)（房室束(ぼうしつそく)）
両足 →右脚(うきゃく)・左脚(さきゃく)
プル →プルキンエ線維(せんい)

076
□ 左冠状動脈（ひだりかんじょうどうみゃく）

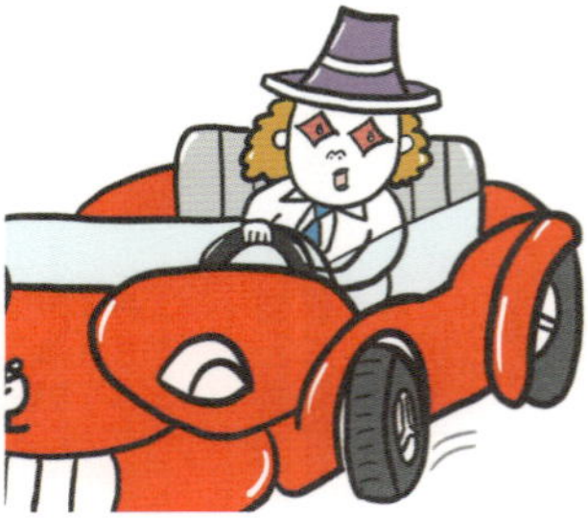

『徐行で左に全開』

- 徐行 → 上行大動脈（じょうこうだいどうみゃく）
- 左 → 左冠状動脈（ひだりかんじょうどうみゃく）
- 全 → 前下行枝（ぜんかこうし）
- 開 → 回旋枝（かいせんし）

パッと見で分かる **冠状動脈** 大事なのは、冠状動脈はまず右と左に分かれ、左はさらに前下行枝と回旋枝に分かれるというところ。

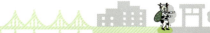

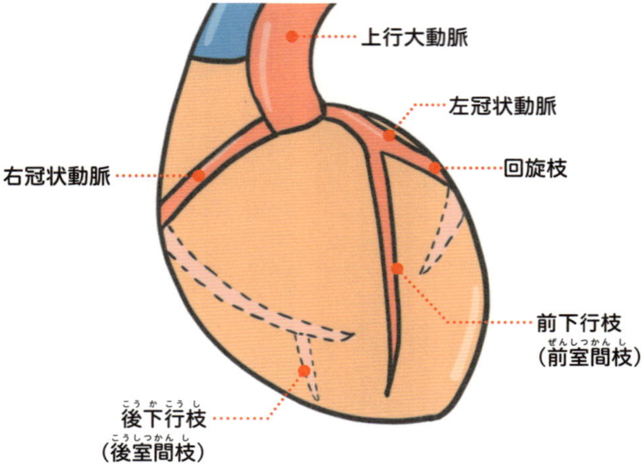

077

□ 大動脈弓の枝

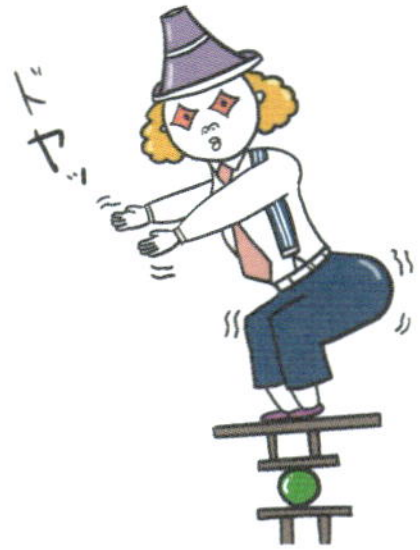

『大道芸人の和佐さん』

- 大道 → 大動脈弓の枝
- 和 → 腕頭動脈
- 佐 → 左総頸動脈
- さん → 左鎖骨下動脈

パッと見で分かる

大動脈弓

腕頭動脈からは右鎖骨下動脈と右総頸動脈が分枝する。ここも大事！

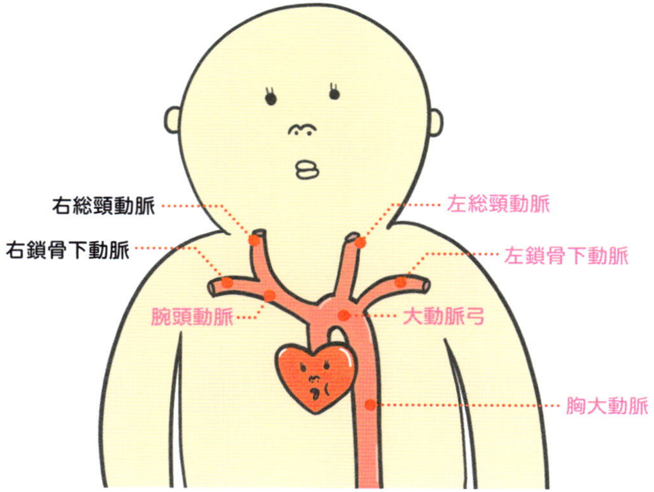

078

□ 内頸動脈の枝（ないけいどうみゃくのえだ）

『内定あるけど、高校は全然、眼中にない』

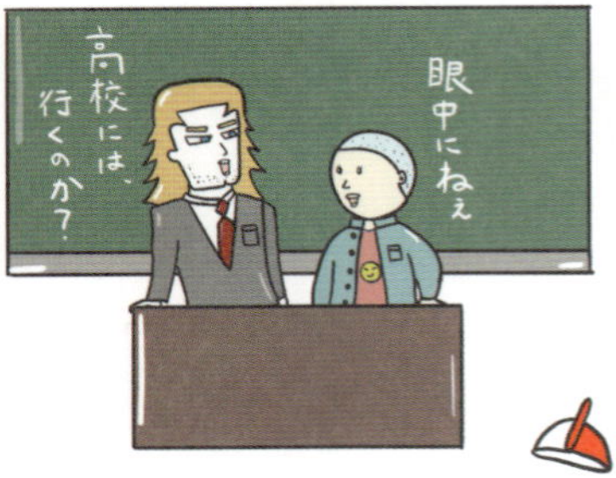

- 内定 →内頸動脈の枝（ないけいどうみゃくのえだ）
- 高校 →後交通動脈（こうこうつうどうみゃく）
- 全 →前大脳動脈（ぜんだいのうどうみゃく）
- 眼 →眼動脈（がんどうみゃく）
- 中 →中大脳動脈（ちゅうだいのうどうみゃく）

079

□ 外頸動脈の枝（がいけいどうみゃくのえだ）

『外見の頑固な先公、舌が上々』

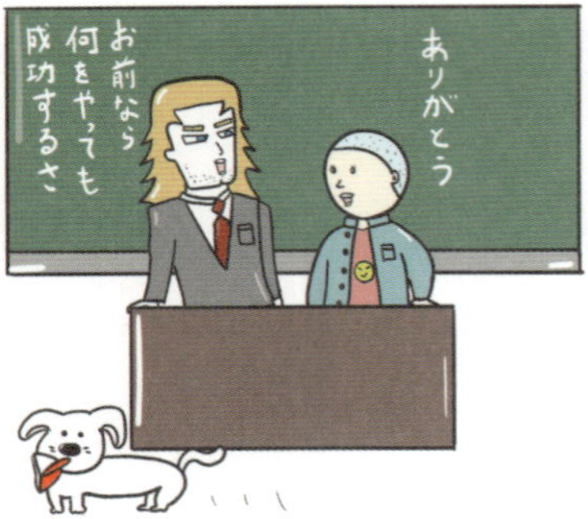

- 外見 →外頸動脈の枝（がいけいどうみゃくのえだ）
- 頑 →顔面動脈（がんめんどうみゃく）
- 固 →後頭動脈（こうとうどうみゃく）
- 先 →浅側頭動脈（せんそくとうどうみゃく）
- 公 →後耳介動脈（こうじかいどうみゃく）
- 舌 →舌動脈（ぜつどうみゃく）
- が →顎動脈（がくどうみゃく）
- 上 →上甲状腺動脈（じょうこうじょうせんどうみゃく）
- 々 →上行咽頭動脈（じょうこういんとうどうみゃく）

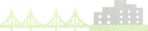

「何のために勉強をするのか？」
仮でもいい。それを見つけられればやる気がわいてくる！

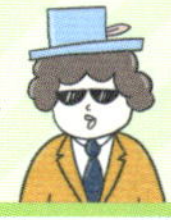

080

□ 鎖骨下動脈の枝（さこつかどうみゃくのえだ）

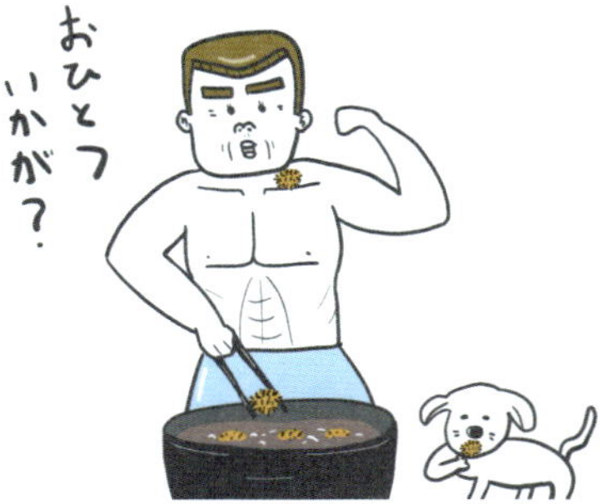

『鎖骨にツナコロッケ』

鎖骨 →鎖骨下動脈の枝（さこつかどうみゃくのえだ）
ツ →椎骨動脈（ついこつどうみゃく）
ナ →内胸動脈（ないきょうどうみゃく）
コ →甲状頸動脈（こうじょうけいどうみゃく）
ロッケ →肋頸動脈（ろくけいどうみゃく）

081

□ 腋窩動脈の枝（えきかどうみゃくのえだ）

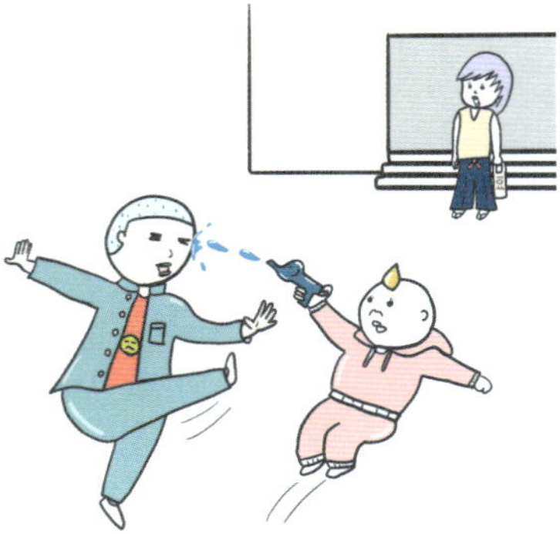

『駅で最強の拳法でガキに全開で喧嘩を売り後悔』

駅 →腋窩動脈の枝（えきかどうみゃくのえだ）
最強 →最上胸動脈（さいじょうきょうどうみゃく）
拳法 →胸肩峰動脈（きょうけんぽうどうみゃく）
ガキ →外側胸動脈（がいそくきょうどうみゃく）
全開 →前上腕回旋動脈（ぜんじょうわんかいせんどうみゃく）
喧嘩 →肩甲下動脈（けんこうかどうみゃく）
後悔 →後上腕回旋動脈（こうじょうわんかいせんどうみゃく）

082 □ 胸大動脈の枝（きょうだいどうみゃく えだ）

『胸がジョロロ気色悪い』

胸	→胸大動脈の枝（きょうだいどうみゃく えだ）
ジョ	→上横隔動脈（じょうおうかくどうみゃく）
ロ	→肋間動脈（ろっかんどうみゃく）
ロ	→肋下動脈（ろっかどうみゃく）
気	→気管支動脈（きかんしどうみゃく）
色	→食道動脈（しょくどうどうみゃく）

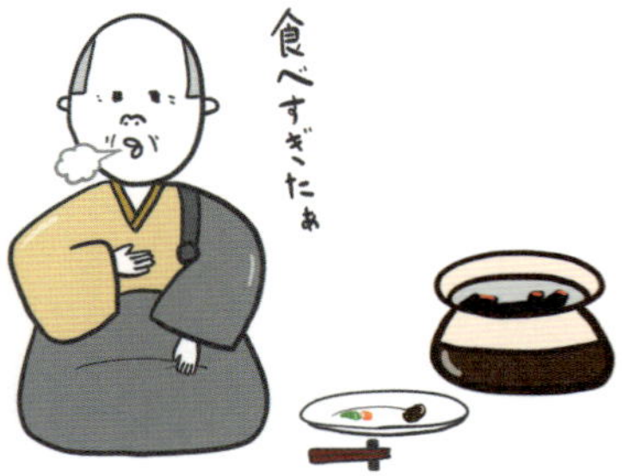
食べすぎたぁ

083 □ 腹大動脈の枝（ふくだいどうみゃく えだ）

『不動の副工場長の人生勝ちかよ』

不動	→腹大動脈の枝（ふくだいどうみゃく えだ）
副工	→腹腔動脈（ふくくうどうみゃく）
場長	→上腸間膜動脈（じょうちょうかんまくどうみゃく）
人	→腎動脈（じんどうみゃく）
生	→精巣動脈（卵巣動脈）（せいそうどうみゃく（らんそうどうみゃく））
勝ち	→下腸間膜動脈（かちょうかんまくどうみゃく）
か	→下横隔動脈（かおうかくどうみゃく）
よ	→腰動脈（ようどうみゃく）

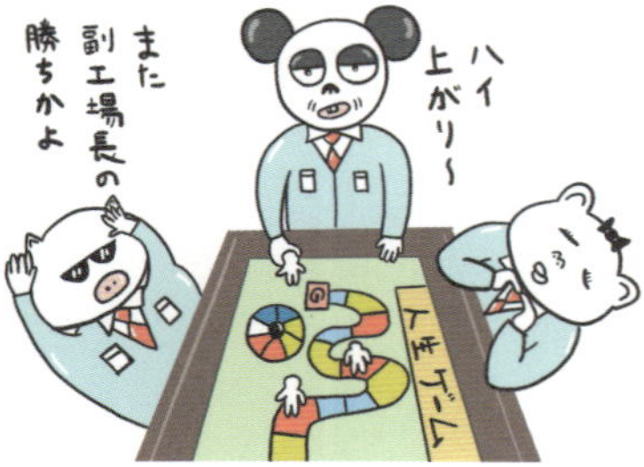
また副工場長の勝ちかよ
ハイ上がり~
人生ゲーム

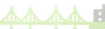

このページのゴロは試験によく出る！
全部大事だぞ！

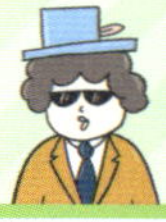

084
□ **腹腔動脈の枝**
　ふくくうどうみゃく　えだ

『腹がクゥーッと 空いて胃が貧 相』

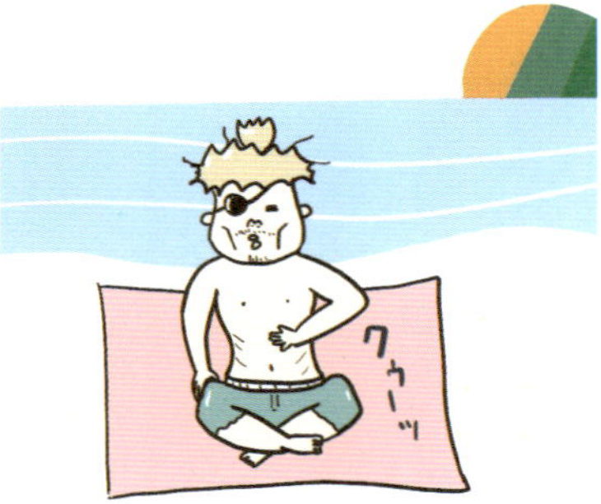

- 腹がクゥーッと　→腹腔動脈の枝（ふくくうどうみゃく　えだ）
- 空いて胃　　　　→左胃動脈（さ　いどうみゃく）
- 貧　　　　　　　→脾動脈（ひ　どうみゃく）
- 相　　　　　　　→総肝動脈（そうかんどうみゃく）

085
□ **総肝動脈の枝**
　そうかんどうみゃく　えだ

『爽快、股間にウィっと 意地悪する』

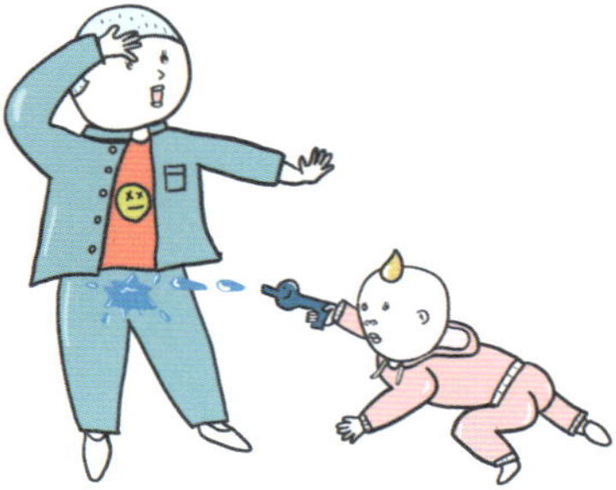

- 爽快　　　→総肝動脈の枝（そうかんどうみゃく　えだ）
- 股間　　　→固有肝動脈（こゆうかんどうみゃく）
- ウィっと　→右胃動脈（う　いどうみゃく）
- 意地　　　→胃・十二指腸動脈（い　じゅうにしちょうどうみゃく）

1
2
3
4
5 循環器系
6
7
8
9
10

086 □ 内腸骨動脈の枝

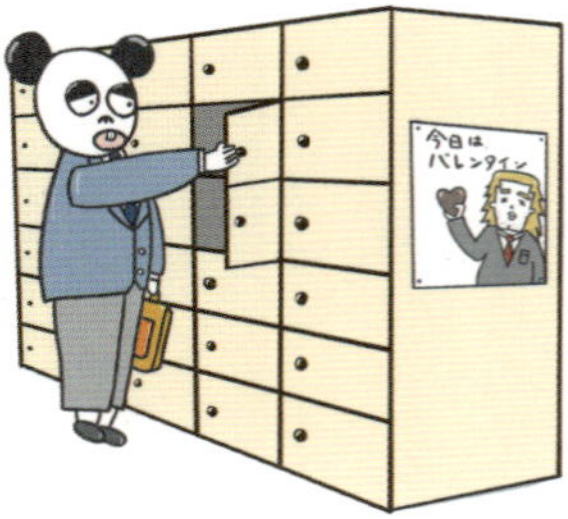

『ないチョコ 探して、
上段 下段も成果なし』

- ないチョコ →内腸骨動脈の枝
- 探し →臍動脈
- 上段 →上殿動脈
- 下段 →下殿動脈
- 成果 →精管動脈
- し →子宮動脈

パッと見で分かる ざっくり動脈図

動脈のゴロを覚えたあとは、ざっくり動脈図で位置を確認しよう。

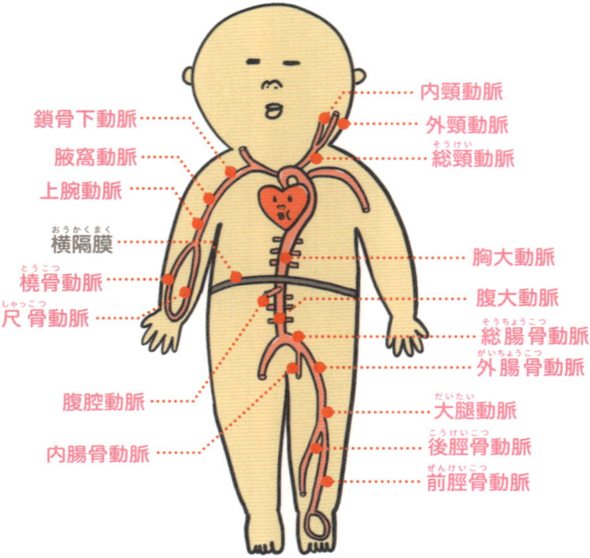

087

奇静脈系

『きみに反対さ』

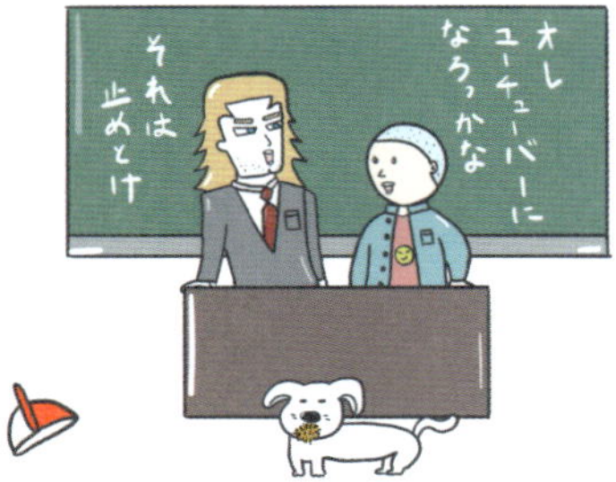

きみ →奇静脈：脊柱の右側
反対さ →半奇静脈：脊柱の左側

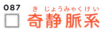

パッと見で分かる 奇静脈系
奇静脈は脊柱の右側を走り、右の肋間静脈を集める。
半奇静脈・副半奇静脈は脊柱の左側を走り、左の肋間静脈を集める。

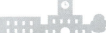

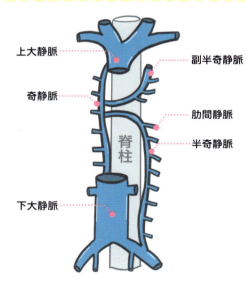

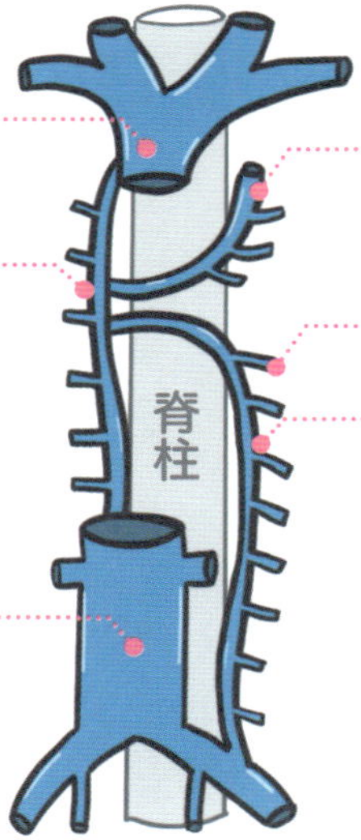

088
□ 門脈(もんみゃく)に入(はい)る静脈(じょうみゃく)

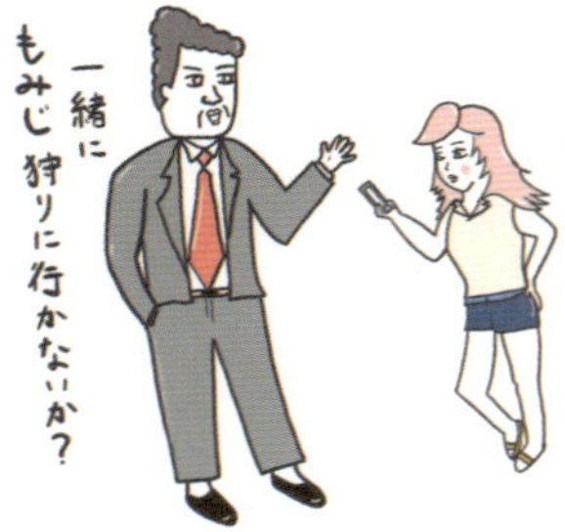

『もみじ好きの情緒ある課長が悲 惨』

- もみじ →門脈(もんみゃく)に入(はい)る静脈(じょうみゃく)
- 情緒ある課長 →上(じょう)・下(か)腸間膜静脈(ちょうかんまくじょうみゃく)
- 悲 →脾静脈(ひじょうみゃく)
- 惨 →左胃静脈(さいじょうみゃく)

門脈→肝臓→肝静脈→下大静脈→心臓へ。

パッと見で分かる **門脈**

固有肝動脈は栄養血管で、門脈は機能血管。
ゴロとイラストをセットで覚えると頭に入るぞ！

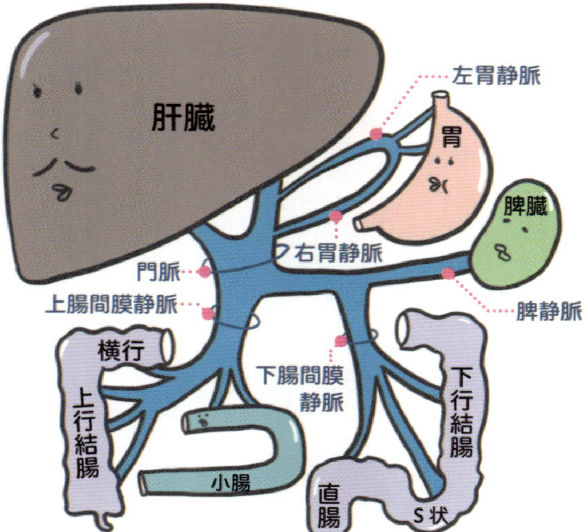

解剖生理学の知識は医療だけじゃなく、あらゆるジャンルで活かせる人生レベルで役に立つ知識だぞ！

089

□ 血圧を上げる内分泌疾患

『血圧上げて カッ コウが歩 く』

血圧上げて
→血圧を上げる内分泌疾患
カッ →褐色細胞腫
コウ →甲状腺機能亢進症
歩 →原発性アルドステロン症
く →クッシング症候群

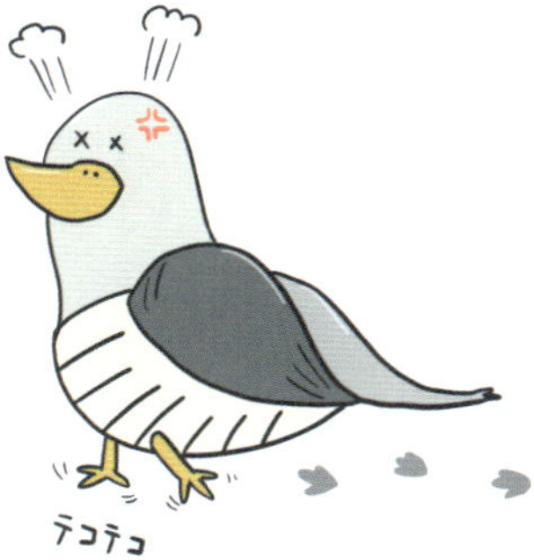
テコテコ

090

□ ショックの五徴候

『ショック！ それキミコの！』

ショック →ショックの五徴候
そ →蒼白
れ →冷汗
キ →虚脱
ミ →脈拍不触
コ →呼吸不全

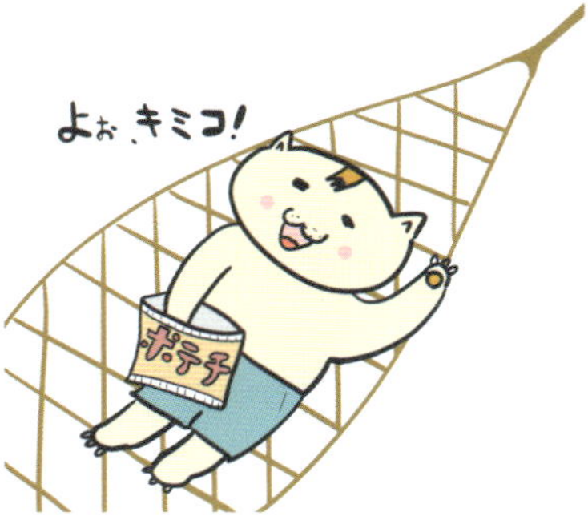
よぉ、キミコ！
ポテチ

091

□ 左心不全の症状

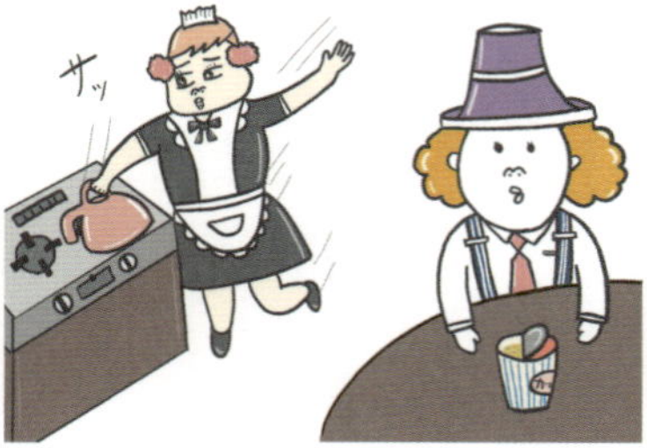

『さっしー、機敏に
ピンクのやかんを配置』

さっしー	→左心不全の症状
機	→起座呼吸
敏	→頻脈
ピンク	→ピンクの泡沫状痰
やかん	→夜間呼吸困難
配	→肺水腫
置	→チアノーゼ

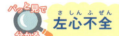

パッと見で分かる **左心不全** 肺静脈の血液がうっ滞するため肺に症状が現れる。症状はゴロで覚えて、なぜその症状が現れるかはイラストで確認しよう。

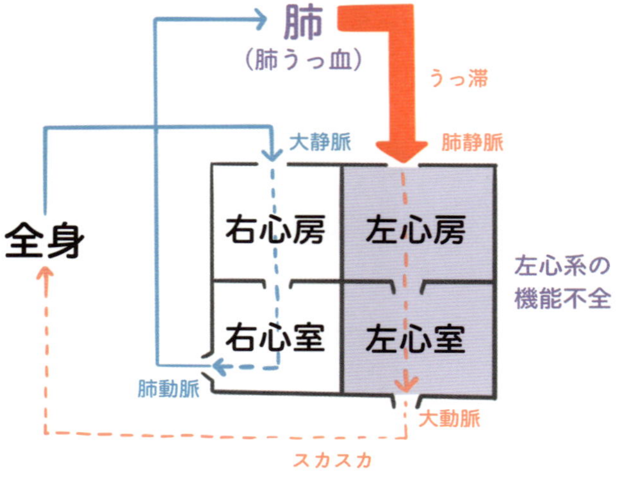

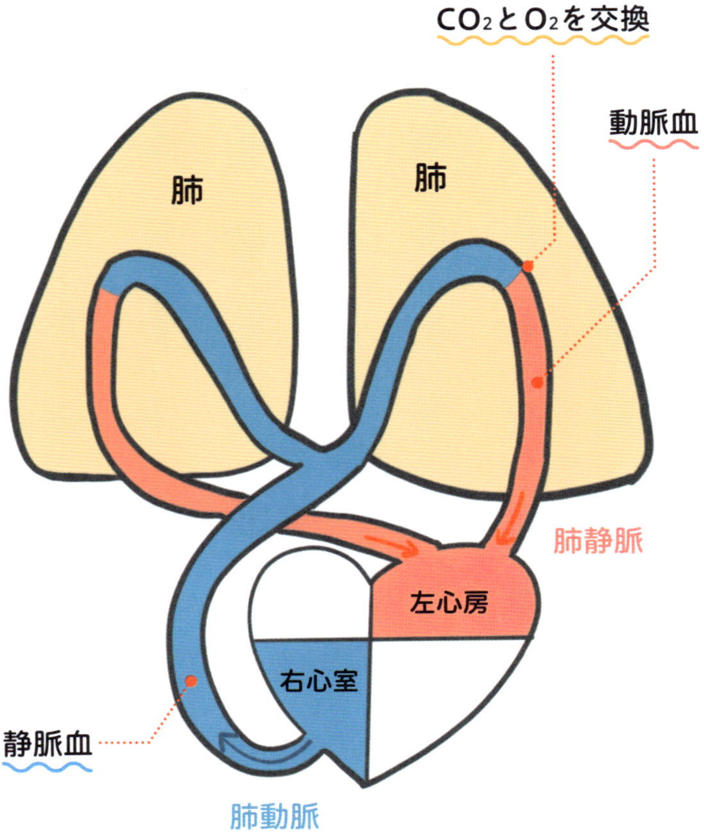
CO_2とO_2を交換
動脈血
肺
肺
肺静脈
左心房
右心室
静脈血
肺動脈

092
□ 右心不全の症状

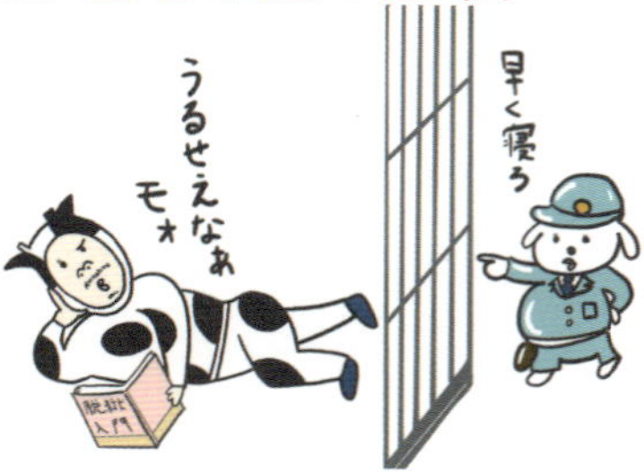

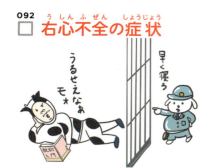

『うっしー、看守に軽度に不服』

- うっしー → 右心不全の症状
- 看守 → 肝腫大
- 軽度 → 頸静脈怒張
- 不 → 下腿浮腫
- 服 → 腹水

パッと見で分かる **右心不全**

大静脈の血液がうっ滞するため全身に症状が現れる。症状はゴロで覚えて、なぜその症状が現れるのかをイラストで確認しよう。

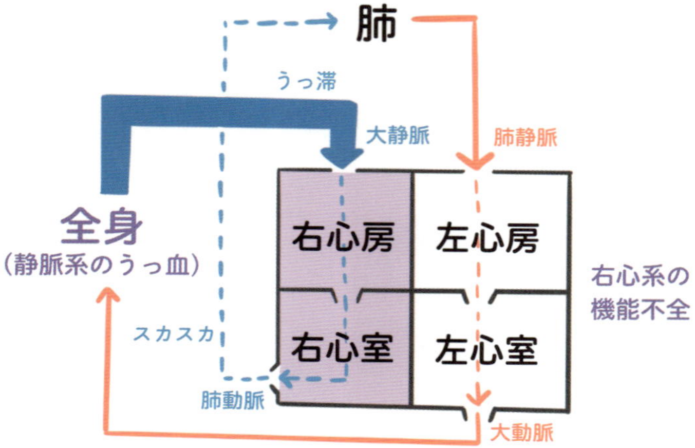

勉強のために勉強をするのではなく、
自分の成長のために勉強しよう。

パッと見で分かる

ざっくり静脈図

右心系の症状がこのイラストを見ると
すっきりイメージできるぞ！

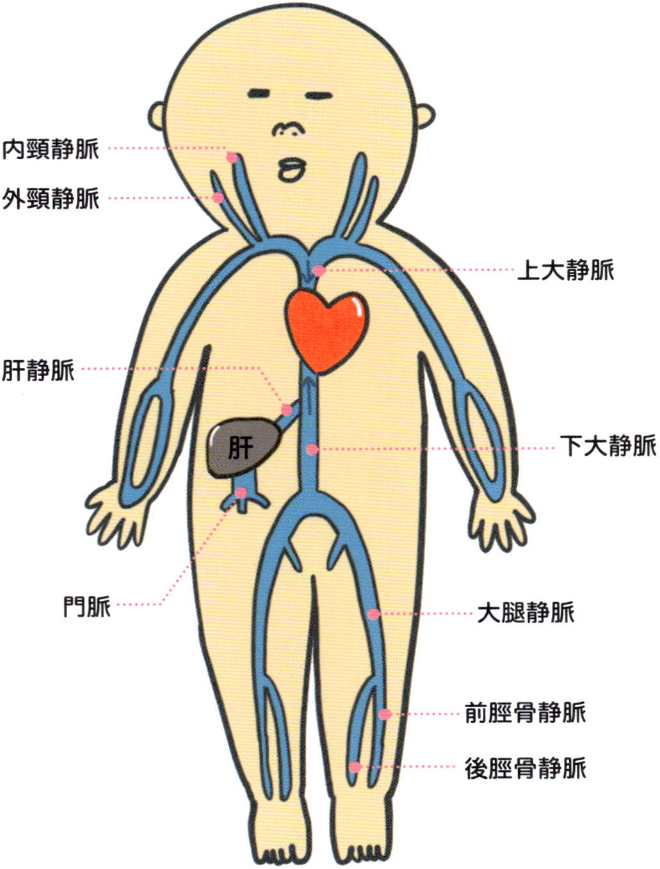

5 循環器系

093

□ ファロー四徴症

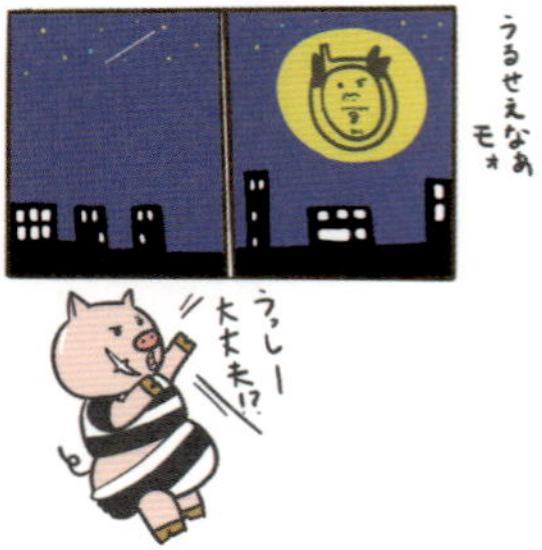

『ハロー、うっしー！ 大丈夫？
寝室でケツ出して発狂！』

- ハロー →ファロー四徴症
- うっしー →右心室肥大
- 大丈 →大動脈騎乗
- 寝室でケツ →心室中隔欠損症
- 発狂 →肺動脈狭窄

パッと見で分かる ファロー四徴症 ファロー四徴症でチアノーゼになるのは、酸素の少ない静脈血が右心室から左心室へ流れ込み全身を巡るから。

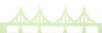

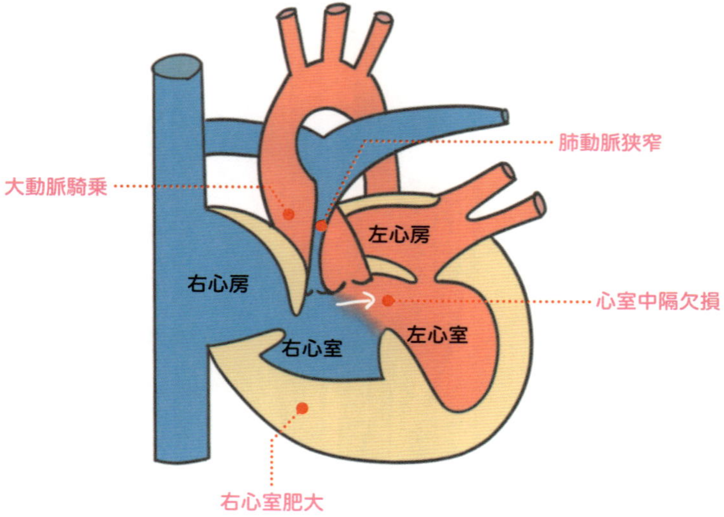

赤血球物語

赤血球産生
～
赤血球破壊
～
ビリルビン代謝

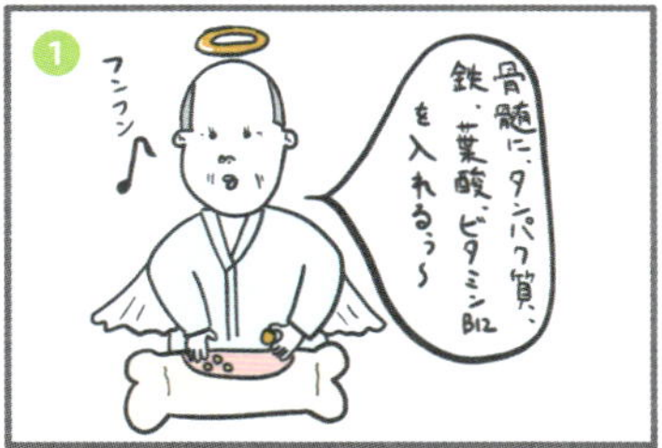

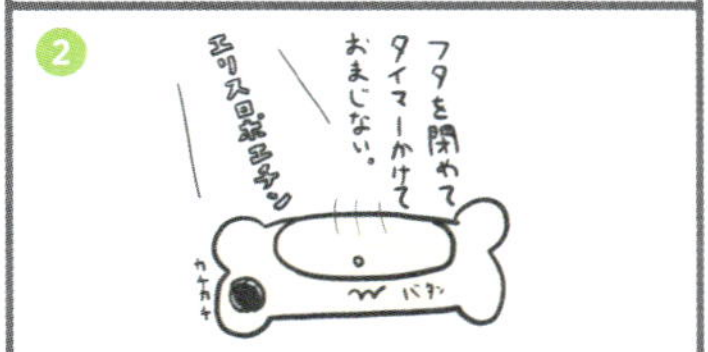

エリスロポエチンが骨髄に働きかけて赤血球の新生を促進させます。

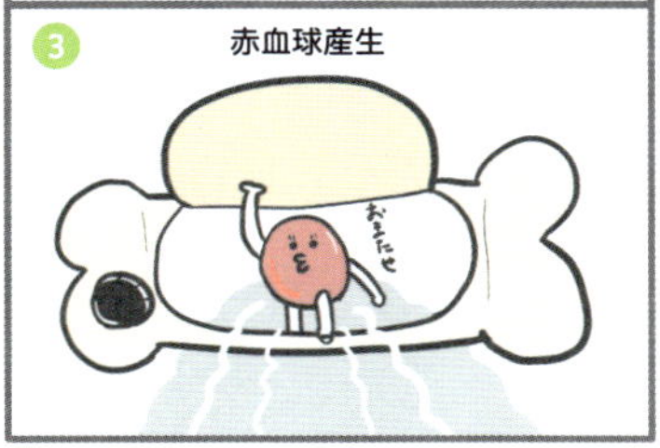

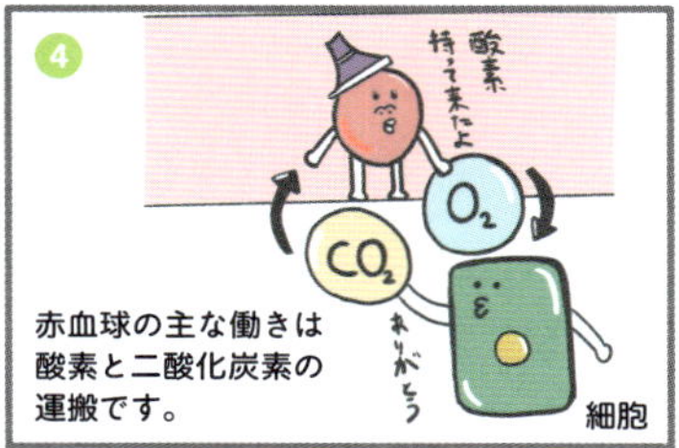

赤血球の主な働きは酸素と二酸化炭素の運搬です。

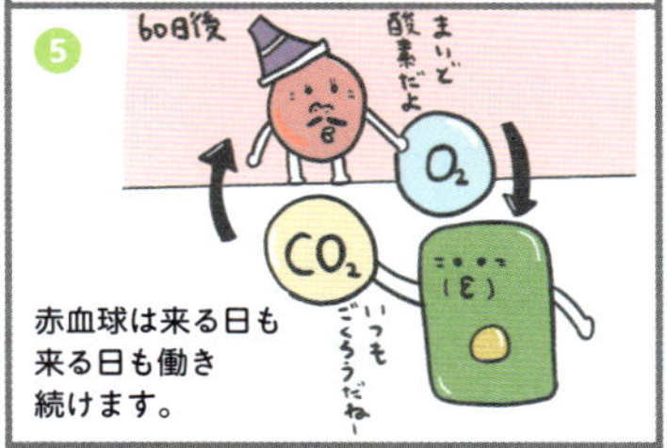

赤血球は来る日も来る日も働き続けます。

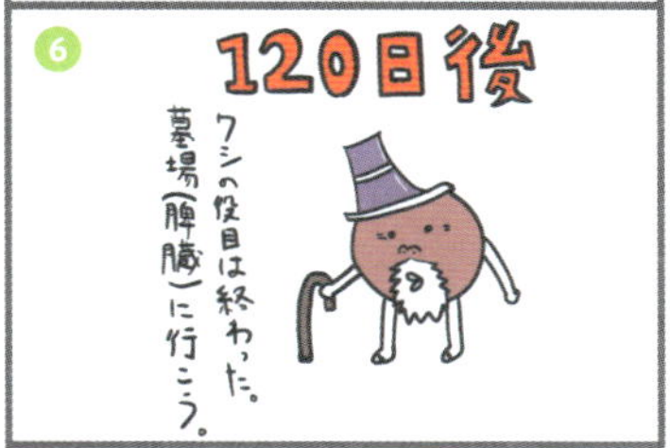

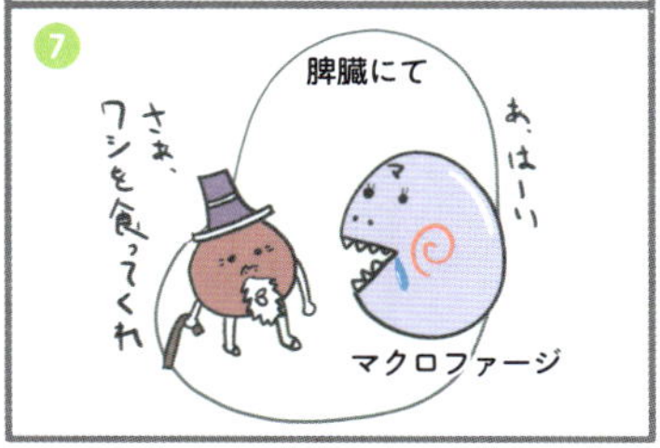

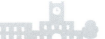

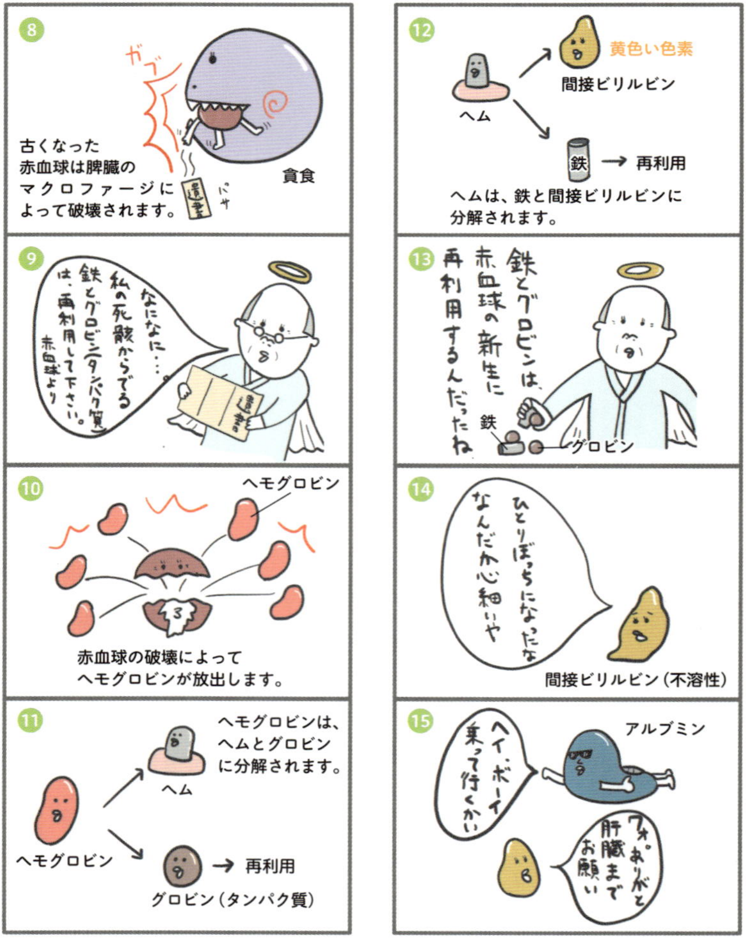
8
ガブ
古くなった
赤血球は脾臓の
マクロファージに
よって破壊されます。
遺書
パサ
貪食
9
なになに…
私の死骸からでる
鉄とグロビン(タンパク質)
は、再利用して下さい。
赤血球より
遺書
10
ヘモグロビン
赤血球の破壊によって
ヘモグロビンが放出します。
11
ヘモグロビンは、
ヘムとグロビン
に分解されます。
ヘム
ヘモグロビン
再利用
グロビン(タンパク質)
12
黄色い色素
間接ビリルビン
ヘム
鉄
再利用
ヘムは、鉄と間接ビリルビンに
分解されます。
13
鉄とグロビンは、
赤血球の新生に
再利用するんだったね
鉄
グロビン
14
ひとりぼっちになったな
なんだか心細いや
間接ビリルビン(不溶性)
15
アルブミン
ヘイ、ボーイ
乗って行くかい
ワオ。ありがと
肝臓まで
お願い

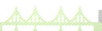

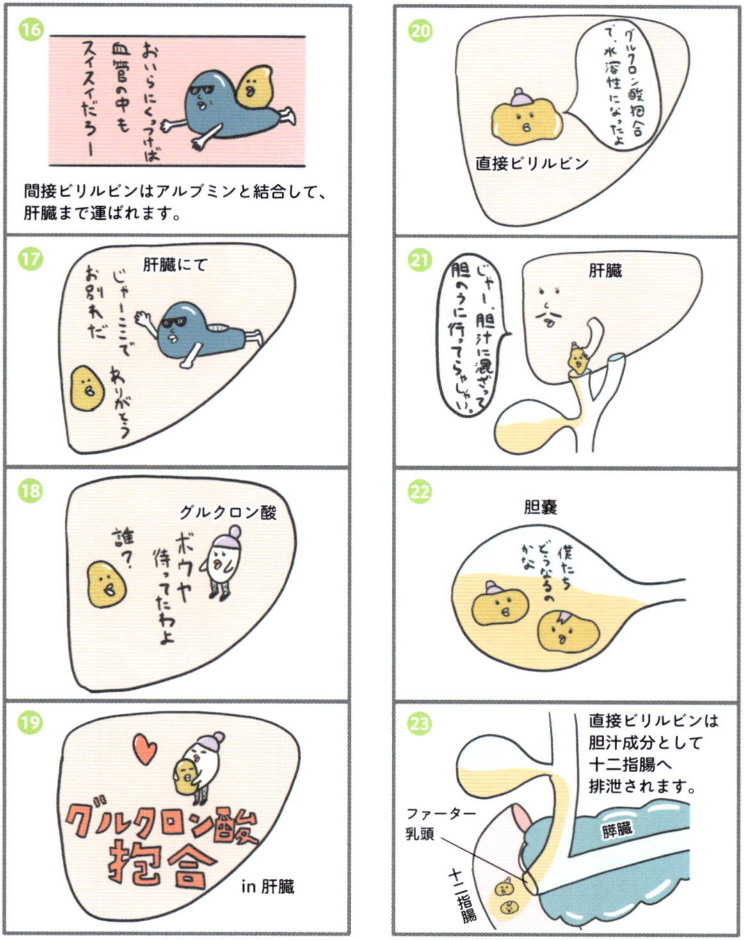
16
おいらにくっつけば
血管の中も
スイスイだろー
間接ビリルビンはアルブミンと結合して、
肝臓まで運ばれます。
17
肝臓にて
じゃーここで
お別れだ
ありがとう
18
グルクロン酸
ボウヤ
待ってたわよ
誰?
19
グルクロン酸
抱合
in 肝臓
20
グルクロン酸抱合
で、水溶性になったよ
直接ビリルビン
21
肝臓
じゃー、胆汁に混ざって
胆のうに行ってらっしゃい。
22
胆嚢
僕たち
どうなるの
かな
23
直接ビリルビンは
胆汁成分として
十二指腸へ
排泄されます。
ファーター
乳頭
膵臓
十二指腸

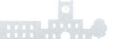

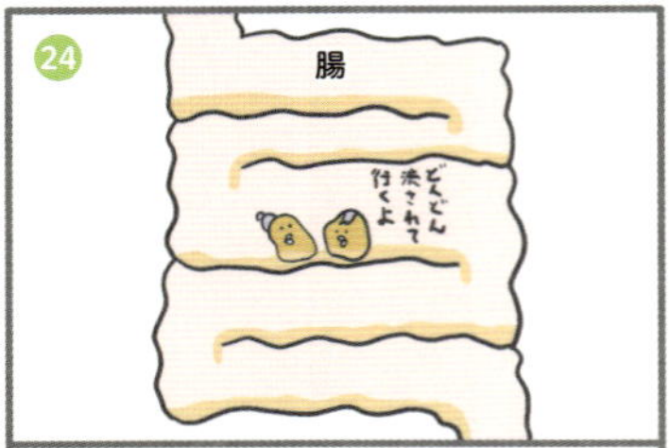
24
腸
どんどん流されて行くよ

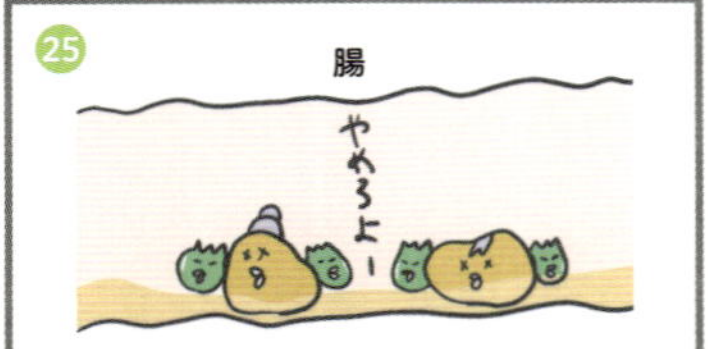
25
腸
やめろよー

直接ビリルビンは腸内細菌の作用により、還元されてウロビリノゲンとなります。

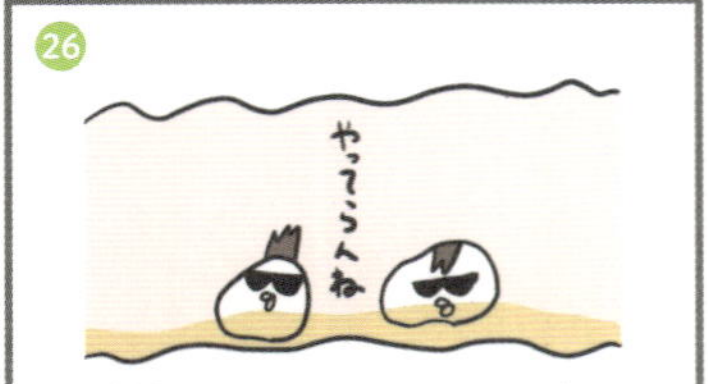
26
やってらんね

直接ビリルビン → ウロビリノゲン

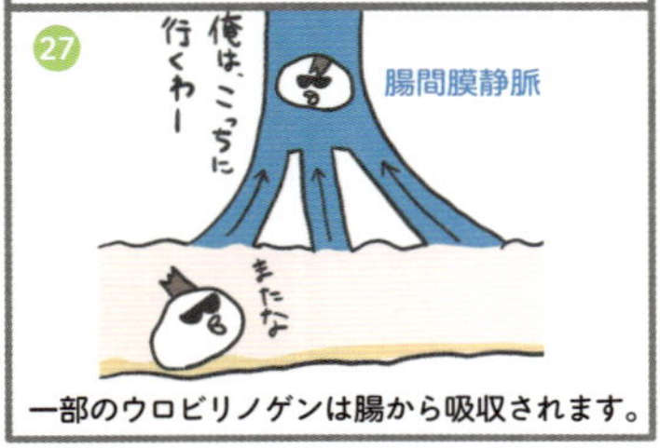
27
俺は、こっちに行くわー
腸間膜静脈
またな

一部のウロビリノゲンは腸から吸収されます。

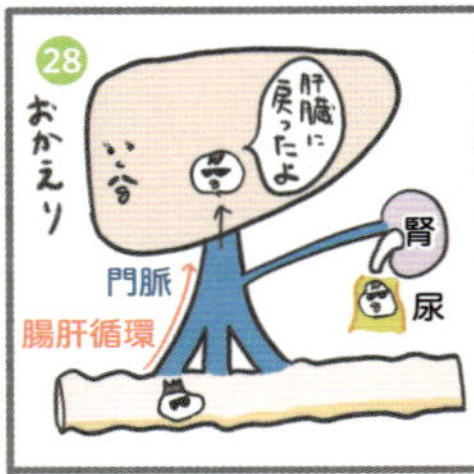
28
おかえり
肝臓に戻ったよ
門脈
腸肝循環
腎
尿

ウロビリノゲンの一部は腸肝循環によって肝臓に戻ります。
または腎臓から尿中に排泄されます。

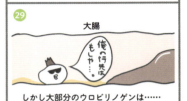

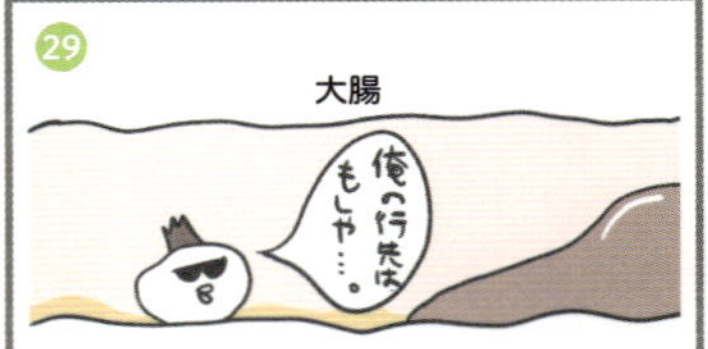
29
大腸
俺の行先はもしや…。

しかし大部分のウロビリノゲンは……

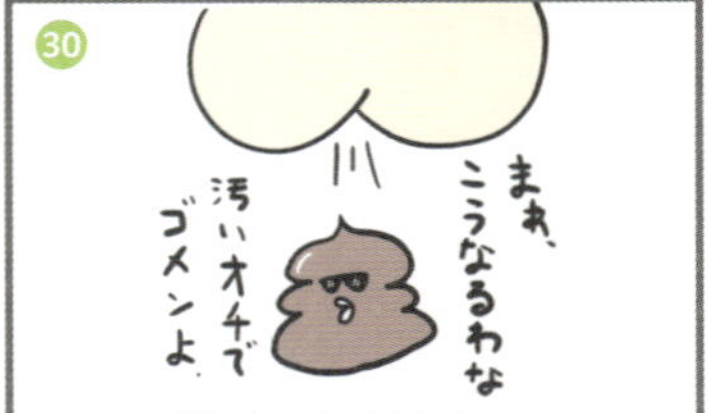
30
まぁ、こうなるわな
汚いオチでゴメンよ

糞便中に排泄されます。

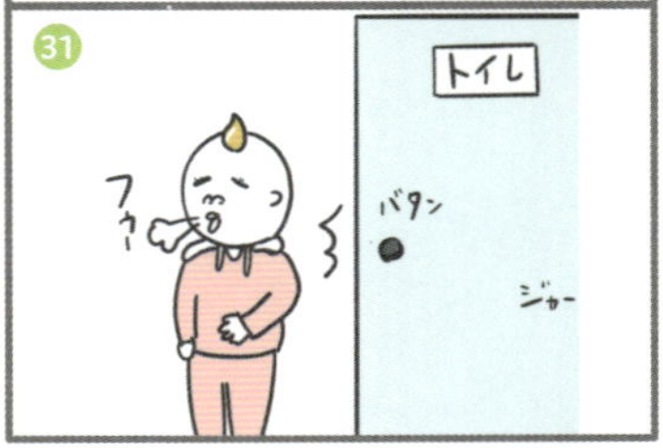
31
トイレ
フゥー
バタン
ジャー

ミニドリル③

問題1 1点

白血球の数で正しいのはどれか。

① 1000 ～ 3000 個／mm³
② 3000 ～ 5000 個／mm³
③ 5000 ～ 9000 個／mm³
④ 10000 ～ 15000 個／mm³

血球の数は運動会がヒントだぞ！

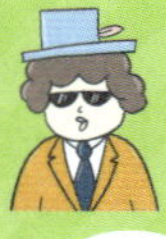

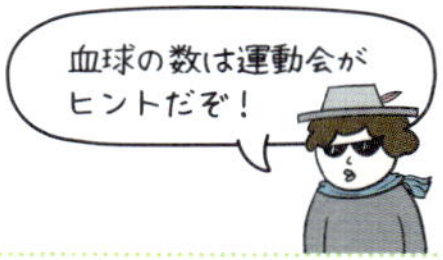

問題2 1点

血中のヘモグロビン量（男性）で正しいものはどれか。

① 2g/dL
② 5g/dL
③ 10g/dL
④ 16g/dL

問題3 1点

平均血圧の正しい式はどれか。

① 平均血圧＝最低血圧＋脈圧 ÷3
② 平均血圧＝最高血圧＋脈圧 ÷3
③ 平均血圧＝最低血圧－脈圧 ÷3
④ 平均血圧＝最高血圧－脈圧 ÷3

問題4 1点

血管収縮物質はどれか。

① アンジオテンシン
② アドレナリン
③ メラニン
④ ドーパミン

問題5 1点

血管拡張物質はどれか。

① ノルアドレナリン
② セロトニン
③ バソプレシン
④ 乳酸

問題 6　1点

外頸動脈でないものはどれか。

① 顔面動脈
② 後頭動脈
③ 舌動脈
④ 眼動脈

問題 7　1点

正しい組み合わせはどれか。

① 鎖骨下動脈の枝　---　後上腕回旋動脈
② 腋窩動脈の枝　---　外側胸動脈
③ 胸大動脈の枝　---　脾動脈
④ 腹大動脈の枝　---　肋間動脈

覚えているかな？

（　）の中に単語を入れてみよう！
正解は、49ページをチェック！

白血球　　各1点

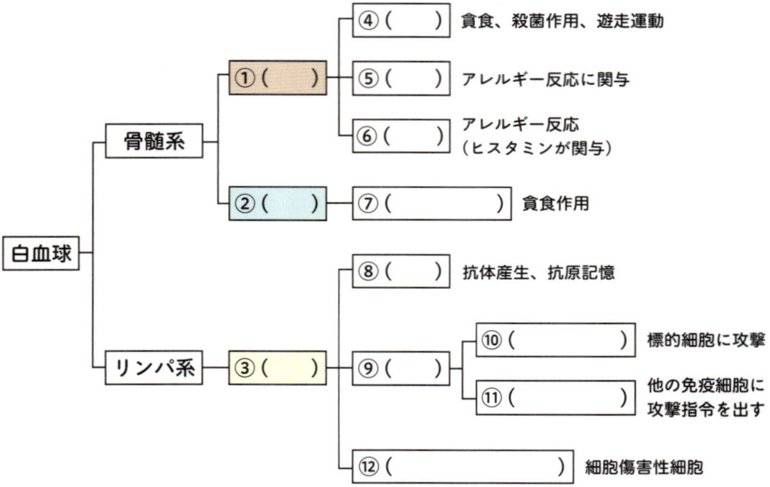

／19点

正解　問題6／④　問題7／②

part
6

神経系

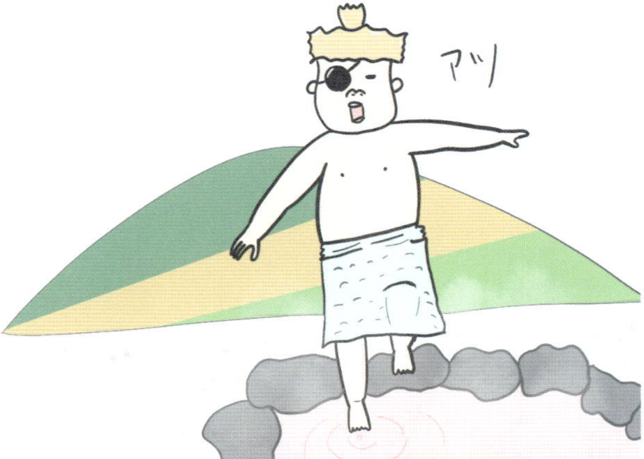

神経系

GORO_6-001

094 □ 外胚葉が分化して生じるもの

『外観が神秘』

- 外 →外胚葉が分化して生じるもの
- 観 →感覚器
- 神 →神経系
- 秘 →皮膚

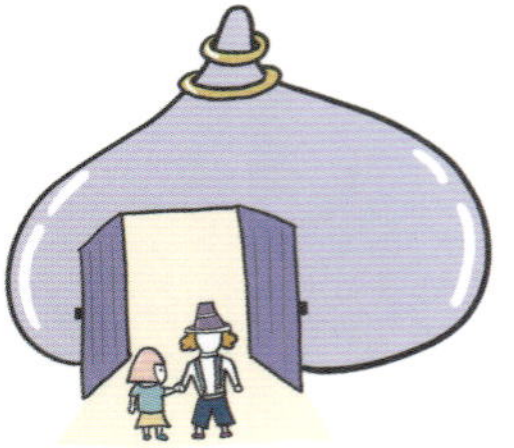

095 □ 中胚葉が分化して生じるもの

『酎ハイが循環して、成人が滑稽に禁酒する』

- 酎ハイ →中胚葉が分化して生じるもの
- 循環 →循環器
- 成 →精巣（卵巣）
- 人 →腎臓
- 滑稽 →骨格系
- 禁 →筋系
- 酒 →子宮

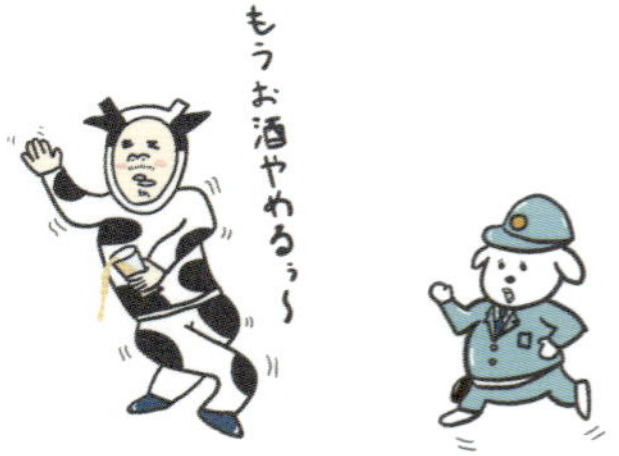

096 □ 内胚葉が分化して生じるもの

『うちのコショウ匂うよ』

- うち →内胚葉が分化して生じるもの
- コ →呼吸器
- ショウ →消化器
- 匂う →尿路

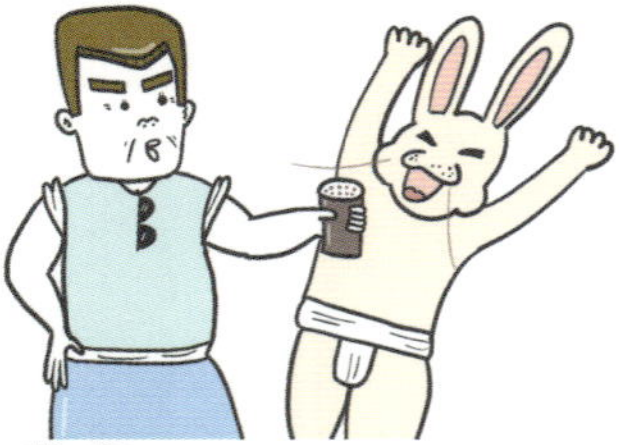

勉強がつまらない？　もしかしたら、つまらないのは自分かもしれないぞ。ドキッ！

097

□ ニューロンの構造

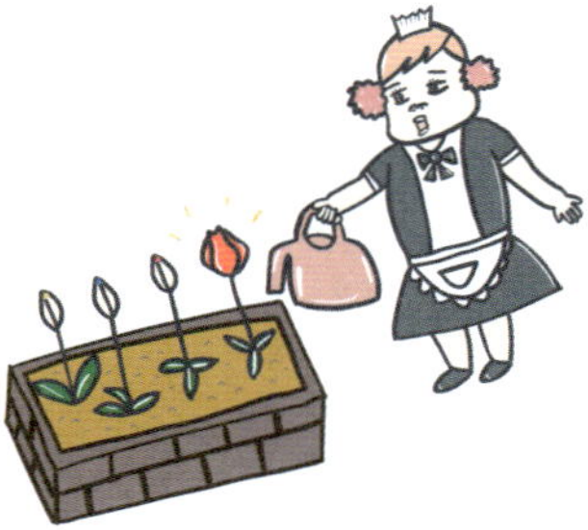

『おニューが10時に咲いた』

- おニュー →ニューロンの構造
- 10 →樹状突起
- 時 →軸索突起
- 咲いた →神経細胞体

ニューロンとは神経細胞のこと。

ニューロンの構造　細胞体には核がある。

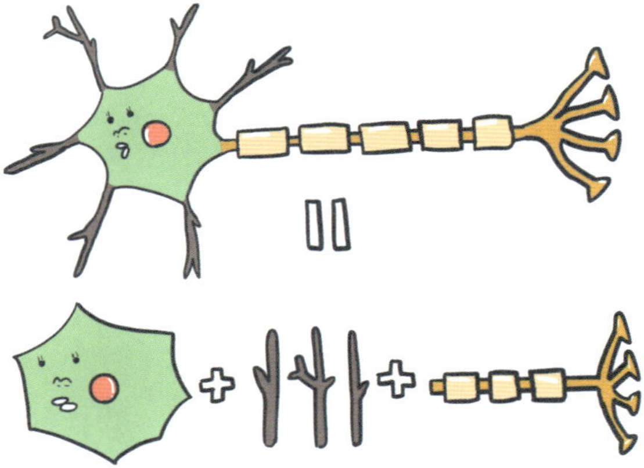

神経細胞体	樹状突起	軸索突起
蛋白質を合成する	情報を受け取る（入力）	情報を送り出す（出力）

098

□ シナプス伝達の特徴

『品川に一本 遅れて来た 疲れた ヤクザ』

- 品 →シナプス伝達の特徴
- 一本 →一方向性伝達
- 遅れて →シナプス遅延
- 疲れた →易疲労性
- ヤク →薬物の影響

パッと見で分かる

シナプス伝達

シナプスはニューロンの間の接合部のこと。軸索末端の神経終末部から神経伝達物質を介して他の細胞に情報が伝えられる。

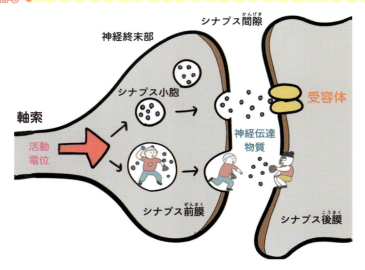

シナプス伝達の特徴

①一方向性伝達

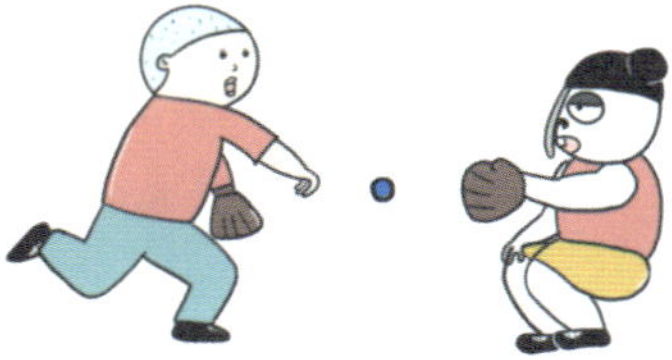

シナプス前膜の神経細胞からの興奮は、シナプス後膜の細胞に伝わる（一方向）。

②シナプス遅延

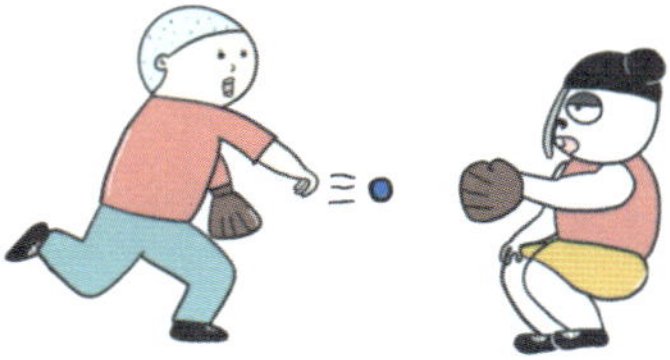

興奮がシナプスを通過するのに約0.2 ～ 0.5 ミリ秒かかる。

③易疲労性（いひろうせい）

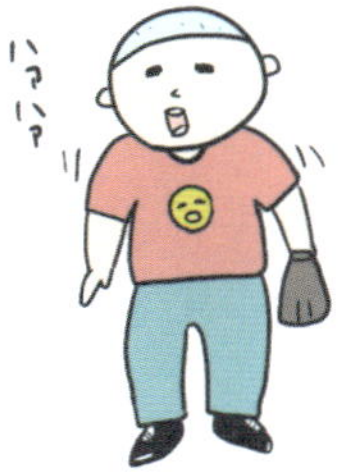

繰り返し刺激するとシナプスは疲労する。

④薬物、酸素不足の影響

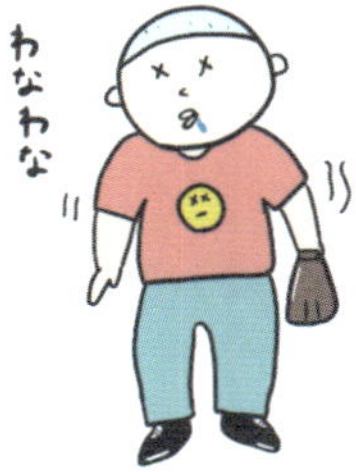

薬物や酸素不足の影響で、シナプス伝達に障害が起きる。

099 □ 神経の興奮伝導3原則

『神経が興奮して不良と絶縁』

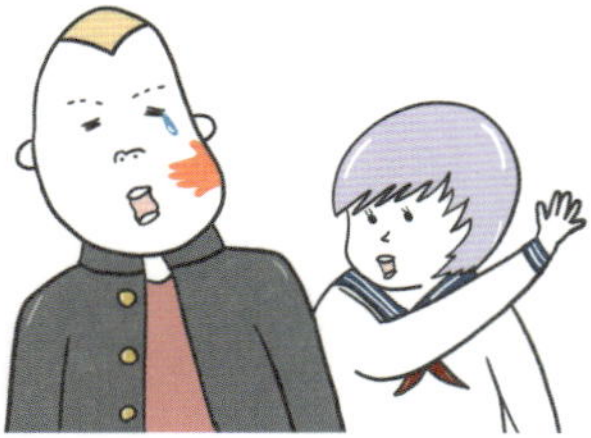

- 神経が興奮 →神経の興奮伝導3原則
- 不 →不減衰伝導
- 良 →両方向性伝導
- 絶縁 →絶縁性伝導

パッと見て分かる 神経の興奮伝導3原則

興奮は電位差により、隣接部へ次々と伝えられていく。

①不減衰伝導

興奮の大きさは一定。

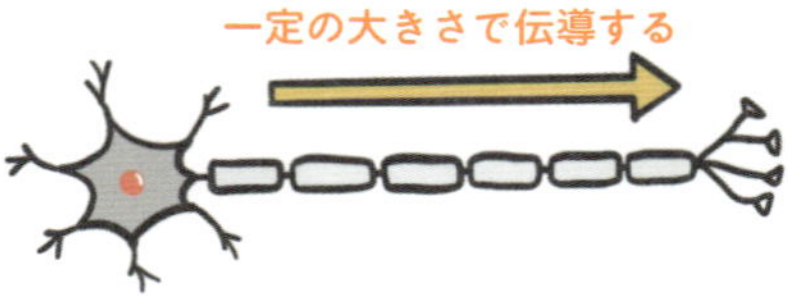
一定の大きさで伝導する

②両方向性伝導

神経線維の一部を刺激すると興奮は両方向に伝導する。

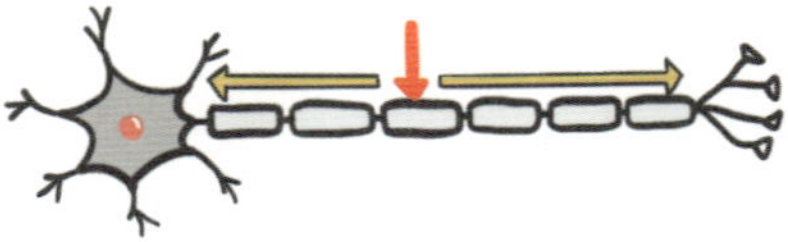

※ しかし、生体内では興奮は通常決まった一方向に伝導する

③絶縁性伝導

隣接する別の神経線維に興奮が伝わることはない。

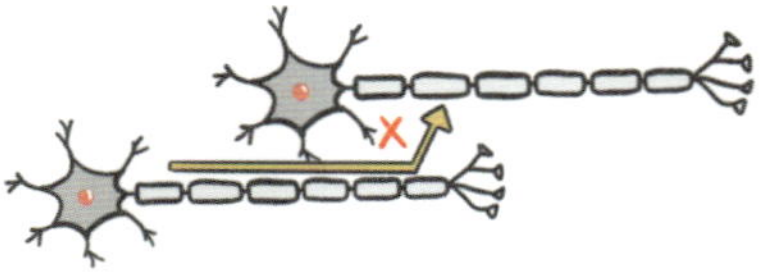

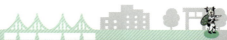

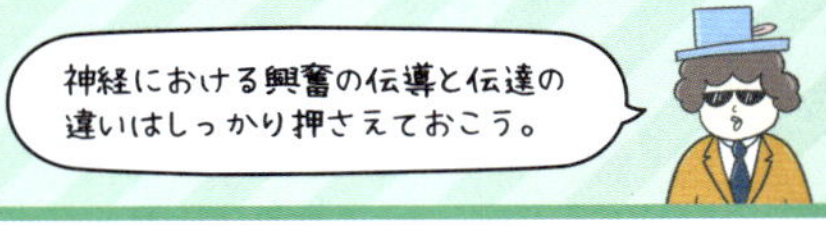
神経における興奮の伝導と伝達の
違いはしっかり押さえておこう。

100 □ **大脳機能局在**（だいのうきのうきょくざい）

『気の利くウブなミカンは超四角』

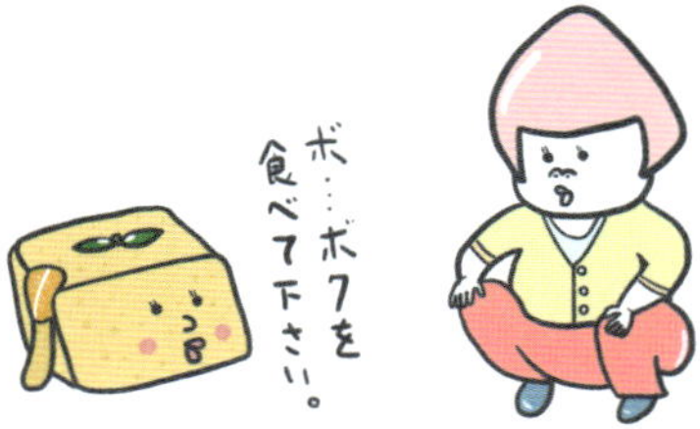
ボ…ボクを
食べて下さい。

気の利く →大脳機能局在（だいのうきのうきょくざい）
ウ →運動野（うんどうや）
ブ →ブローカ中枢（ちゅうすう）
ミ →味覚野（みかくや）
カン →体性感覚野（たいせいかんかくや）
超 →聴覚野（ちょうかくや）／ウェルニッケ中枢（ちゅうすう）
四角 →視覚野（しかくや）

パッと見で分かる **大脳機能局在** 繰り返し絵に描いて覚えよう。

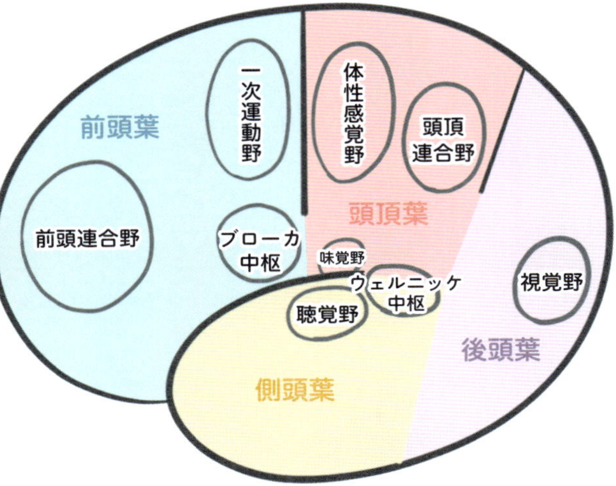

101

□ 脳神経の種類

『のっけから嗅いで みる眼科さん、外面なぜ迷彩服にしたのか？』

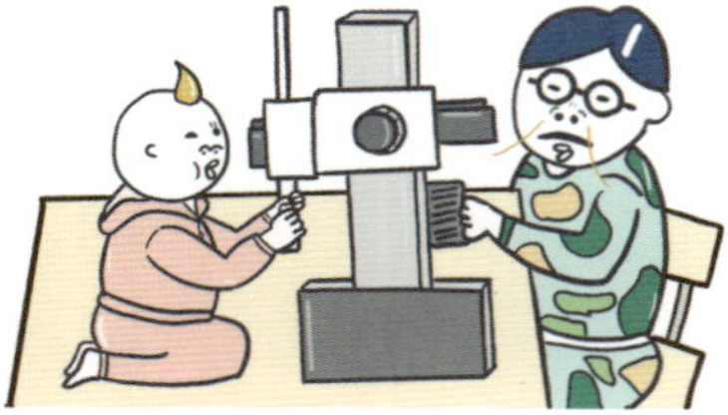

のっけ	→脳神経の種類		
嗅いで	→嗅神経	面	→顔面神経
みる	→視神経	な	→内耳神経
眼	→動眼神経	ぜ	→舌咽神経
科	→滑車神経	迷	→迷走神経
さん	→三叉神経	服	→副神経
外	→外転神経	した	→舌下神経

パッと見て分かる 脳神経Ⅰ～Ⅵ 試験で出るところ、種類と機能まとめその1

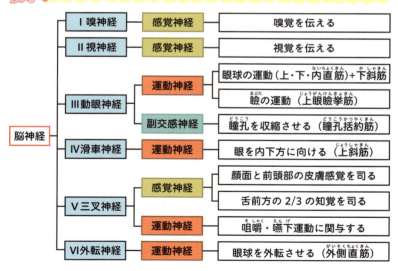

脳神経			
	Ⅰ嗅神経	感覚神経	嗅覚を伝える
	Ⅱ視神経	感覚神経	視覚を伝える
	Ⅲ動眼神経	運動神経	眼球の運動（上・下・内直筋）+下斜筋
			瞼の運動（上眼瞼挙筋）
		副交感神経	瞳孔を収縮させる（瞳孔括約筋）
	Ⅳ滑車神経	運動神経	眼を内下方に向ける（上斜筋）
	Ⅴ三叉神経	感覚神経	顔面と前頭部の皮膚感覚を司る
			舌前方の 2/3 の知覚を司る
		運動神経	咀嚼・嚥下運動に関与する
	Ⅵ外転神経	運動神経	眼球を外転させる（外側直筋）

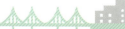

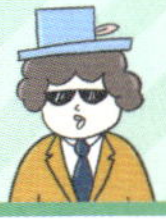

脳神経の種類と機能はゴロとマインドマップで覚えるのが最短の方法。

パッと見で分かる　脳神経Ⅶ〜Ⅻ

試験に出るところ、種類と機能まとめその2

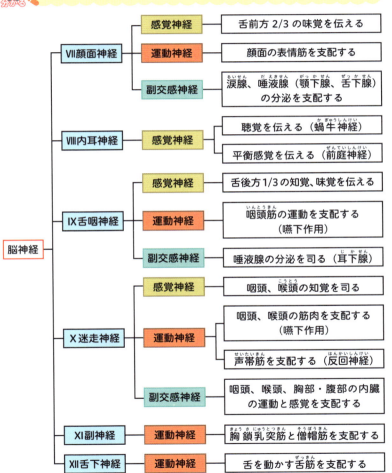

- 脳神経
  - Ⅶ顔面神経
    - 感覚神経 — 舌前方 2/3 の味覚を伝える
    - 運動神経 — 顔面の表情筋を支配する
    - 副交感神経 — 涙腺、唾液腺（顎下腺、舌下腺）の分泌を支配する
  - Ⅷ内耳神経
    - 感覚神経
      - 聴覚を伝える（蝸牛神経）
      - 平衡感覚を伝える（前庭神経）
  - Ⅸ舌咽神経
    - 感覚神経 — 舌後方 1/3 の知覚、味覚を伝える
    - 運動神経 — 咽頭筋の運動を支配する（嚥下作用）
    - 副交感神経 — 唾液腺の分泌を司る（耳下腺）
  - Ⅹ迷走神経
    - 感覚神経 — 咽頭、喉頭の知覚を司る
    - 運動神経
      - 咽頭、喉頭の筋肉を支配する（嚥下作用）
      - 声帯筋を支配する（反回神経）
    - 副交感神経 — 咽頭、喉頭、胸部・腹部の内臓の運動と感覚を支配する
  - Ⅺ副神経
    - 運動神経 — 胸鎖乳突筋と僧帽筋を支配する
  - Ⅻ舌下神経
    - 運動神経 — 舌を動かす舌筋を支配する

102

□ 言語中枢（げんごちゅうすう）

『言語がウブなカエル』

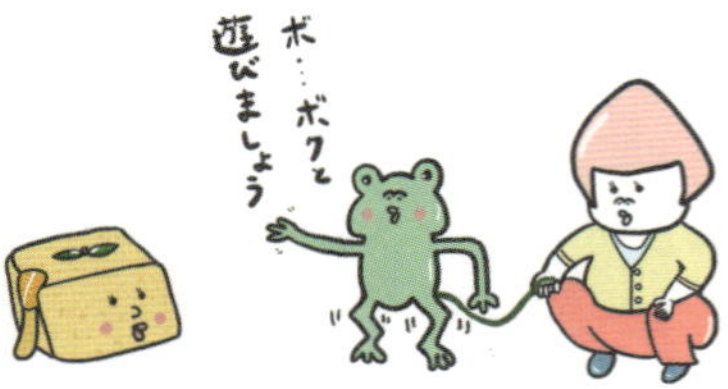

言語 →言語中枢（げんごちゅうすう）
ウブ →運動性言語中枢（うんどうせいげんごちゅうすう）：ブローカ中枢（ちゅうすう）
カエル→感覚性言語中枢（かんかくせいげんごちゅうすう）：ウェルニッケ中枢（ちゅうすう）

パッと見で分かる

ブローカ失語とウェルニッケ失語（しつご）

言語中枢が傷害されると失語症になる。

ブローカ失語

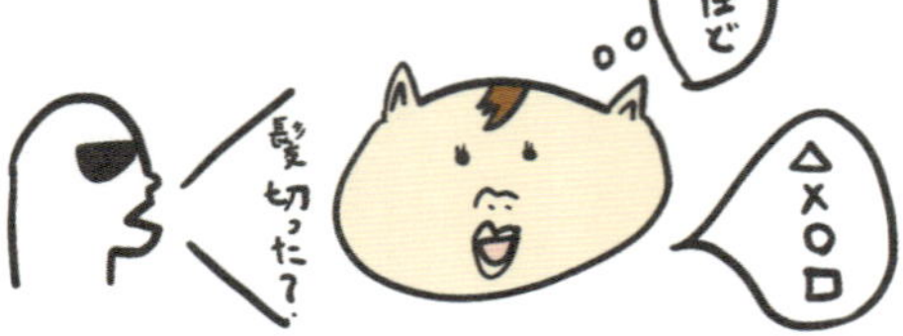

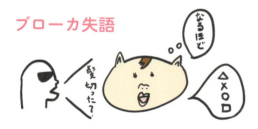

言葉は理解できるがなめらかに話せない。

ウェルニッケ失語

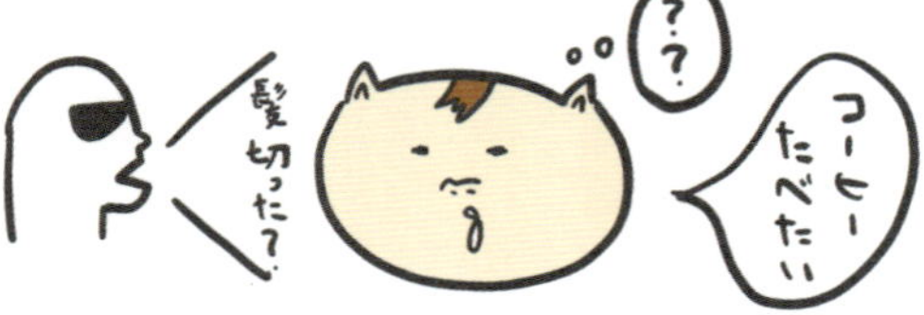

言葉を理解できない。話せるが支離滅裂な言葉になっている。

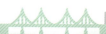

103 □ 感覚神経（脳神経）

『いち、に は 感覚』

いち →Ⅰ（嗅神経）
に →Ⅱ（視神経）
は →Ⅷ（内耳神経）
感覚 →感覚神経

脳神経は脳に出入りする12対の末梢神経のこと。

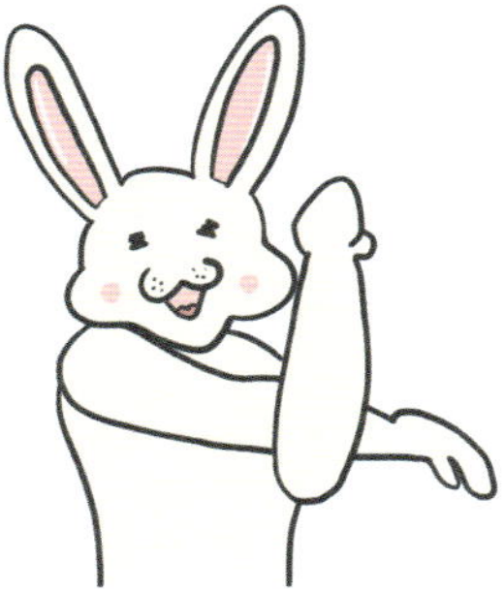

104 □ 運動神経（脳神経）

『運動は四 郎の胃に いい』

運動 →運動神経
四 →Ⅳ（滑車神経）
郎 →Ⅵ（外転神経）
胃に →Ⅻ（舌下神経）
いい →Ⅺ（副神経）

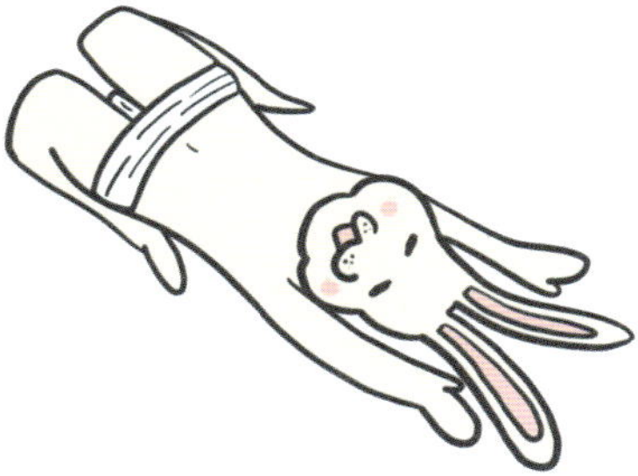

105 □ 副交感神経（脳神経）
（ふくこうかんしんけい）（のうしんけい）

『服交換はみ な と 区で』

服交換	→副交感神経
み	→III（動眼神経）
な	→VII（顔面神経）
と	→X（迷走神経）
区	→IX（舌咽神経）

106 □ 混合神経（脳神経）
（こんごうしんけい）（のうしんけい）

『渾身のごはんと納 豆を３つ 食う』

渾身	→混合神経
ご	→V（三叉神経）
納	→VII（顔面神経）
豆	→X（迷走神経）
３つ	→III（動眼神経）
食う	→IX（舌咽神経）

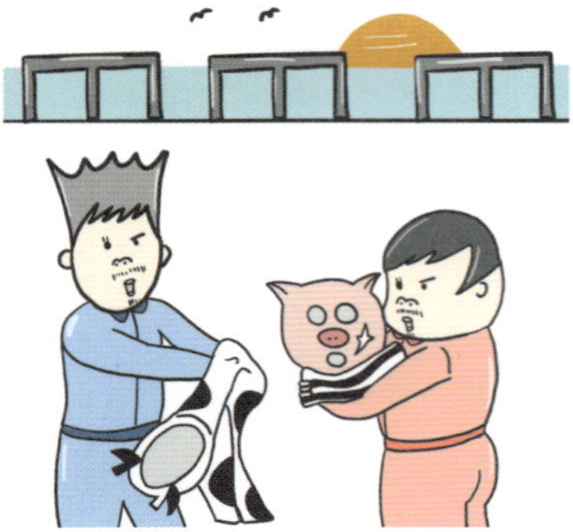

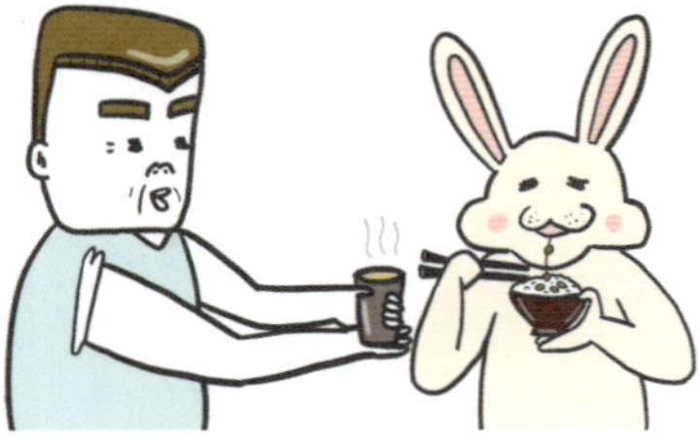

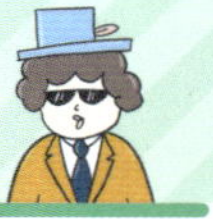

103～106番のゴロは90～91ページのマインドマップを見てから覚えると記憶に残りやすいぞ！

107

□ 大脳辺縁系の働き

『大変警戒！ 本能 寺の記憶が蘇る』

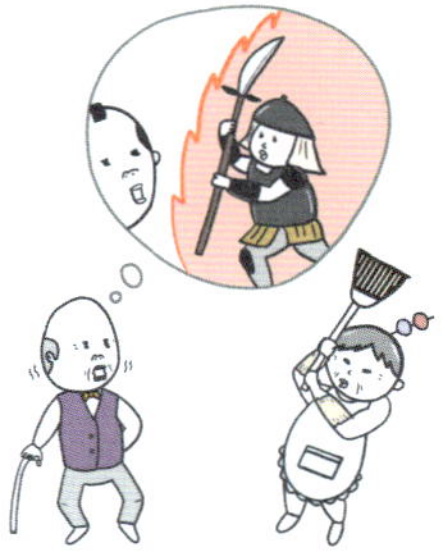

大変警 →大脳辺縁系の働き
本能 →本能行動の調節
寺 →情動行動の発現／自律機能の調節
記憶 →記憶機能への関与

パッと見で分かる 大脳辺縁系の構造

構造と働きを合わせて覚えよう。

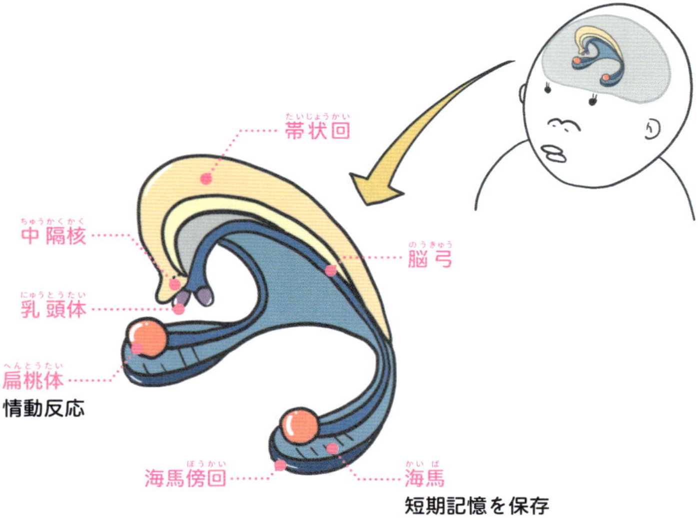

108

□ レンズ核と線条体

『レンズ ひ たして、洗浄の日 々』

レンズ	→レンズ核	洗浄	→線条体
	＝		＝
ひ	→被殻	日	→被殻
	＋		＋
た	→淡蒼球	々	→尾状核

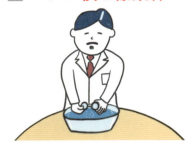

パッと見で分かる

大脳基底核①

レンズ核と線条体は大脳基底核を構成しているもの。
大脳基底核は運動調節に関係している。

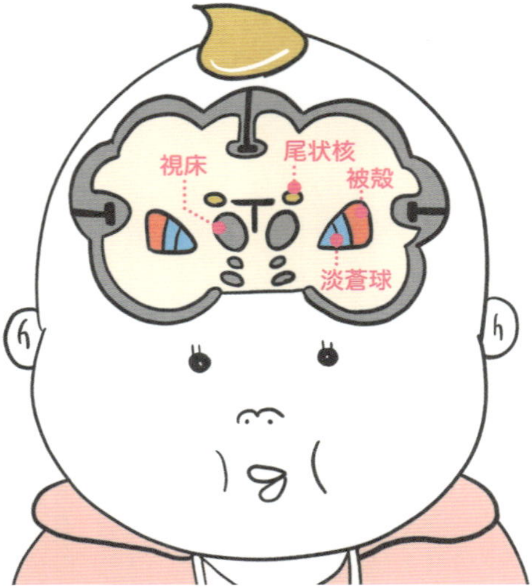

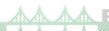

パッと見て分かる

大脳基底核②

大脳基底核は視床下核、黒質、赤核も含めることがある。
立体で見てさらにイメージカUP！

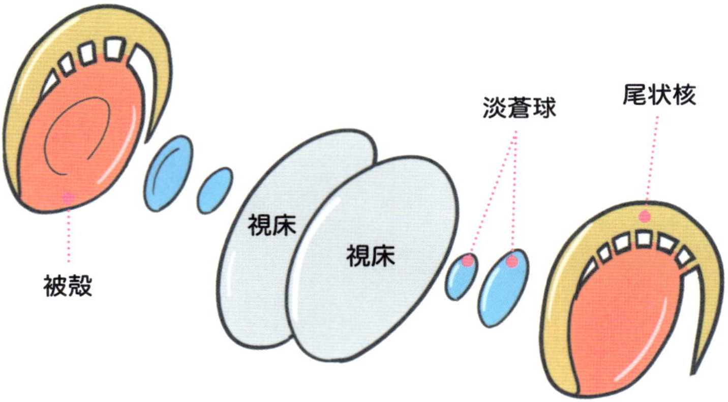

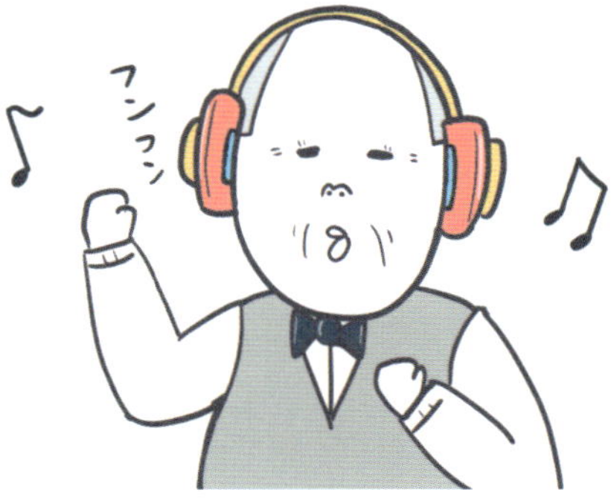

109 □ 髄膜（ずいまく）の構造（こうぞう）

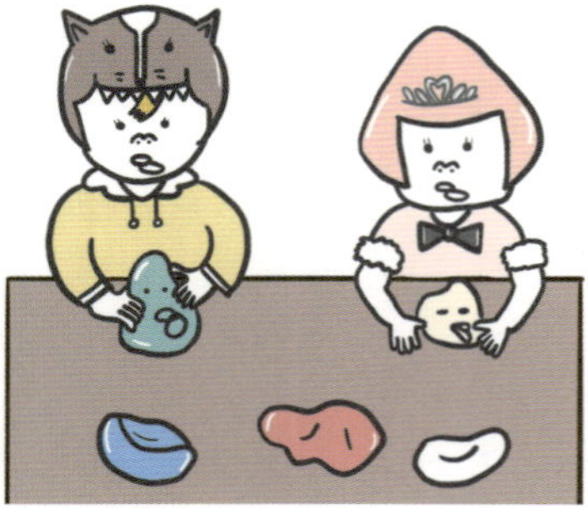

『図工苦難』

図　→髄膜（ずいまく）の構造（こうぞう）
工　→硬膜（こうまく）
苦　→クモ膜（まく）
難　→軟膜（なんまく）

110 □ 副交感神経（ふくこうかんしんけい）の神経節（しんけいせつ）

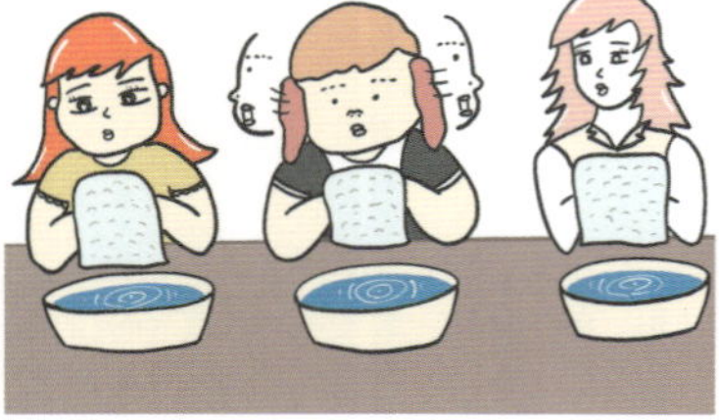

『不思議ねぇ。
どうも顔面浴でガッカリ。
絶対的に自信をなくした』

不思 →副交感神経（ふくこうかんしんけい）の神経節（しんけいせつ）
どうも
→動眼神経（どうがんしんけい）：毛様体神経節（もうようたいしんけいせつ）
顔面浴でガッカ
→顔面神経（がんめんしんけい）：
翼口蓋神経節（よくこうがいしんけいせつ）／顎下神経節（がっかしんけいせつ）
絶対的に自信
→舌咽神経（ぜついんしんけい）：耳神経節（じしんけいせつ）

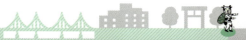

「解剖生理学で一番苦手なところは？」という読者アンケートのダントツ1位が神経系。ここが最大の山場だぞ！

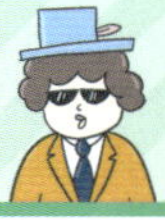

111

□ 脳脊髄液の流れ

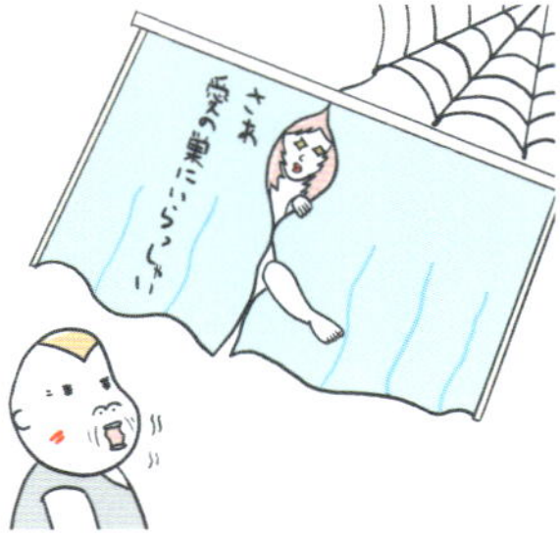

『のぞいてるそこの モンロー さん、血を吸う 夜はマジでクモ化する』

のぞい	→脳脊髄液の流れ
そこの	→側脳室
モンロー	→モンロー孔（室間孔）
さん	→第三脳室
血を吸う	→中脳水道
夜	→第四脳室／ルシュカ孔
マジ	→マジャンディー孔
クモ化	→くも膜下腔

パッと見て分かる

脳脊髄液の流れ

脳脊髄液は脳室の脈絡叢から分泌され、脳脊髄を衝撃から保護している。豆腐の水と同じしくみ。

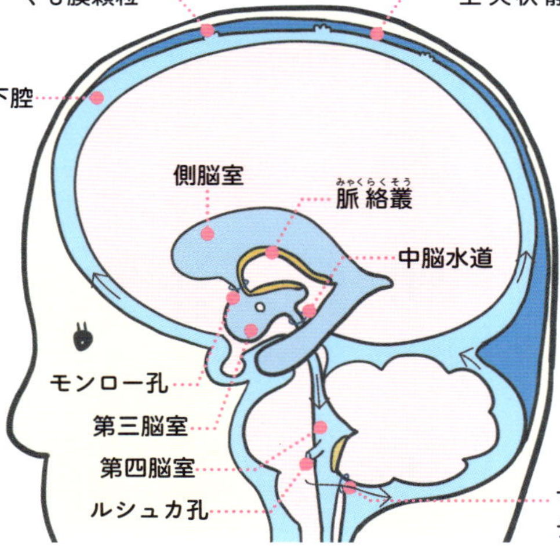

112 □ 脊髄の灰白質

『灰白色の雲仙で自足 観光』

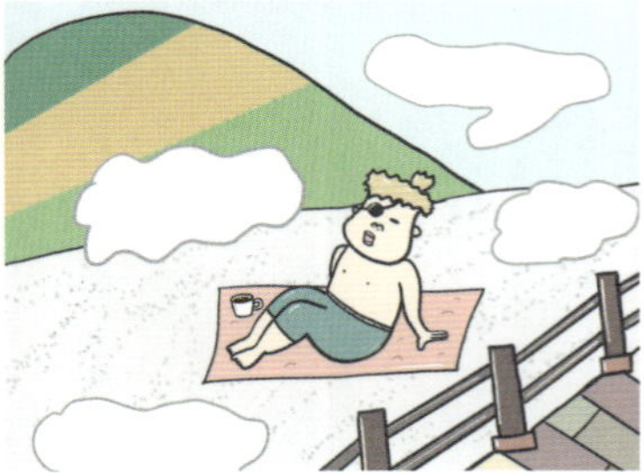

- 灰白色 →脊髄の灰白質
- 雲仙 →運動神経：前角
- 自足 →自律神経：側角
- 観光 →感覚神経：後角

パッと見て分かる 脊髄の構造

脊髄の構造はシンプル化して覚えよう。

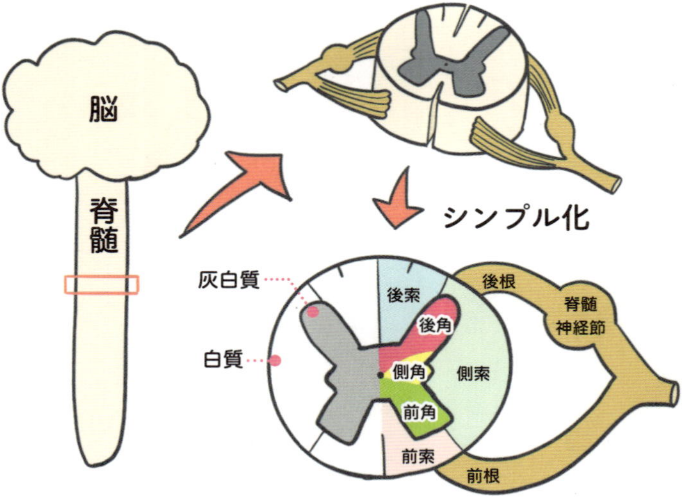

113

松果体の特徴

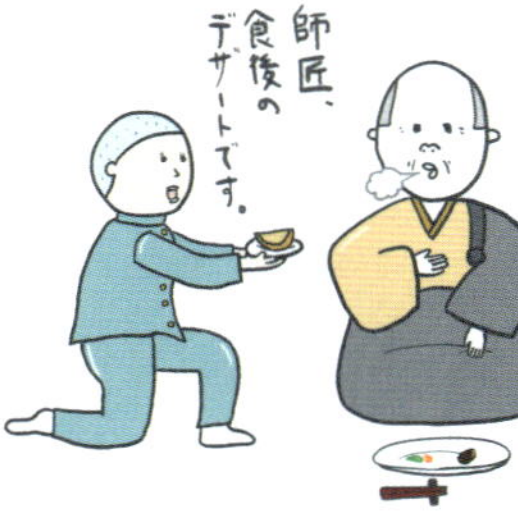

『師匠の消化は、
成人して退化したのさ』

師匠の消化 →視床にある松果体
成人して退化→成人になると退化
のさ →脳砂

成人の松果体には脳砂（石灰質の沈着）が見られる。

パッと見で分かる **間脳** 大脳と中脳の『間』に挟まれている間脳。試験によく出る超重要ポイント。

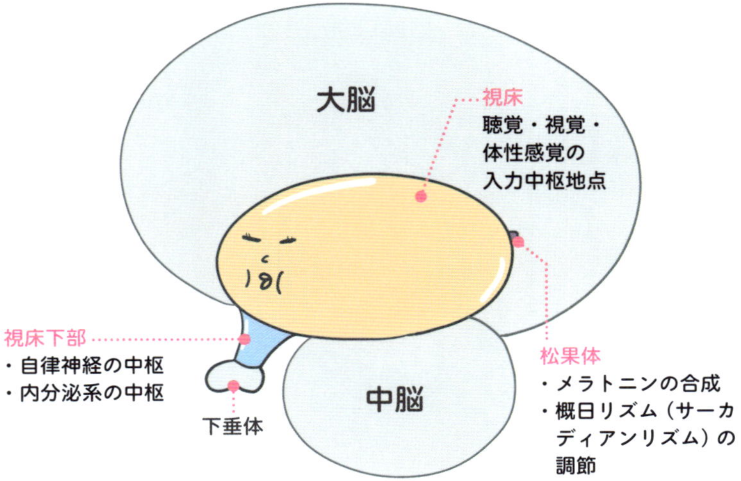

114

□ 中枢神経の神経膠細胞

『チュウするしつけー ショウコは きっと 女 性』

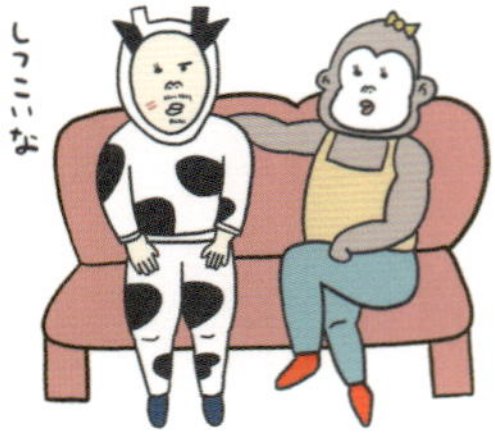
しつこいな

- チュウするしつけー →中枢神経の神経膠細胞
- ショウコ →小膠細胞
- きっと →希突起膠細胞
- 女 →上衣細胞
- 性 →星状膠細胞

パッと見で分かる 神経膠細胞

脳における神経膠細胞の数は
ニューロンの10～50倍といわれている。

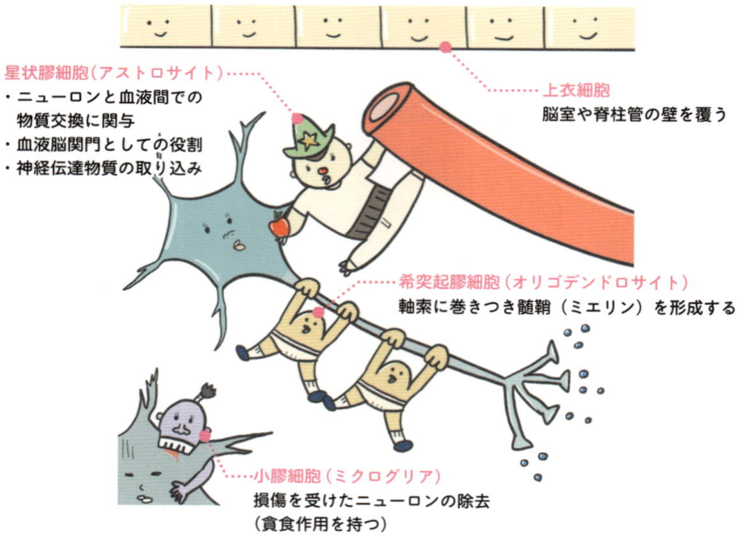
星状膠細胞（アストロサイト）
・ニューロンと血液間での物質交換に関与
・血液脳関門としての役割
・神経伝達物質の取り込み
上衣細胞
脳室や脊柱管の壁を覆う
希突起膠細胞（オリゴデンドロサイト）
軸索に巻きつき髄鞘（ミエリン）を形成する
小膠細胞（ミクログリア）
損傷を受けたニューロンの除去
（貪食作用を持つ）

115

□ 末梢神経の支持細胞

『マッシュの外見』

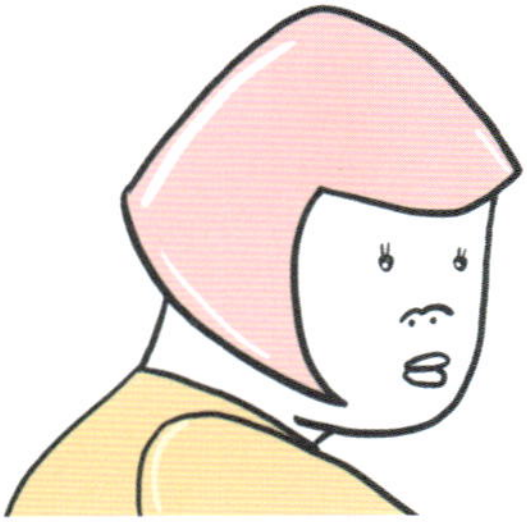

- マッ →末梢神経の支持細胞
- シュ →シュワン細胞
- 外 →外套細胞

116

□ 中脳にあるもの

『中央から仲裁する上司の課長にセクハラ被害を受け退却する』

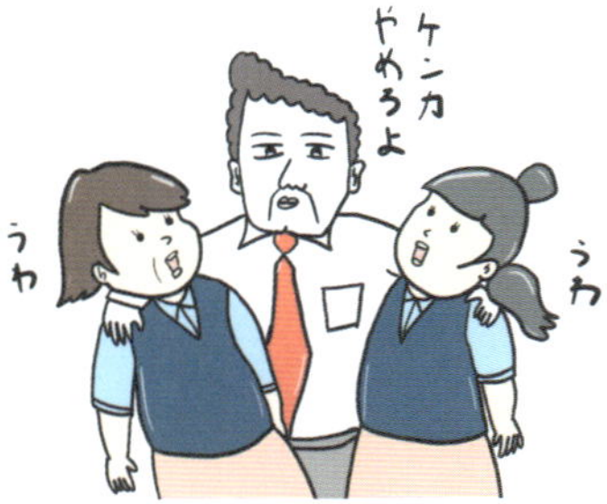

- 中央 →中脳にあるもの
- 仲裁 →中脳蓋
- 上司 →上丘（視覚に関係する）
- 課長 →下丘（聴覚に関係する）
- セ →赤核
- ク →黒質
- 被害 →被蓋
- 退却 →大脳脚

117

□ 中脳の機能中枢

『チュッチュする視線が童顔』

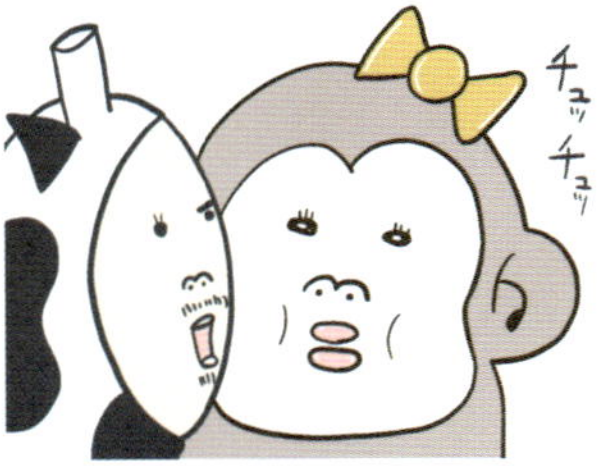

- チュッチュする →中脳の機能中枢
- 視線 →姿勢反射
- 童 →瞳孔反射
- 顔 →眼球運動反射

118 □ 橋(きょう)の機能中枢(きのうちゅうすう)

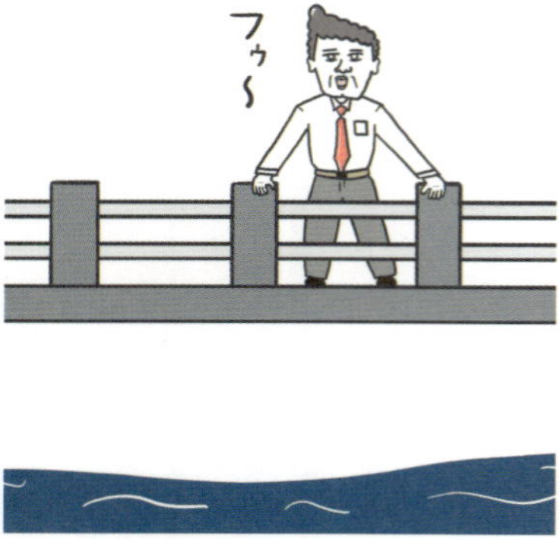

『橋で肺呼吸』

- 橋 →橋(きょう)の機能中枢(きのうちゅうすう)
- 肺 →排尿中枢(はいにょうちゅうすう)
- 呼吸→呼吸調節中枢(こきゅうちょうせつちゅうすう)

119 □ 延髄(えんずい)の機能中枢(きのうちゅうすう)

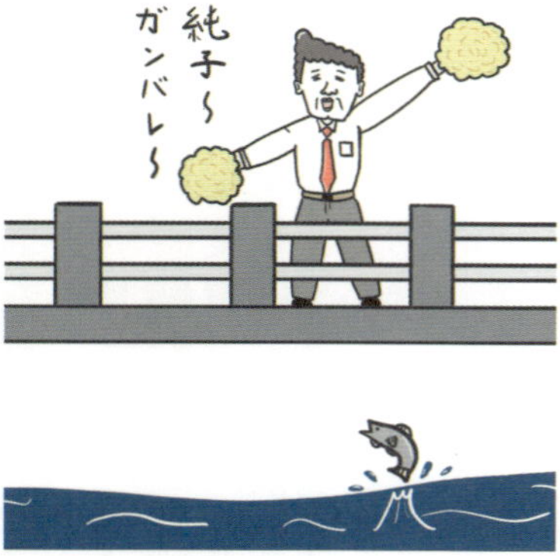

『演じてしょうがなく純子応援だ』

- 演じ →延髄(えんずい)の機能中枢(きのうちゅうすう)
- しょうが→消化中枢(しょうかちゅうすう)
- 純 →循環中枢(じゅんかんちゅうすう)
- 子 →呼吸中枢(こきゅうちゅうすう)
- 応 →嘔吐中枢(おうとちゅうすう)
- 援 →嚥下中枢(えんげちゅうすう)
- だ →唾液中枢(だえきちゅうすう)

120
□ 脳幹(のうかん)の構造(こうぞう)

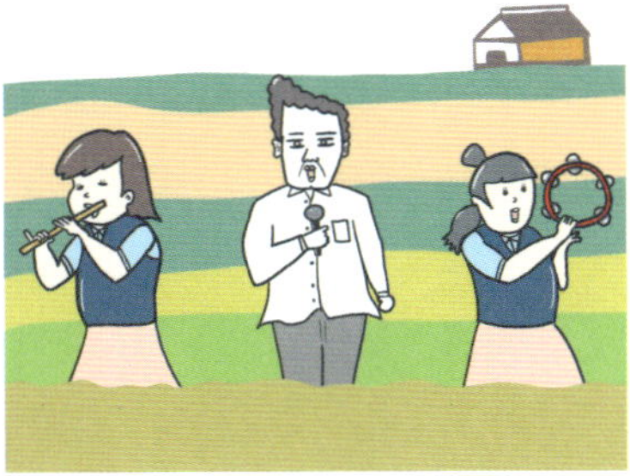

『農家の中で共 演』

農家 →脳幹の構造
中 →中脳
共 →橋
演 →延髄

パッと見で分かる
脳幹の構造
脳幹は木でたとえると幹の部分で、生命維持に重要な部分が集まっている。

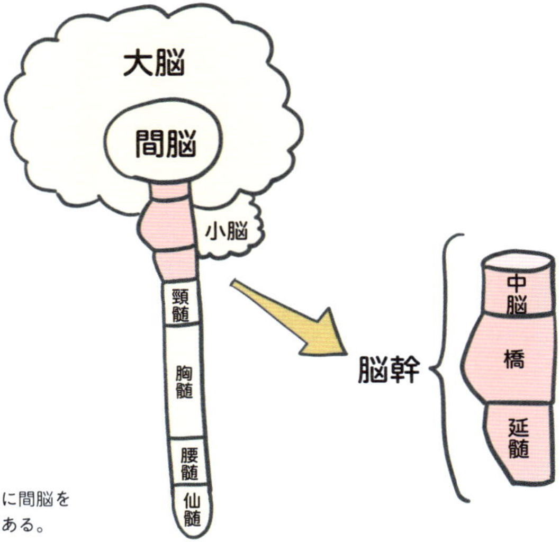

※広義では脳幹に間脳を含めることもある。

121

□ 小脳の働き

『よっこいしょっと 屁をこく 姿勢が 金 運』

- しょっと →小脳の働き
- 屁をこく →身体平衡の保持
- 姿勢 →姿勢の保持
- 金 →筋緊張の調節
- 運 →随意運動の調節

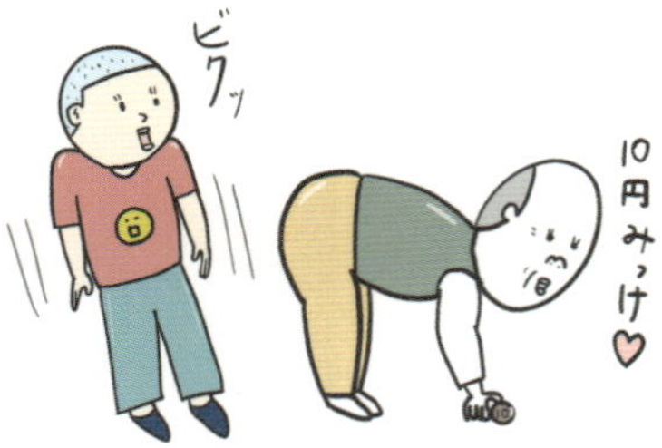

122

□ 小脳核の種類

『昇格したが視 線は休 止』

- 昇格 →小脳核の種類
- 視 →歯状核
- 線 →栓状核
- 休 →球状核
- 止 →室頂核

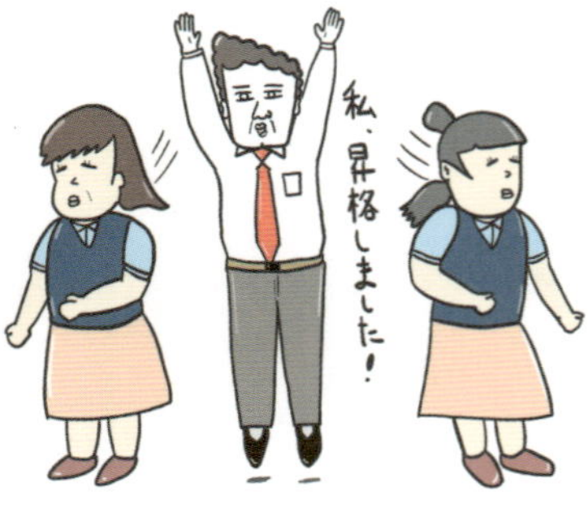

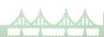

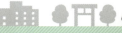

123

□ 自律神経(じりつしんけい)の二重支配(にじゅうしはい)を受(う)ける器官(きかん)

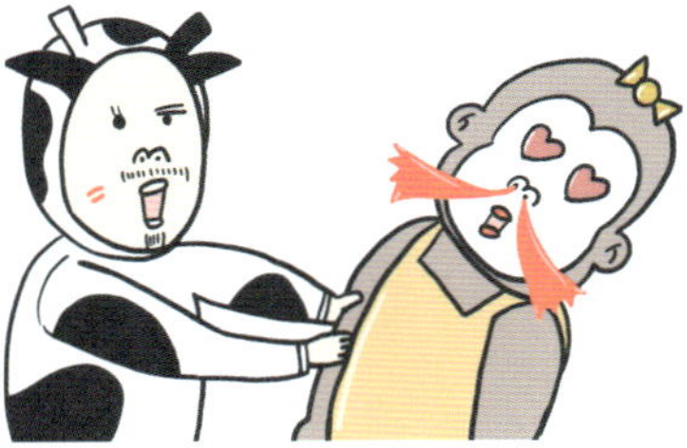

『二重のボーイが超好きすぎて死んだ』

二重 → 自律神経(じりつしんけい)の二重支配(にじゅうしはい)を受(う)ける器官(きかん)
ボー → 膀胱(ぼうこう)
イ → 胃(い)
超 → 腸(ちょう)
好 → 膵臓(すいぞう)
き → 気道(きどう)
死ん → 心臓(しんぞう)
だ → 唾液腺(だえきせん)

124 □ 交感神経のみの支配を受けている器官

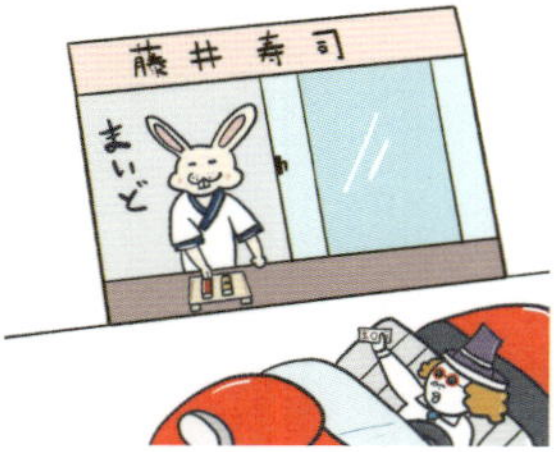

『高価な藤井寿司の三大 秘訣は、感性・立地・人望である』

- 高価 →交感神経のみの支配を受けている器官
- 藤井寿司 →副腎髄質
- 三大 →瞳孔散大筋
- 秘訣 →皮膚血管
- 感性 →汗腺
- 立地 →立毛筋
- 人望 →腎臓

パッと見で分かる 交感神経の働き

交感神経の働きは恋する乙女の気持ちで覚えよう。

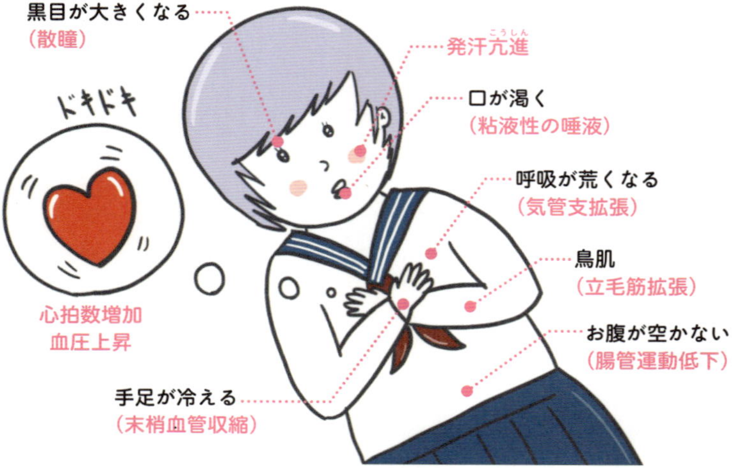

多くの内臓器官は交感神経と副交感神経の二重支配を受けているが例外もある。その例外も押さえよう。

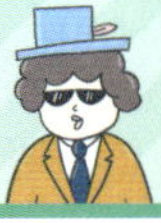

125

□ 副交感神経のみの支配を受けている器官

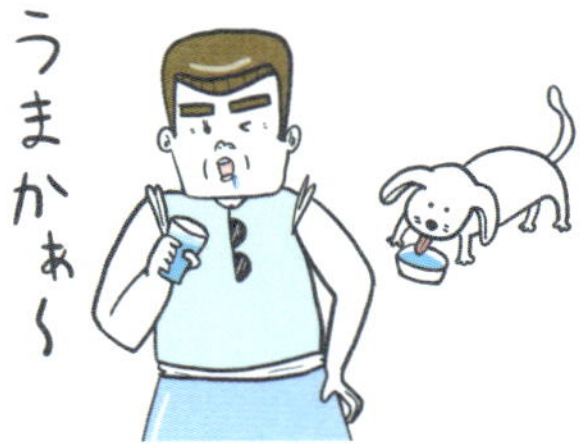

『福岡の水はどこかにある』

福岡の水 → 副交感神経のみの支配を受けている器官
どこか → 瞳孔括約筋

パッと見で分かる

副交感神経の働き

副交感神経の働きは「昼食後の授業中」を思い出せば、一発で覚えられる。

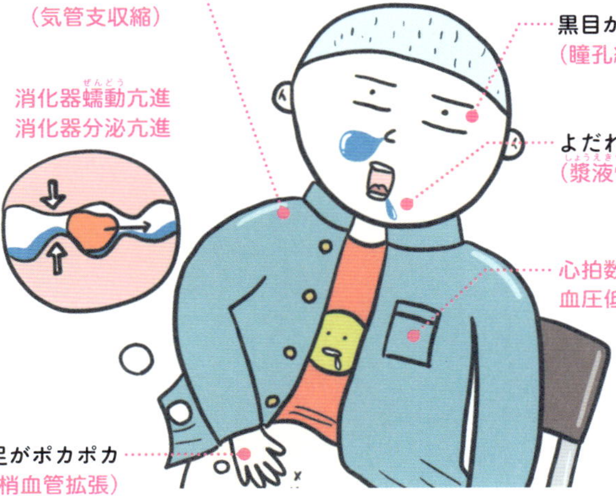

1 2 3 4 5 6 神経系 7 8 9 10 11

126

□ 末梢神経の神経伝達物質①

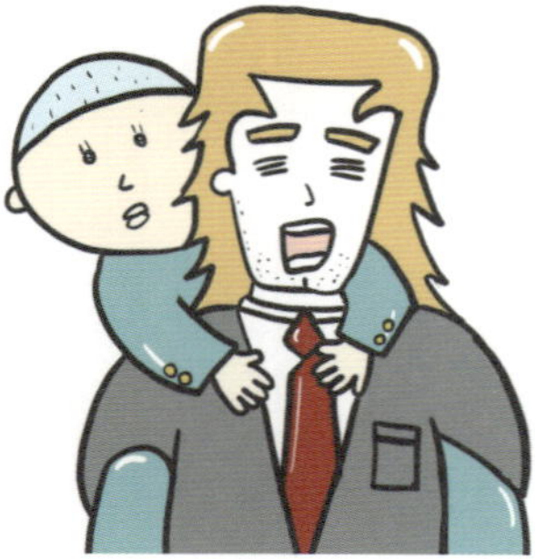

『マジで講師の後ろに乗るアレ』

マジ →末梢神経の神経伝達物質
講師の後ろ →交感神経節後線維末端
乗るアレ →ノルアドレナリン

127

□ 末梢神経の神経伝達物質②

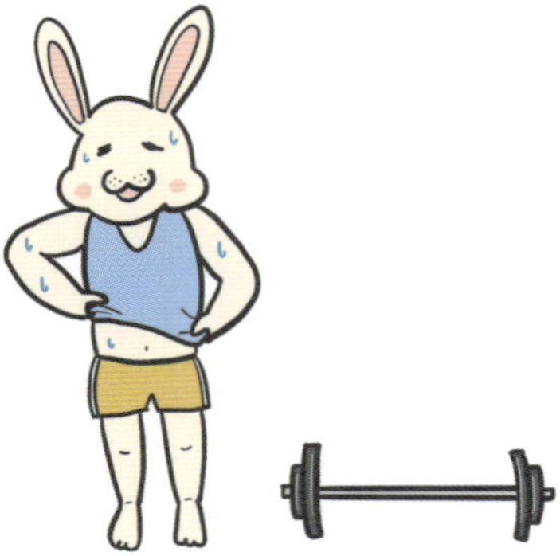

『マジで汗散る 運動で
自前の服に交換しとこう』

マジ →末梢神経の神経伝達物質
汗散る →アセチルコリン
運動 →運動神経末端
自前 →自律神経節前線維末端
服に交換しとこう
→副交感神経節後線維末端

神経系の本質は情報伝達、つまりコミュニケーション。
体も世界もコミュニケーションで成り立っている。

パッと見で分かる

自律神経系の神経伝達物質

左のページのゴロと合わせて覚えよう。

自律神経節

アセチルコリン

アセチルコリン

大脳

間脳

脳幹

副交感神経系

効果器

ムスカリン受容体

頸髄

ニコチン受容体

胸髄

アセチルコリン

ノルアドレナリン

交感神経系

効果器

節前線維

節後線維

α、β 受容体

腰髄

仙髄

副交感神経系

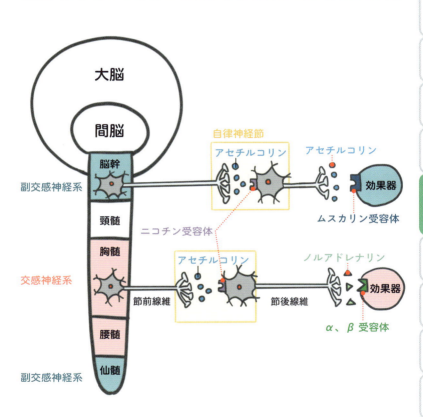

128 □ 脊髄視床路(せきずいししょうろ)で伝(つた)える感覚(かんかく)

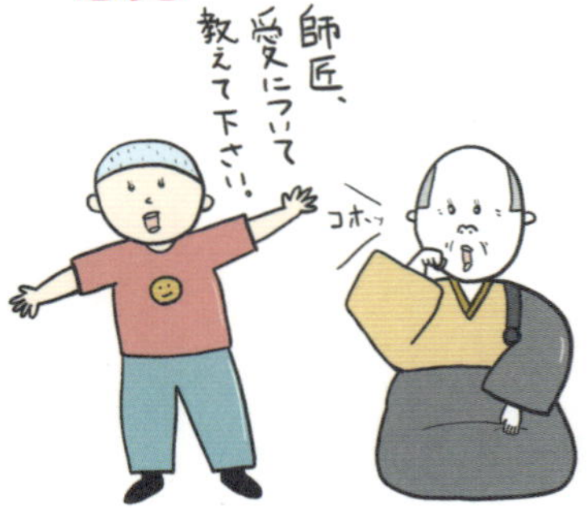

『咳する師匠に乙な相談しよう』

咳する師匠 →脊髄視床路(せきずいししょうろ)で伝(つた)える感覚(かんかく)
乙 →温痛覚(おんつうかく)
相談しよう →粗大(そだい)な触覚(しょっかく)

精細触覚については114ページも合わせて読もう。

129 □ 外側脊髄視床路(がいそくせきずいししょうろ)の経路(けいろ)

『外席 合コンで効果的に交際、それを師匠に内緒にして後悔』

外席 →外側脊髄視床路(がいそくせきずいししょうろ)の経路(けいろ)
合コン →後根(こうこん)
効果 →後角(こうかく)
交際 →交叉(こうさ)
それ →側索(そくさく)
師匠 →視床(ししょう)
内緒 →内包(ないほう)
後悔 →中心後回(ちゅうしんこうかい)

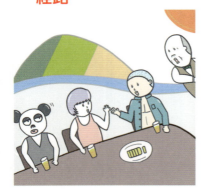

パッと見で分かる

外側脊髄視床路の経路

ニューロンが交叉する場所と
交代する場所を覚えよう。

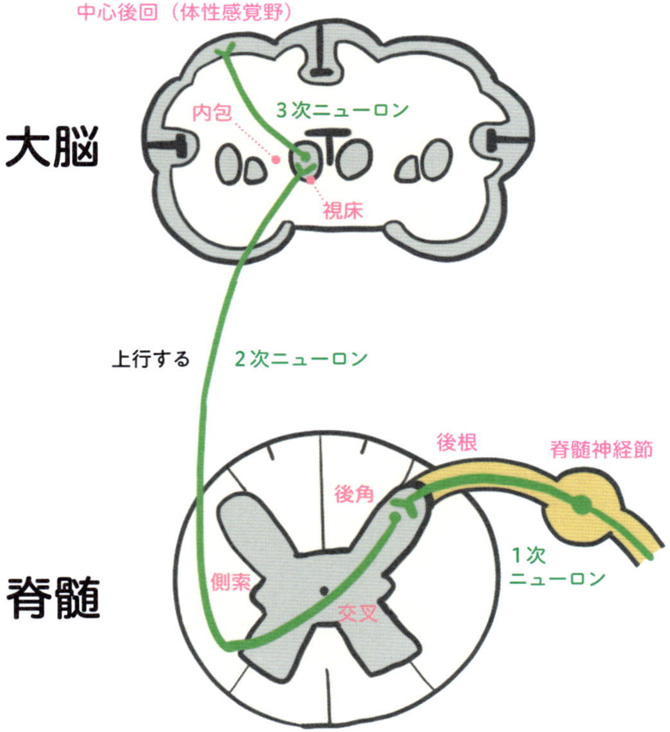

130 □ 後索路で伝える感覚

『交差点で自分から自然に触る』

- 交差 →後索路で伝える感覚
- 自分 →深部感覚
- 然に触る →精細な触圧覚

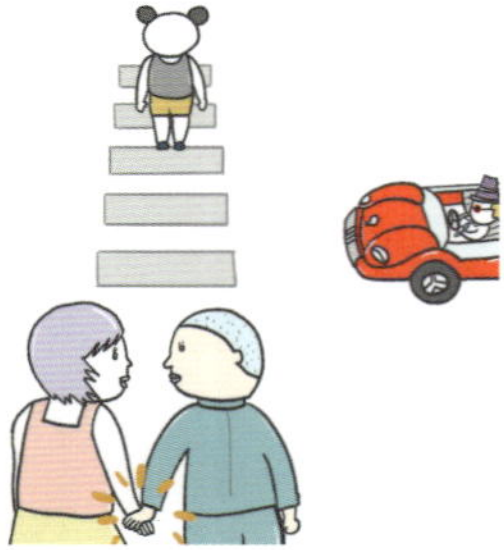

パッと見で分かる 粗大触覚と精細触覚

触覚は粗大触覚と精細触覚に分けられる。

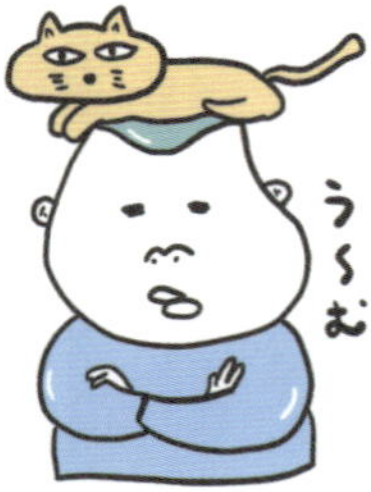

粗大触覚

何かが触っているのはわかるが、
性状や触れている部位が
はっきりしない大まかな感覚

前脊髄視床路

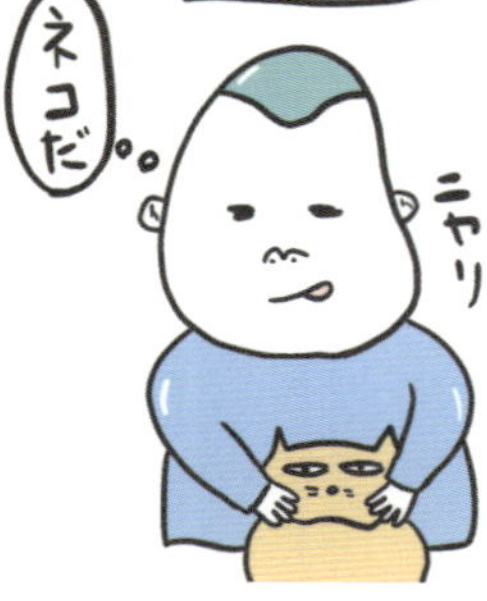

精細触覚（識別性触覚）

触っている物体の性状が
はっきりと識別できる繊細な感覚

後索路

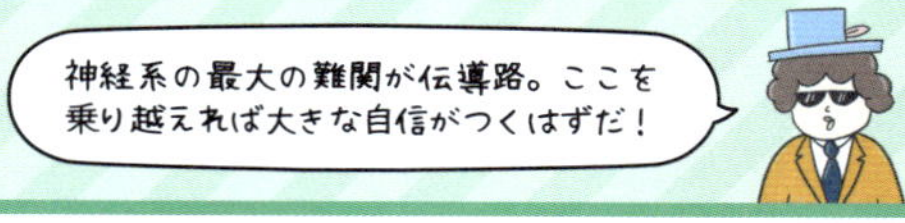

131

□ 後索路の経路

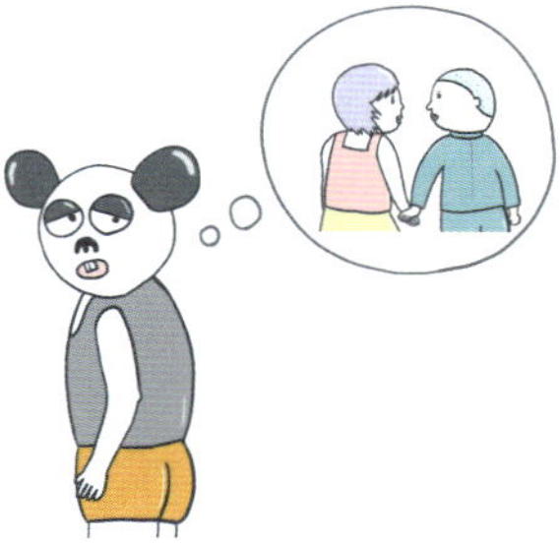

『交差点から後ろが来んけど、どこかで交際？何もしない方が後悔』

交差	→後索路の経路
後ろが来ん	→後根
ど	→同側の後索
こか	→後索核
交際	→交叉
何も	→内側毛帯
し	→視床
ない方	→内包
後悔	→中心後回

パッと見で分かる

後索路の経路

後索路は内側毛帯を通ることから、後索・内側毛帯路とも呼ばれる。
上肢からの刺激は楔状束核、下肢からの刺激は薄束核へ伝えられる。

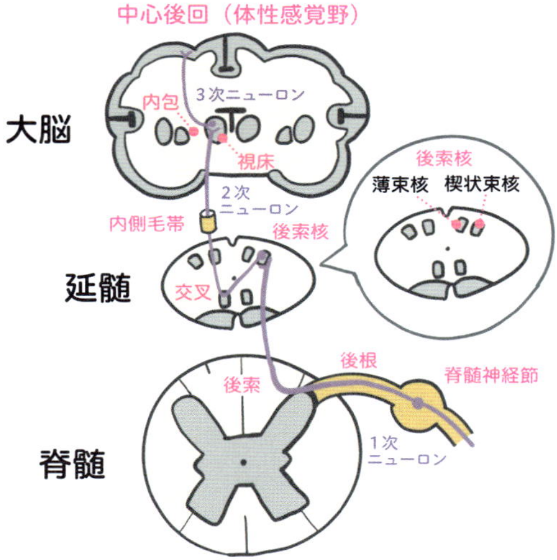

132 □ 深部感覚（しんぶかんかく）

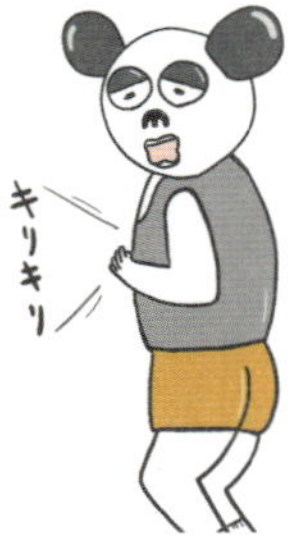
キリキリ

『自分、嫉妬で胃が動く』

自分 → 深部感覚（しんぶかんかく）
嫉妬 → 振動覚（しんどうかく）
胃 → 位置覚（いちかく）
動く → 運動覚（うんどうかく）

深部感覚には、重量覚、抵抗覚もある。

パッと見て分かる

位置覚と振動覚

深部感覚は皮膚より深部の筋肉や腱、関節などにある受容器によって生じる感覚のこと。

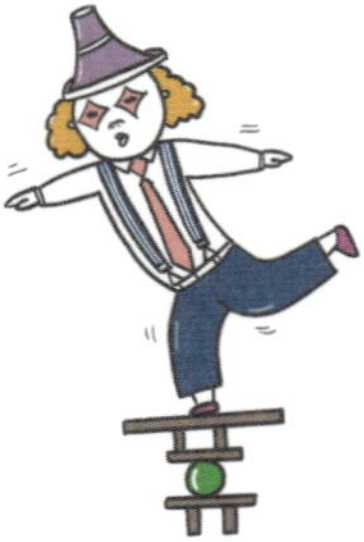

位置覚

視覚に頼らず
自分の手足の位置、
姿勢を感じられる。

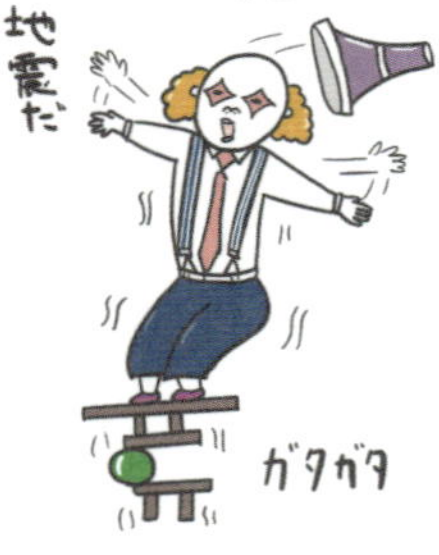
地震だ
ガタガタ

振動覚

触れているものの
振動を感じられる。

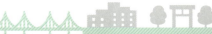

133 脊髄小脳路の役割
せきずいしょうのうろ やくわり

『青少 年同 士』

青少 →脊髄小脳路の役割
年同 →運動
士　 →姿勢維持

134 錐体外路系
すいたいがいろけい

『水害で庭にセク シーガイの模様』

水害　　　→錐体外路系
庭　　　　→前庭脊髄路
セク　　　→赤核脊髄路
シーガイ　→視蓋脊髄路
模様　　　→網様体脊髄路

 錐体外路とは、錐体路以外の脳から脊髄に下行する運動経路のこと。

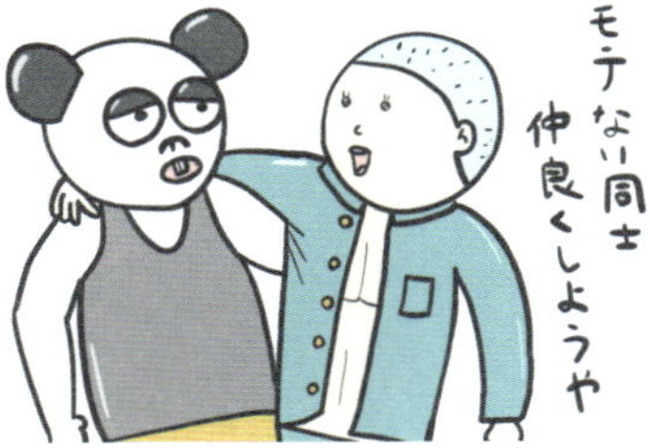

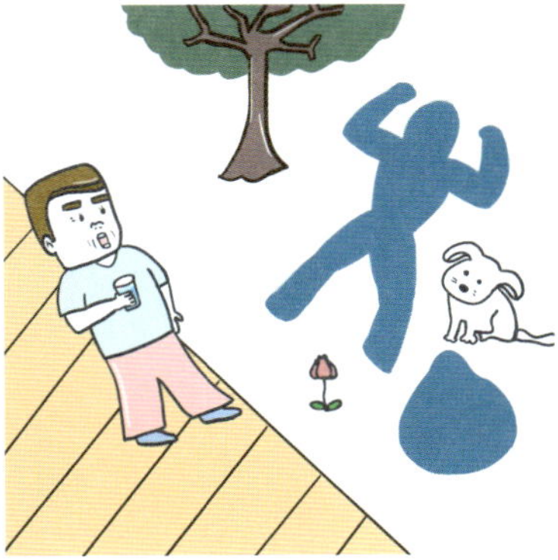

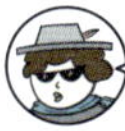

135 □ 錐体路の経路

『スローで全開。ナイーブな足を器用に伸ばして高速で前へ』

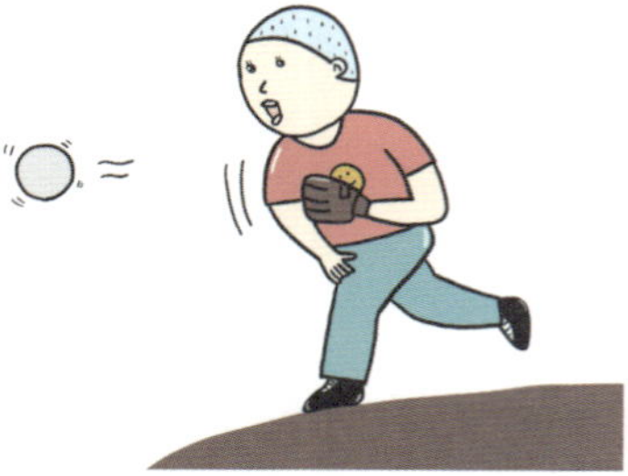

スロー	→錐体路の経路
全開	→中心前回
ナイ	→内包
足	→大脳脚
器用	→橋
伸ばして	→延髄
高	→交叉
速	→側索
前	→前角

パッと見で分かる **錐体路の経路** 下位運動ニューロンの神経細胞体は脊髄前角にある。

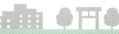

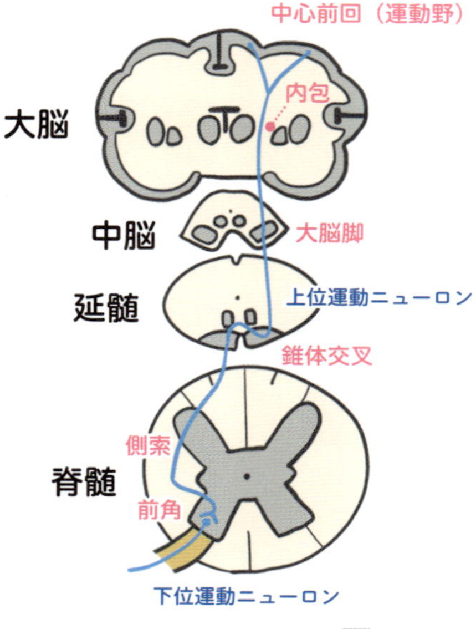

136

□ ブラウンセカール症候群（しょうこうぐん）

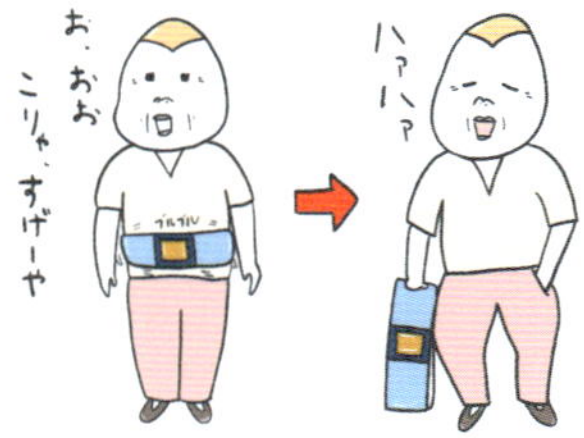

『ブルブル 秒速で振動、たいそうお疲れ』

ブルブル→ブラウンセカール症候群（しょうこうぐん）
秒速で振動
→（病側（びょうそく））深部感覚障害（しんぶかんかくしょうがい）／運動障害（うんどうしょうがい）
たいそうお疲れ
→（対側（たいそく））温痛覚障害（おんつうかくしょうがい）

腱反射亢進が起こることもある。

137

□ 頸神経叢の枝（けいしんけいそうのえだ）

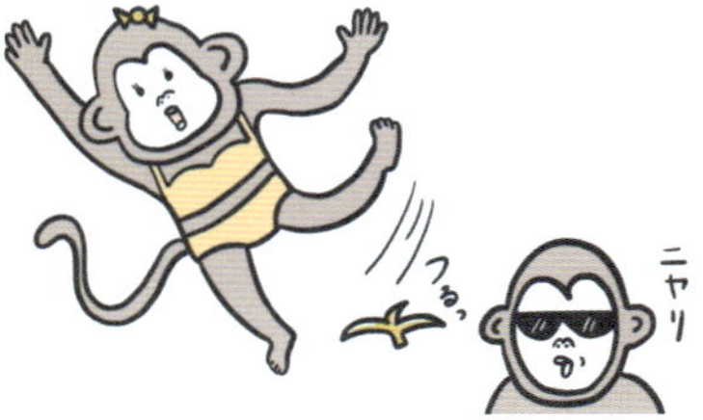

『軽装のショウコが大事件のワナにはまってＫＯさ！』

軽装	→頸神経叢の枝（けいしんけいそうのえだ）
ショウコ	→小後頭神経（しょうこうとうしんけい）
大事	→大耳介神経（だいじかいしんけい）
件のワナ	→頸神経ワナ（けいしんけいワナ）
Ｋ	→頸横神経（けいおうしんけい）
Ｏ	→横隔神経（おうかくしんけい）
さ	→鎖骨上神経（さこつじょうしんけい）

138

□ 腕神経叢の枝（わんしんけいそうのえだ）（鎖骨下部から出る枝（さこつかぶからでるえだ））

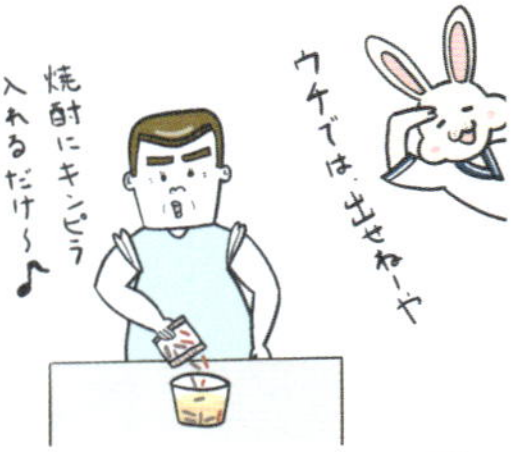

『ワンシーンでキンピラ焼酎 液の内情知っても当 社はマネしないぜ』

ワンシーン	→腕神経叢の枝（わんしんけいそうのえだ）
キンピ	→筋皮神経（きんぴしんけい）
焼酎	→正中神経（せいちゅうしんけい）
液	→腋窩神経（えきかしんけい）
内情	→内側上腕皮神経（ないそくじょうわんひしんけい）
当	→橈骨神経（とうこつしんけい）
社	→尺骨神経（しゃっこつしんけい）
ないぜ	→内側前腕皮神経（ないそくぜんわんひしんけい）

139

□ 腰神経叢の枝（ようしんけいそうのえだ）

『よし行けそう。超速で医大の外で朝刊を配り大胆に閉店』

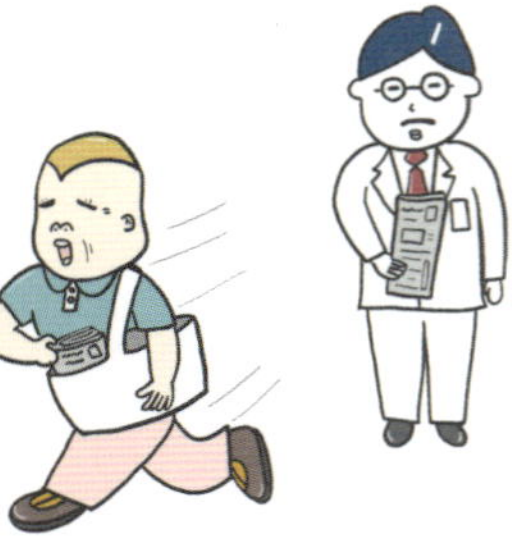

よし行けそう →腰神経叢の枝（ようしんけいそうのえだ）
超速 →腸骨鼠径神経（ちょうこつそけいしんけい）
医大 →陰部大腿神経（いんぶだいたいしんけい）
外 →外側大腿皮神経（がいそくだいたいひしんけい）
朝刊 →腸骨下腹神経（ちょうこつかふくしんけい）
大胆 →大腿神経（だいたいしんけい）
閉 →閉鎖神経（へいさしんけい）

140

□ 仙骨神経叢の枝（せんこつしんけいそうのえだ）

『セコそうな家電の冗談が誇大に雑魚をいぶる』

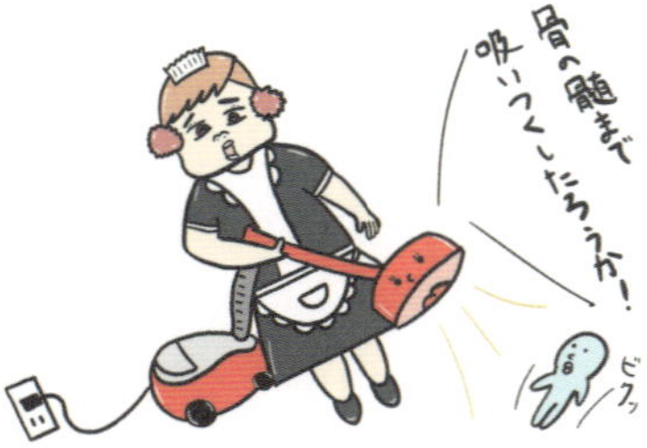

セコそう →仙骨神経叢の枝（せんこつしんけいそうのえだ）
家電 →下殿神経（かでんしんけい）
冗談 →上殿神経（じょうでんしんけい）
誇大 →後大腿皮神経（こうだいたいひしんけい）
雑魚 →坐骨神経（ざこつしんけい）
いぶ →陰部神経（いんぶしんけい）

141

□ 坐骨神経の枝（ざこつしんけいのえだ）

『雑魚が真剣にソーセージと稽古』

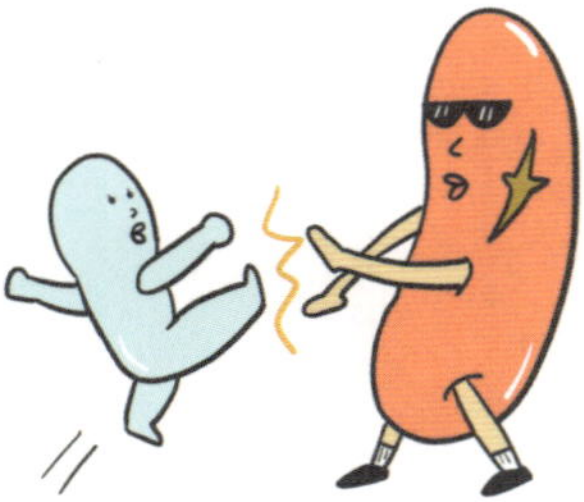

雑魚が真剣 →坐骨神経の枝（ざこつしんけいのえだ）
ソーセージ
→総腓骨神経（そうひこつしんけい）
（浅腓骨神経（せんひこつしんけい）、深腓骨神経（しんひこつしんけい））
稽古 →脛骨神経（けいこつしんけい）

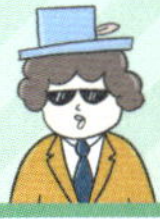

142

□ 神経麻痺の手の変形

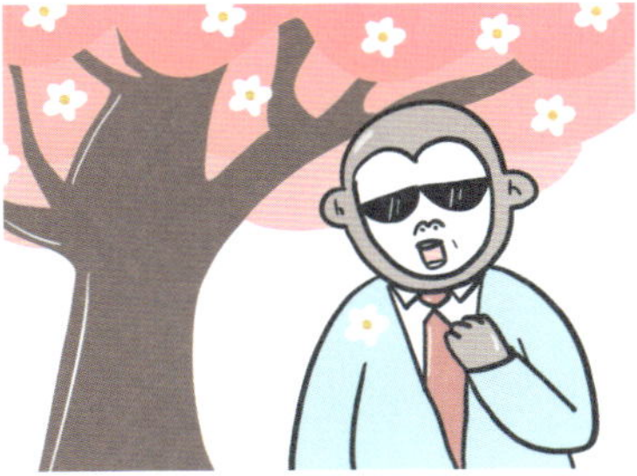

『新米ですが、わしゃー、
加藤 猿正です』

- 新米で →神経麻痺の手の変形
- わしゃー→鷲手：尺骨神経麻痺
- 加藤 →下垂手：橈骨神経麻痺
- 猿正 →猿手：正中神経麻痺

パッと見で分かる 神経麻痺の手の変形

変形の状態を上のゴロと合わせて覚えよう。

鷲手：尺骨神経麻痺

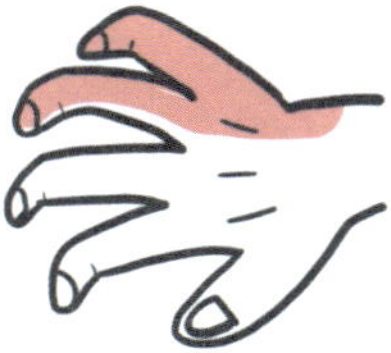

下垂手：橈骨神経麻痺

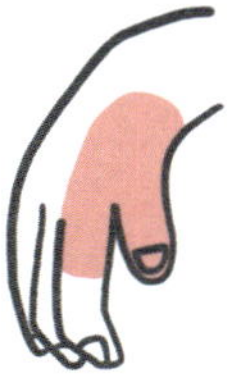

猿手：正中神経麻痺

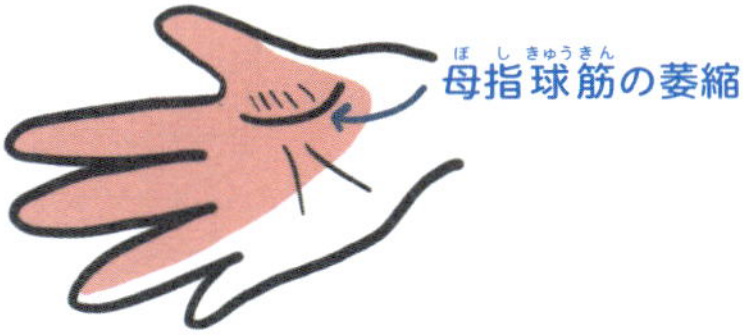

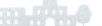

143

□ パーキンソン病の症状

『パート勤務紳士』

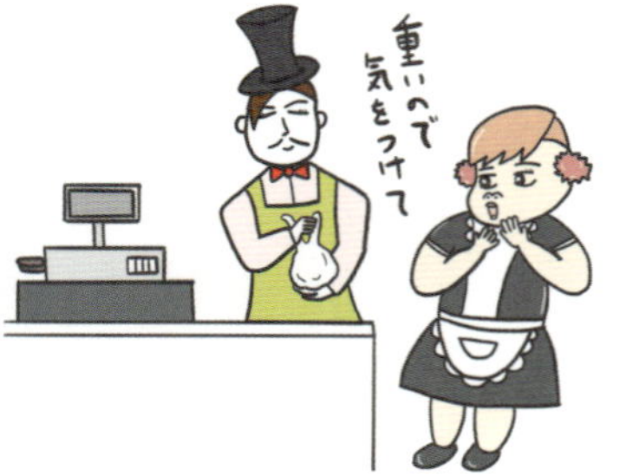

- パー →パーキンソン病の症状
- 勤 →筋固縮
- 務 →無動
- 紳 →振戦
- 士 →姿勢反射障害

144

□ 認知症の症状

『人気の猛犬、睡眠失敗で抑うつ』

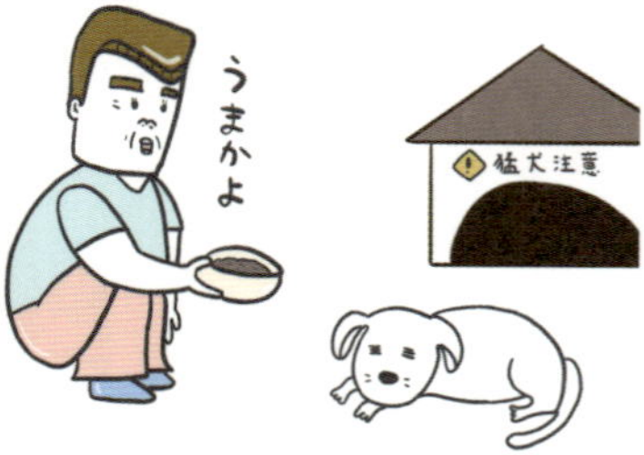

- 人 →認知症の症状
- 気 →記銘力障害
- 猛 →妄想
- 犬 →見当識障害
- 睡眠 →睡眠障害
- 失 →失行
- 敗 →徘徊
- 抑うつ →抑うつ障害

145

□ 髄膜刺激症状の種類

『ズッコケてブルー』

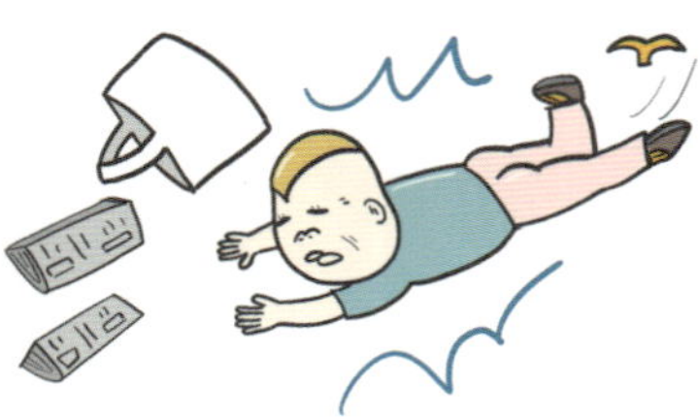

- ズ →髄膜刺激症状の種類
- コ →項部硬直
- ケ →ケルニッヒ徴候
- ブルー →ブルジンスキー徴候

146
□ 頭蓋内圧亢進の症状（とうがいないあつこうしん しょうじょう）

『都内の工場でオツなニットを作る』

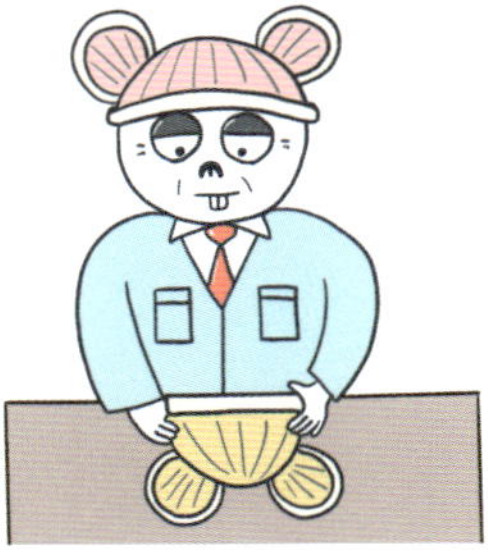

- 都内の工場 → 頭蓋内圧亢進の症状（とうがいないあつこうしん しょうじょう）
- オ → 嘔吐（おうと）
- ツ → 頭痛（ずつう）
- ニット → うっ血乳頭（けつにゅうとう）

頭痛、嘔吐、うっ血乳頭を頭蓋内圧亢進の三徴という。

147
□ 眼瞼下垂をきたす疾患（がんけんかすい しっかん）

『崖下に柔道技で放る』

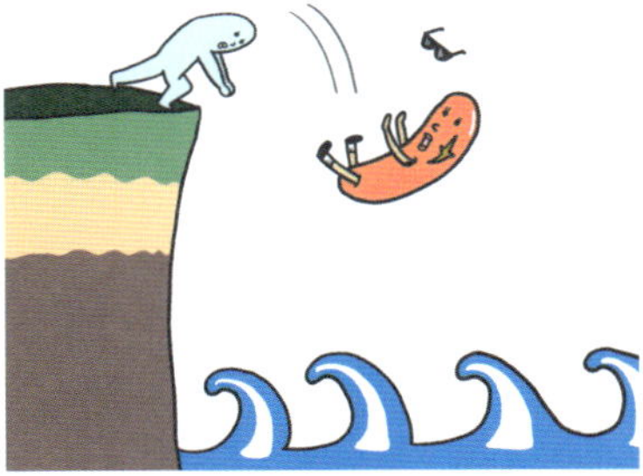

- 崖下 → 眼瞼下垂をきたす疾患（がんけんかすい しっかん）
- 柔 → 重症筋無力症（じゅうしょうきんむりょくしょう）
- 道 → 動眼神経麻痺（どうがんしんけいまひ）
- 放る → ホルネル症候群（しょうこうぐん）

148
□ 瞳孔の異常（どうこう いじょう）

『どっこい、補習はどうさ？』

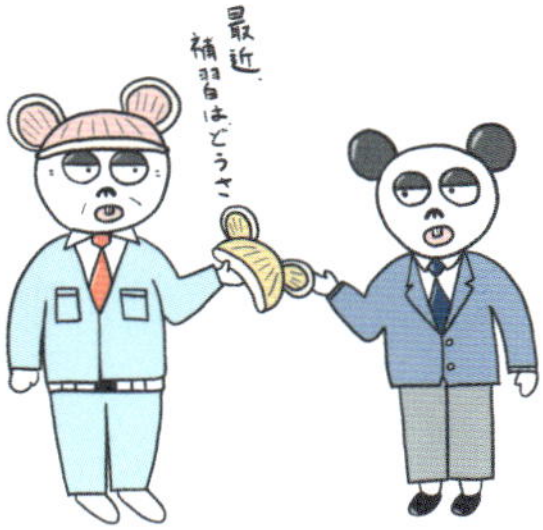

- どっこい → 瞳孔の異常（どうこう いじょう）
- 補習 → ホルネル症候群：縮瞳（しょうこうぐん しゅくどう）
- どうさ → 動眼神経麻痺：散瞳（どうがんしんけいまひ さんどう）

記憶定着！

ミニドリル④

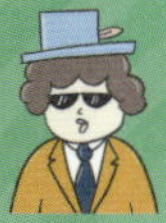

これまで覚えたゴロの知識を使って、ミニドリルを解いてみよう。

問題1（1点）

シナプス伝達の特徴でないものはどれか。

① 両方向性伝達
② シナプス遅延
③ 易疲労性
④ 薬物の影響

問題2（1点）

咀嚼・嚥下運動に関与するのはどれか。

① 滑車神経
② 舌咽神経
③ 三叉神経
④ 外転神経

問題3（1点）

大脳辺縁系の働きはどれか。

① 本能行動の発現
② 情動行動の調節
③ ホルモンの調節
④ 記憶機能への関与

問題4（1点）

第四脳室より下に位置するものはどれか。

① マジャンディー孔
② 第三脳室
③ モンロー孔
④ 脈絡叢

問題5（1点）

中脳にないものはどれか。

① 上丘
② 赤核
③ 尾状核
④ 黒質

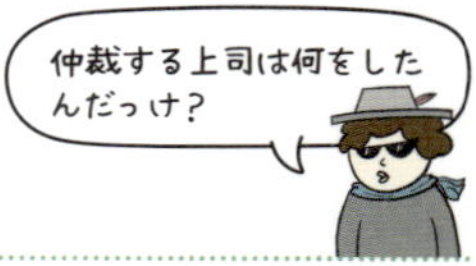
仲裁する上司は何をしたんだっけ？

正解 問題1／① 問題2／③ 問題3／④ 問題4／① 問題5／③

問題6

1点

脳幹は上からどの順番で並んでいるか。

① 延髄　中脳　橋
② 中脳　橋　延髄
③ 橋　延髄　中脳
④ 延髄　橋　中脳

問題7

1点

副交感神経が働いて起こるのはどれか。

① 口が渇く
② 黒目が大きくなる
③ お腹が空かない
④ 手足がポカポカになる

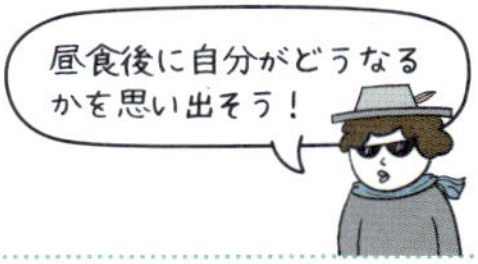
昼食後に自分がどうなるかを思い出そう！

問題8

1点

外側脊髄視床路の最後3つの経路はどれか。

① 視床　内包　中心後回
② 中心後回　視床　側索
③ 内包　側索　視床
④ 内包　視床　中心後回

問題9

1点

錐体路の最初の3つの経路はどれか。

① 内包　中心前回　橋
② 中心前回　内包　大脳脚
③ 橋　大脳脚　内包
④ 大脳脚　内包　中心前回

問題10

1点

パーキンソン病の症状でないものはどれか。

① 散瞳
② 筋固縮
③ 無動
④ 振戦

正解　問題6/②　問題7/④　問題8/①　問題9/②　問題10/①

覚えているかな？

（　）の中に単語を入れてみよう！
正解は、89ページと100ページをチェック！

大脳機能局在

各1点

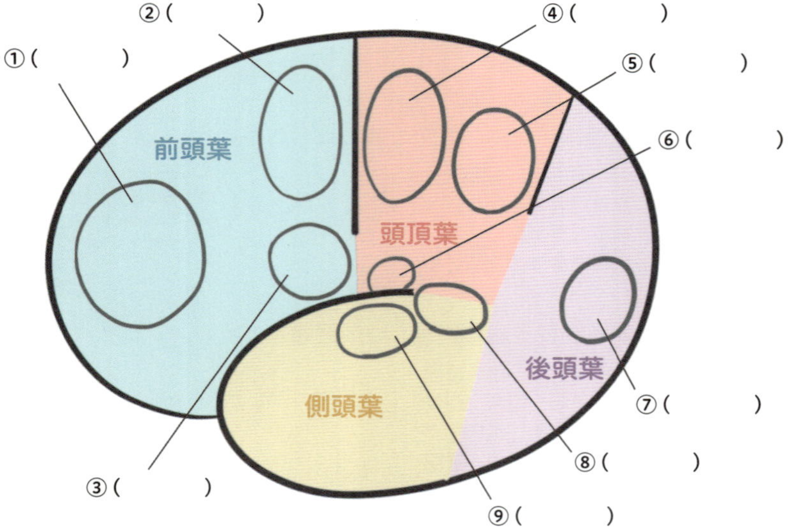

脊髄の構造

各1点

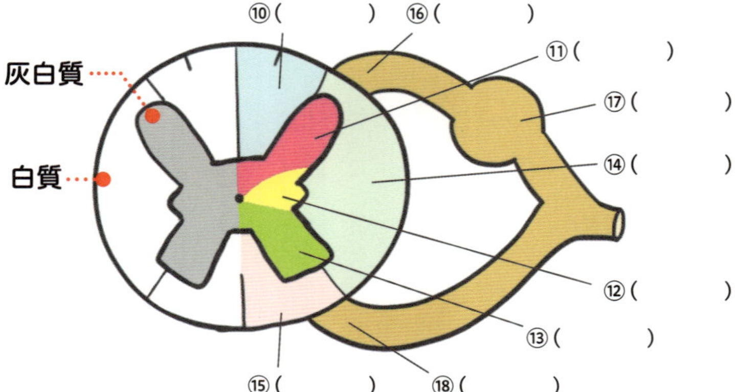

／28点

part

7

内分泌系（ないぶんぴつけい）

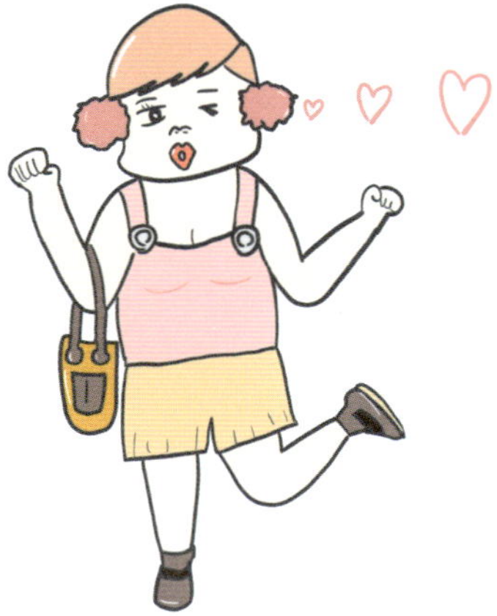

part 7
内分泌系

GORO_7-001

149 □ ホルモンの化学構造による分類

『放るもん。雨でズッコケたら、制服捨てる』

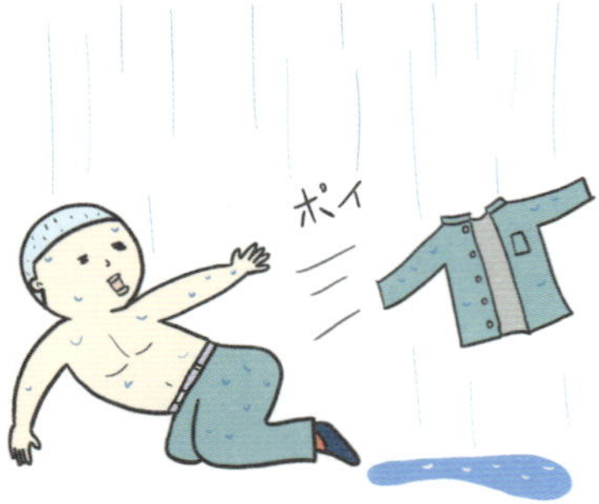

放るもん
→ホルモンの化学構造による分類

雨でズッコケ
→アミン、アミノ酸型ホルモン：副腎髄質ホルモン／甲状腺ホルモン

制服捨てる
→性ホルモン／副腎皮質ホルモン：ステロイド型ホルモン

150 □ 視床下部ホルモンの種類

『自称、幸 福 生 成のプロ』

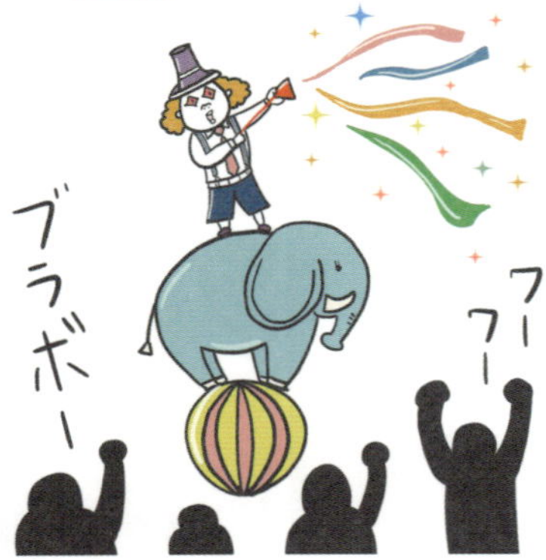

自称 →視床下部ホルモンの種類
幸 →甲状腺刺激ホルモン放出ホルモン
福 →副腎皮質刺激ホルモン放出ホルモン
生 →性腺刺激ホルモン放出ホルモン
成 →成長ホルモン放出（抑制）ホルモン
プロ →プロラクチン放出（抑制）ホルモン

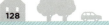

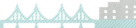

記憶は眠っている間に整理される。
睡眠はしっかり取ろう！

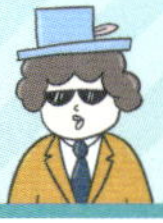

151

□ 下垂体(かすいたい)の構造(こうぞう)

『火・水は前戦で行進』

火・水 →下垂体(かすいたい)の構造(こうぞう)
前戦 →下垂体前葉(かすいたいぜんよう)：腺下垂体(せんかすいたい)
行進 →下垂体後葉(かすいたいこうよう)：神経下垂体(しんけいかすいたい)

腺下垂体は隆起部、前葉、中葉から成る。

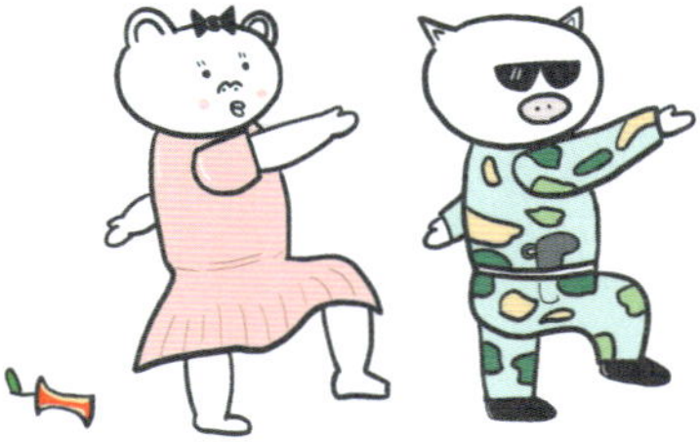

152

□ プロラクチンの作用(さよう)

『プロの楽チン 兄さん』

プロの楽チン →プロラクチンの作用(さよう)
兄さん →乳汁産生(にゅうじゅうさんせい)

プロラクチンは乳汁産生、オキシトシンには乳汁排出の作用がある。この違いは試験に出るぞ。

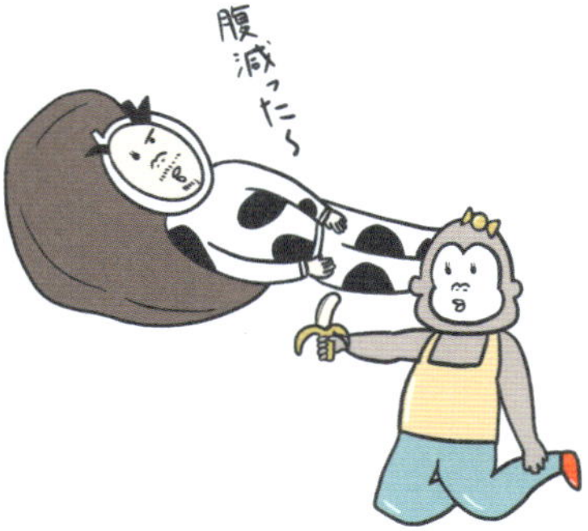

153 □ 下垂体前葉ホルモンの種類

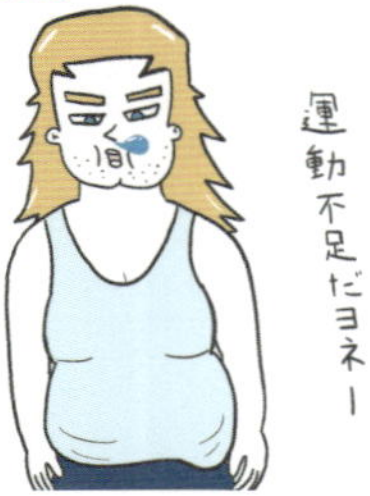

『風邪引いた講師、お乳がふっくら成長』

- 風邪 →下垂体前葉ホルモンの種類
- 講師 →甲状腺刺激ホルモン
- お →黄体形成ホルモン
- 乳 →乳腺刺激ホルモン
- ふっく →副腎皮質刺激ホルモン
- ら →卵胞刺激ホルモン
- 成長 →成長ホルモン

パッと見で分かる 下垂体前葉ホルモンの種類と作用

視床下部ホルモンが下垂体前葉ホルモンの分泌を調整している。

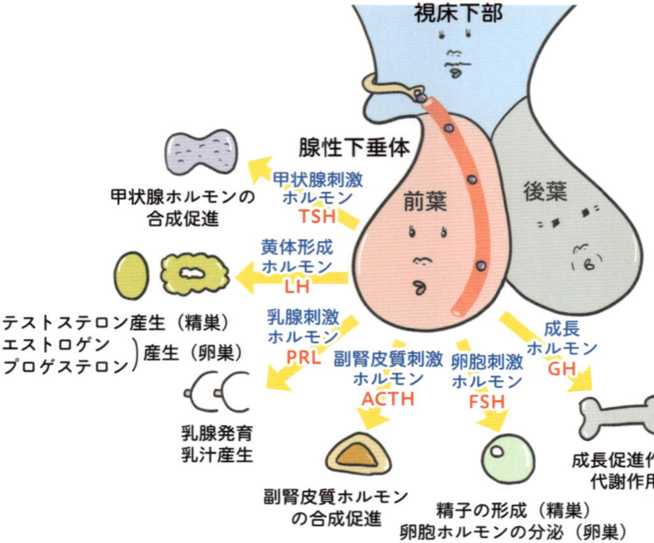

このページのゴロは特に重要だぞ！

154

下垂体後葉ホルモンの種類

『カッコつけのオバさん』

カッコ →下垂体後葉ホルモンの種類
オ →オキシトシン
バ →バソプレシン

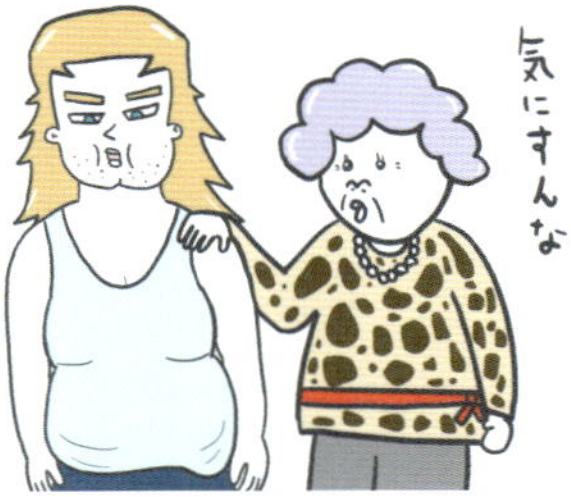

パッと見で分かる

下垂体後葉ホルモンの種類と作用

下垂体後葉ホルモンは視床下部内で産生され、後葉までのびている神経線維末端から放出される。

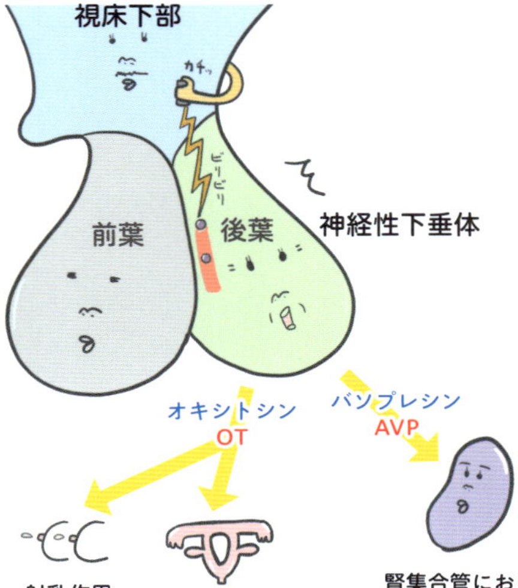

155 □ オキシトシンの作用

『起きて！　社員、至急集合！』

- 起き　→オキシトシンの作用
- 社　→射乳反射
- 至急集合→子宮収縮

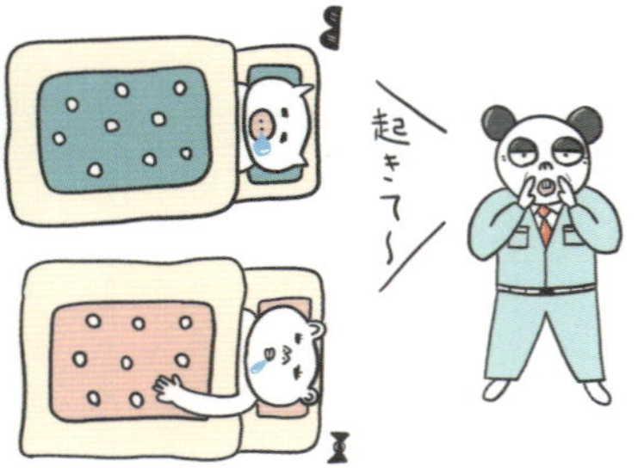

156 □ 抗利尿ホルモン(バソプレシン)の作用

『氷が水吸って 圧上げる』

- 氷　→抗利尿ホルモンの作用
- 水吸って→水を再吸収
- 圧上げる→血圧上げる

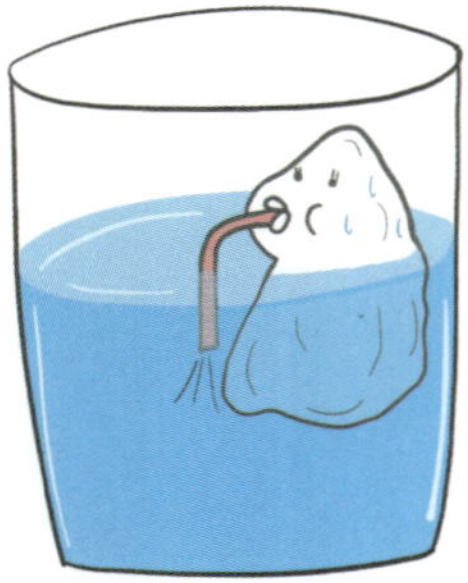

バソプレシンは腎臓の集合管における水の再吸収を促進する。その結果、尿量が減少し、血圧が上昇する。

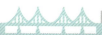

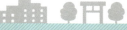

157

□ 松果体ホルモンの作用

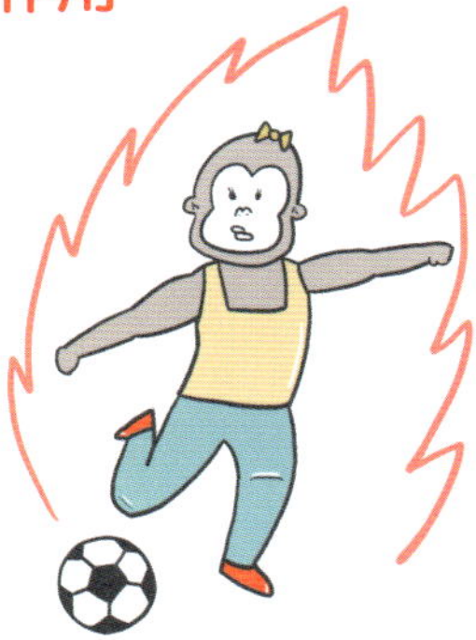

『しようか！ めらめらサッカーを』

しようか →松果体ホルモンの作用
めら →メラトニン
サッカー →サーカディアンリズム

松果体から分泌されるメラトニンは夜間に高く、昼間は低い。メラトニンと下垂体中葉から分泌されるメラニン細胞刺激ホルモンを間違えないように！

158

□ 甲状腺から分泌されるホルモン

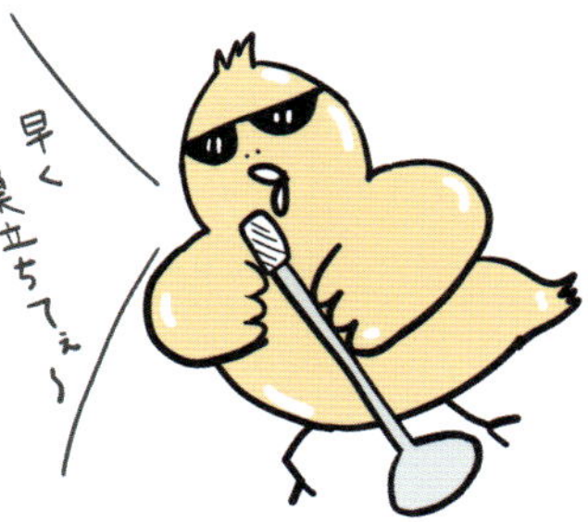

『向上心のある6才の鳥のボーカル』

向上心
→甲状腺から分泌されるホルモン
6才の鳥 →濾胞細胞：
サイロキシン（T_4）／
トリヨードサイロニン（T_3）
ボーカル →傍濾胞細胞（C細胞）：
カルシトニン

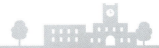

159

□ 甲状腺ホルモンの作用

『6才の鳥、熱唱して代謝亢進』

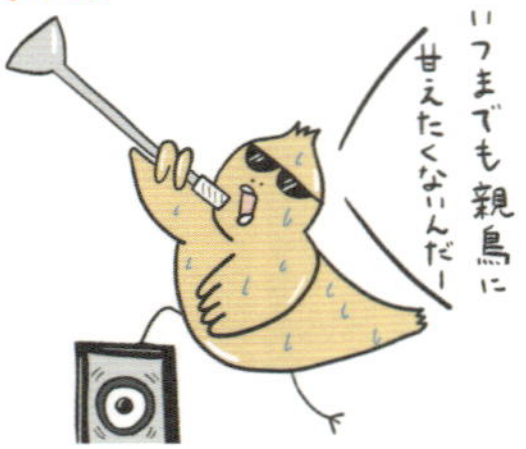

6才の鳥 →濾胞細胞：サイロキシン／トリヨードサイロニン
熱 →熱量産生
代謝亢進 →基礎代謝亢進

パッと見で分かる 甲状腺から分泌されるホルモンと作用

前2つのゴロと合わせて覚えよう！

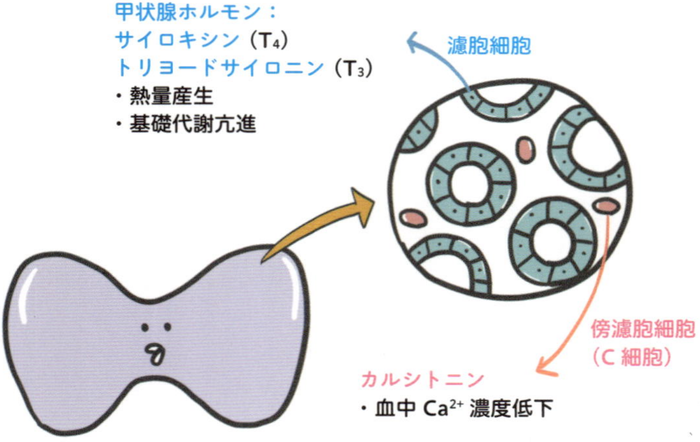

160

□ カルシトニンの作用

『ボーカル、ケツが軽くて人気低下』

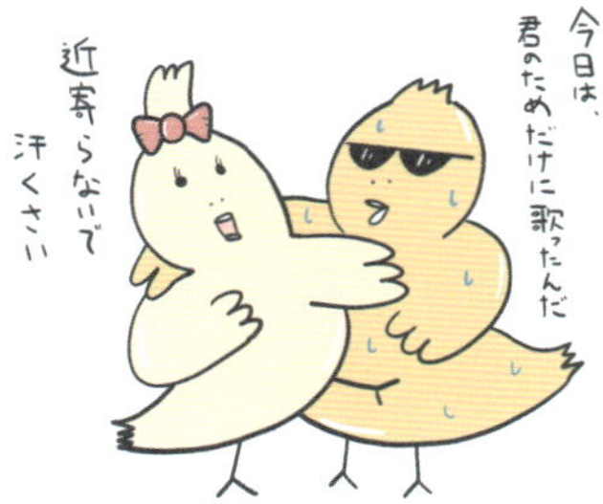

ボーカル
→傍濾胞細胞：カルシトニン
ケツが軽くて人気低下
→血中カルシウム濃度低下

パッと見で分かる

パラソルモンとカルシトニンの作用

カルシトニンは甲状腺から分泌されるけど「甲状腺ホルモン」には含まれない。

パラソルモン
血中 Ca^{2+} 濃度を上昇させる
↓
骨吸収

カルシトニン
血中 Ca^{2+} 濃度を低下させる
↓
骨形成

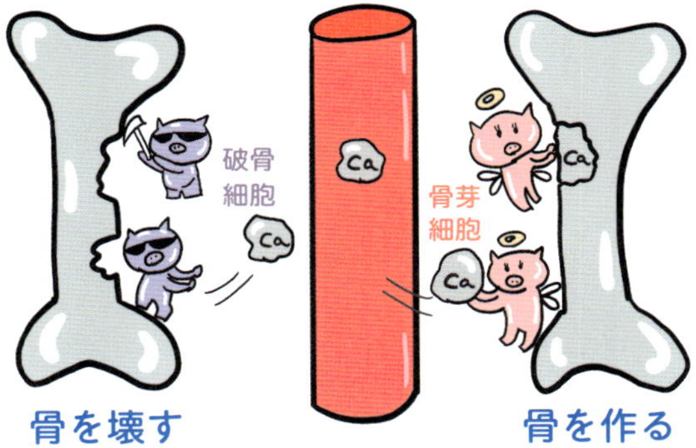

骨を壊す　　骨を作る

161

□ 心房性ナトリウム利尿ペプチドの作用

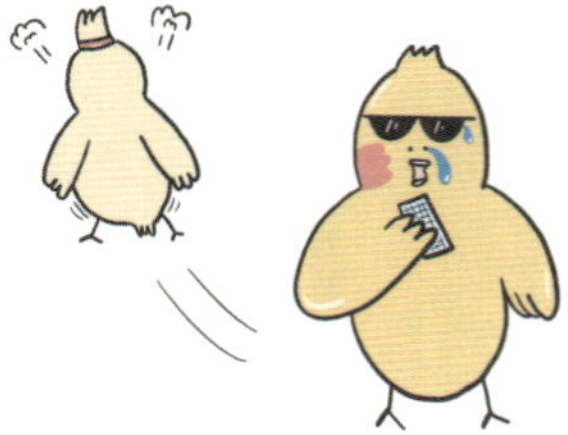

『辛抱せいな。泣いて水出し 決定』

- 辛抱せいな →心房性ナトリウム利尿ペプチドの作用
- 泣いて水出し →ナトリウム・水排泄
- 決定 →血圧低下

162

□ エリスロポエチンの作用

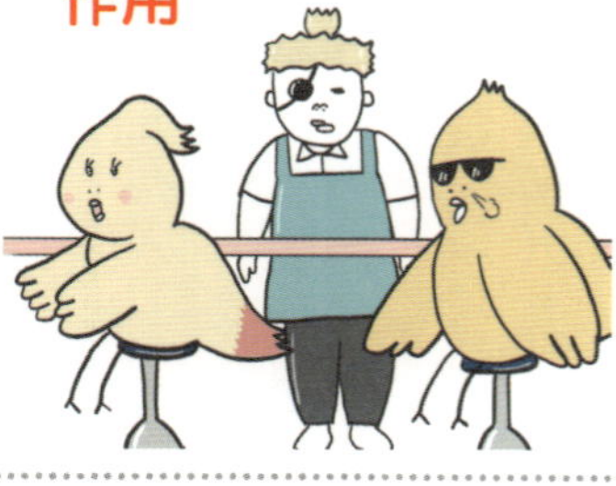

『エロいケツだぞう』

- エロ →エリスロポエチンの作用
- ケツだぞう →赤血球生成を誘発する（増加）

163

□ 副腎皮質ホルモンの種類と作られる場所

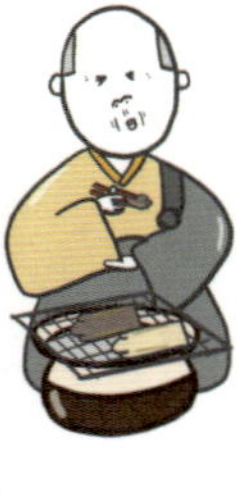

『不評の高級 豚足 &網』

- 不評 →副腎皮質ホルモンの種類と作られる場所
- 高級 →鉱質コルチコイド：球状層
- 豚足 →糖質コルチコイド：束状層
- &網 →アンドロゲン：網状層

164

□ 腎臓(じんぞう)ホルモン

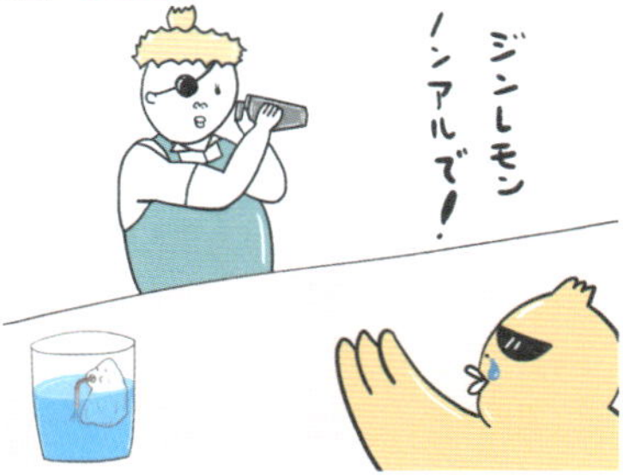

『ジン レモン、Sサイズ』

ジン →腎臓(じんぞう)ホルモン
レモン →レニン
S →エリスロポエチン

パッと見で分かる

腎臓ホルモンの作用

腎臓が血液中の酸素が足りないと感じるとエリスロポエチンを作る。

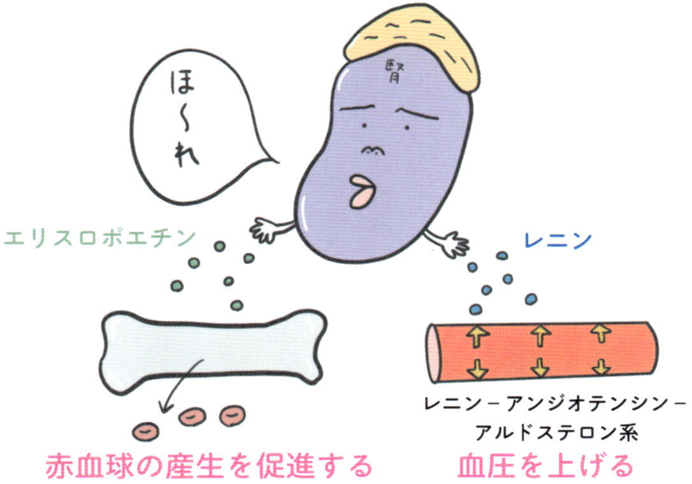

165

□ アルドステロンの作用(さよう)

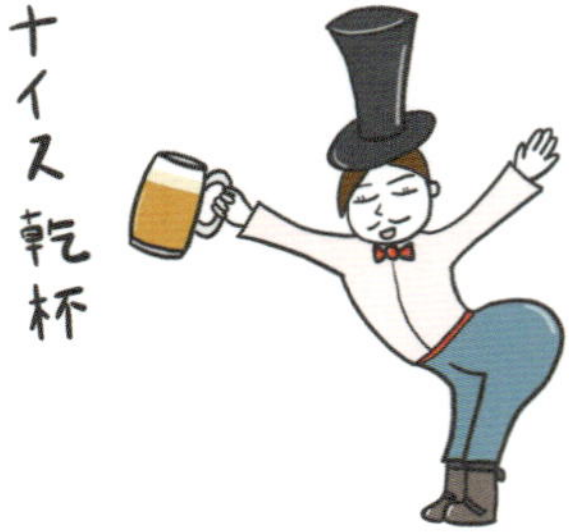

『安藤 ナイス 乾杯でケツ上げる』

- 安藤 →アルドステロンの作用(さよう)
- ナイス →ナトリウム再吸収(さいきゅうしゅう)
- 乾杯 →カリウム排泄(はいせつ)
- ケツ上げる →血圧上昇(けつあつじょうしょう)

パッと見で分かる レニン－アンジオテンシン－アルドステロン系

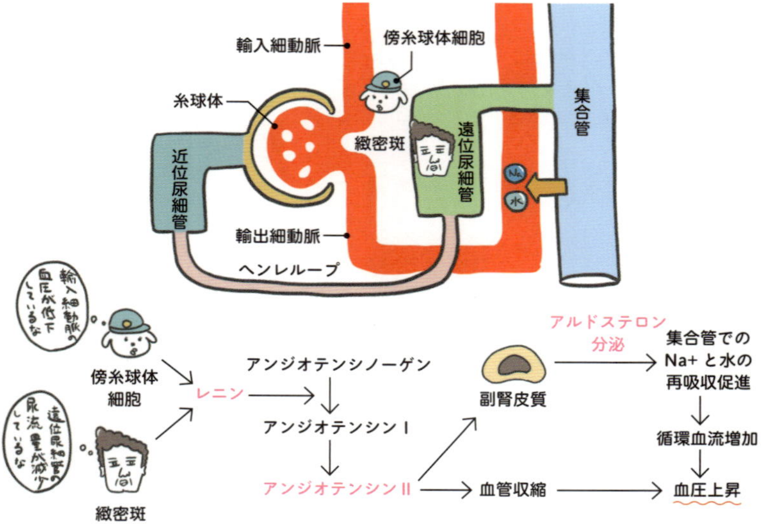

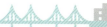

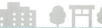

166

□ コルチゾール（糖質コルチコイド）の作用

『子象の公演に投資していこう』

- 子象　→コルチゾールの作用
- 公演　→抗炎症作用
- 投資　→糖新生
- いこう→胃酸分泌亢進

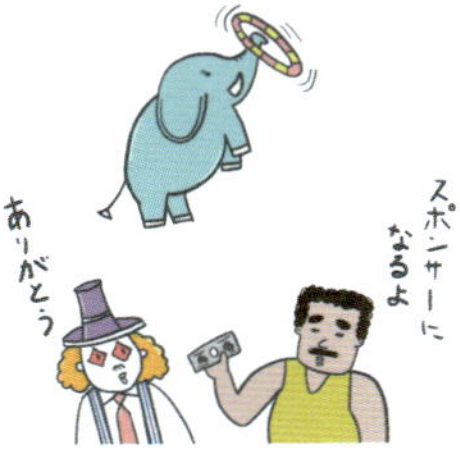

167

□ 副腎髄質ホルモン

『夫人がズシッとした黒のど飴をドパッとくれた』

- 夫人がズシッ→副腎髄質ホルモン
- 黒のど飴をドパッ→クロム親和細胞：ノルアドレナリン／アドレナリン／ドーパミン

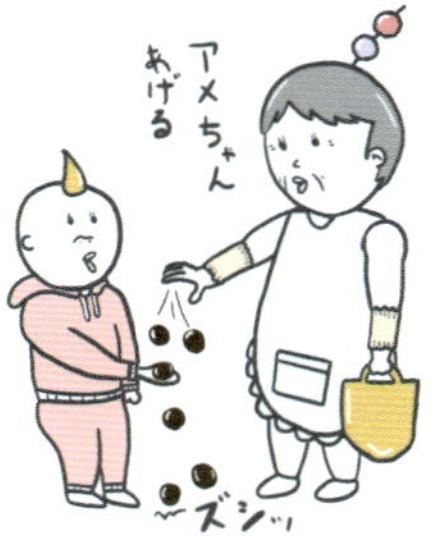

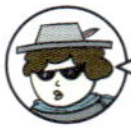

クロム親和細胞はカテコールアミン（アドレナリン、ノルアドレナリン）を産生する。

168

□ ノルアドレナリンの作用

『ノルとケツ上げる』

- ノルと→ノルアドレナリンの作用
- ケツ上げる→血圧上昇

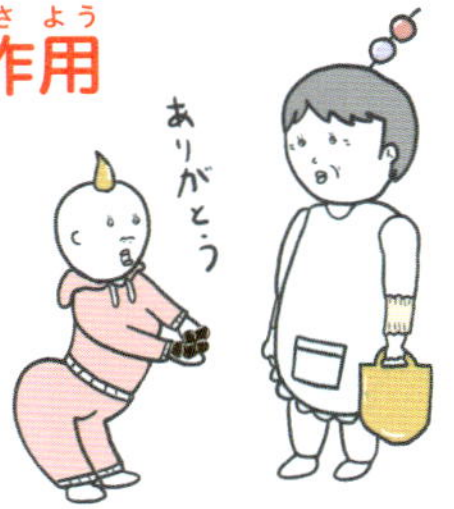

GORO_7-003

169

□ アドレナリンの作用(さよう)

『アナを心配しながら決闘』

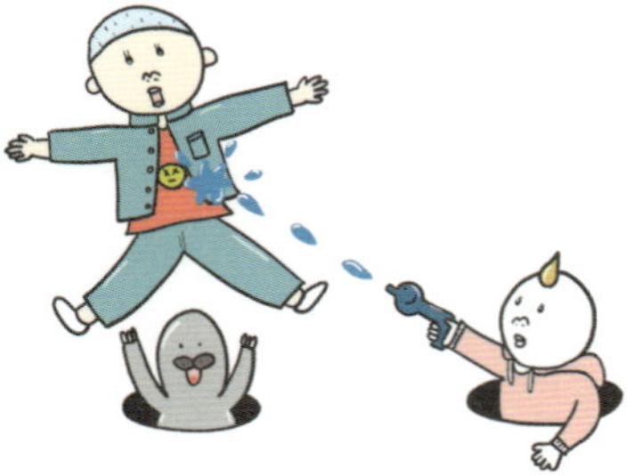

- アナ→アドレナリンの作用(さよう)
- 心配→心拍数上昇(しんぱくすうじょうしょう)
- 決闘→血糖値上昇(けっとうちじょうしょう)

パッと見て分かる

副腎から分泌されるホルモン

副腎は皮質と髄質に分けられ、異なるホルモンを分泌する。

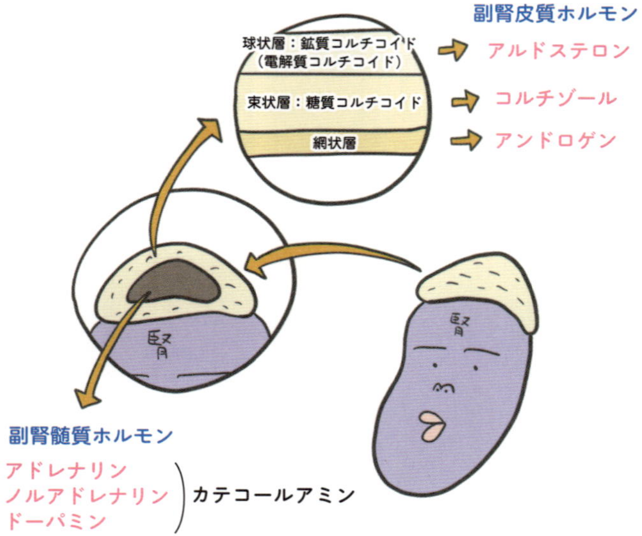

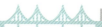

170 □ 膵臓(すいぞう)から分泌(ぶんぴつ)されるホルモン

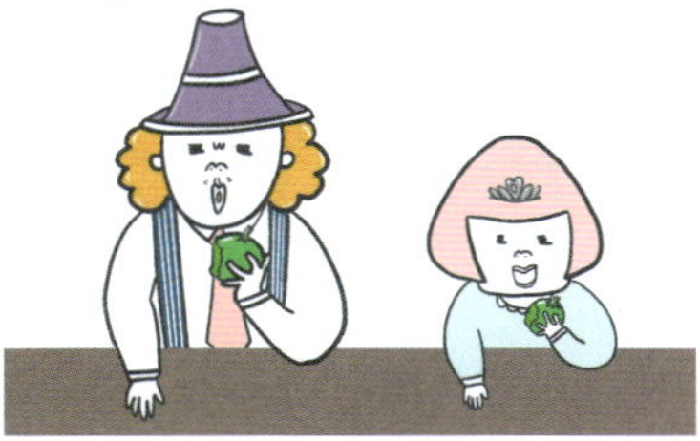

『酸いぞ。グリーンのトマト』

酸いぞ
→膵臓(すいぞう)から分泌(ぶんぴつ)されるホルモン
グリーン →グルカゴン／インスリン
トマト →ソマトスタチン

171 □ 精巣(せいそう)ホルモンの作用(さよう)

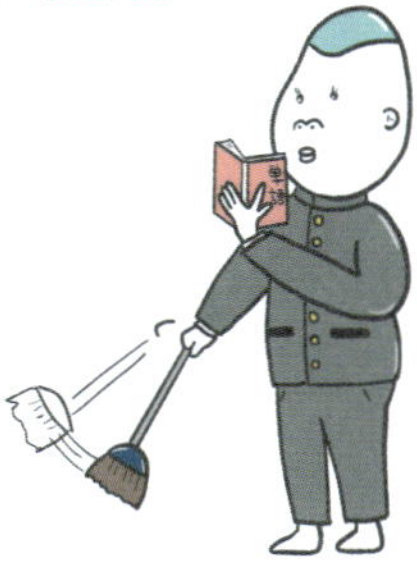

『清掃してしまう。単語 テスト前は』

清掃 →精巣(せいそう)ホルモンの作用(さよう)
単語 →蛋白質合成(たんぱくしつごうせい)
テスト →テストステロン

172 □ 卵巣(らんそう)ホルモン

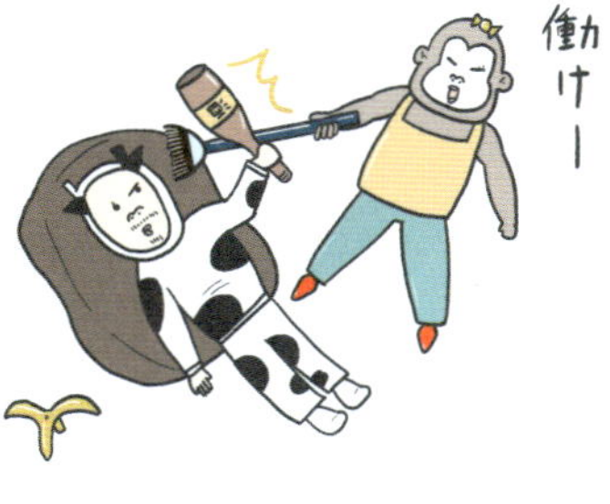

『乱暴なSに応対するプロのゲス』

乱暴なS
→卵胞(らんぽう)ホルモン：エストロゲン
応対するプロのゲス
→黄体(おうたい)ホルモン：プロゲステロン

173

□ エストロゲンの作用

『エステ してないぞう』

- エステ →エストロゲンの作用
- してないぞう →子宮内膜増殖

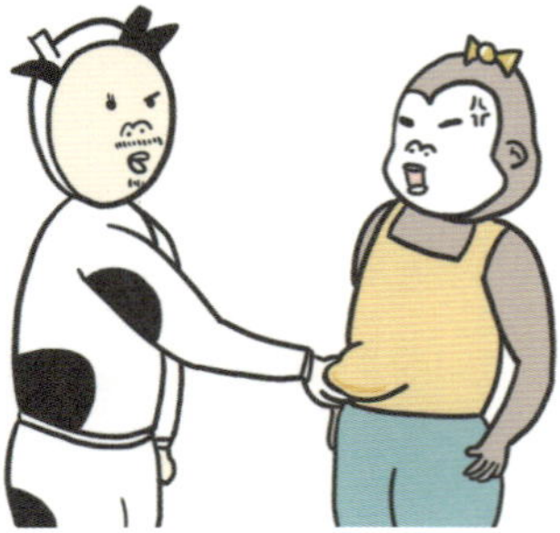

174

□ プロゲステロンの作用

『プロのゲス、意地 はって 退場』

- プロのゲス →プロゲステロンの作用
- 意地 →妊娠を維持
- はって →乳腺の発育
- 退場 →体温上昇

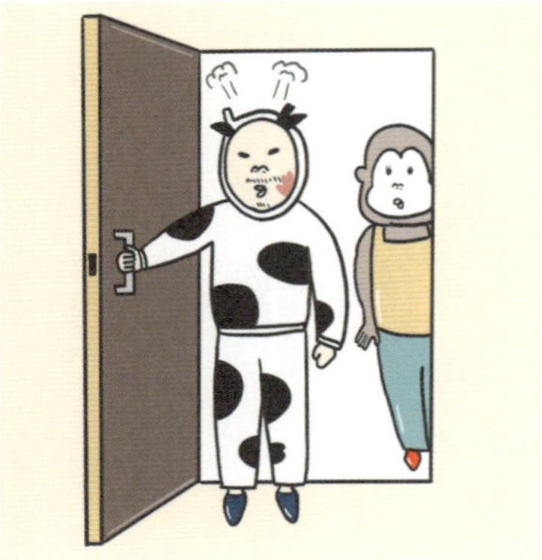

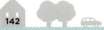

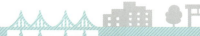

ピンチは、成長するための
最大のチャンスである。

175 血糖値を上げる ホルモン
（けっとうち　あ）

『血糖値 上 ぐる 砂 糖 の 成分』

血糖値	→血糖値を上げるホルモン（けっとうち　あ）
上	→アドレナリン
ぐる	→グルカゴン
砂	→サイロキシン
糖	→糖質コルチコイド（とうしつ）
の	→ノルアドレナリン
成	→成長ホルモン

176 クッシング症候群の 症状
（しょうこうぐん）（しょうじょう）

『屈伸する暇な赤色 マン タ』

屈伸	→クッシング症候群の症状（しょうこうぐん　しょうじょう）
暇	→中心性肥満（ちゅうしんせい ひまん）
赤色	→赤色 皮膚線 条（せきしょく ひ ふ せんじょう）
マン	→満月様顔貌（まんげつようがんぼう）
タ	→多毛（たもう）

1
2
3
4
5
6
7 内分泌系
8
9
10

177
□ 副甲状腺(ふくこうじょうせん)機能低下症(きのうていかしょう)の症状(しょうじょう)

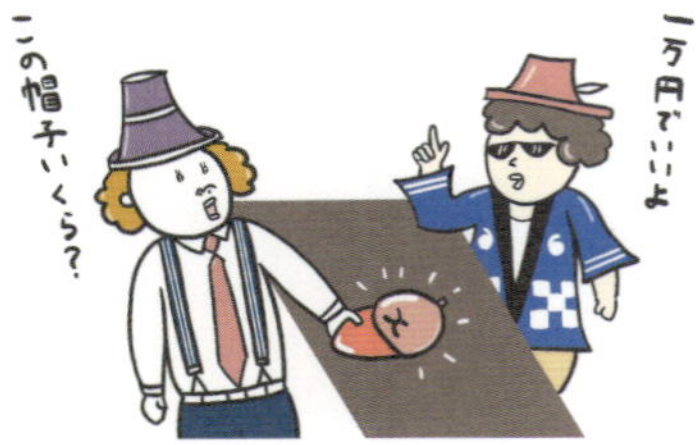

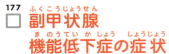

『不幸にも昨日テカ テカのコピー品を手に入れた』

- 不幸にも昨日テカ →副甲状腺機能低下症の症状
- テカ →低カルシウム血症
- コピー→高P血症（高リン血症）
- 手に →テタニー

副甲状腺の位置と働き

パッと見で分かる

副甲状腺は甲状腺の後面に左右2個ずつある。

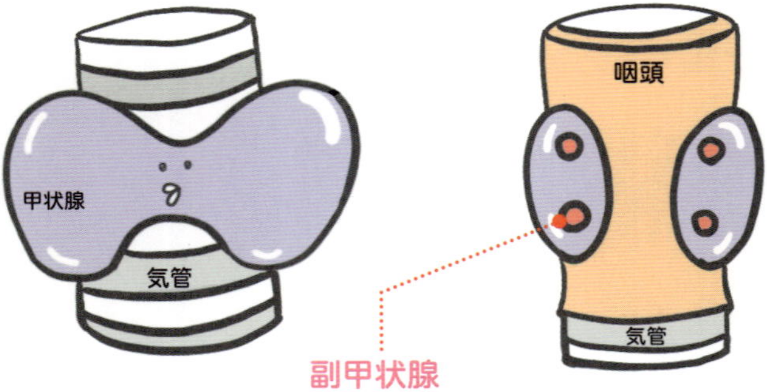

副甲状腺

副甲状腺ホルモンを分泌：
パラソルモン
（上皮小体ホルモン）

血中 Ca^{2+} 濃度を上昇させる
（骨吸収を促進させる）

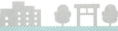

178

□ メルゼブルク三徴

『マーブル コーヒーの芽が出たよ』

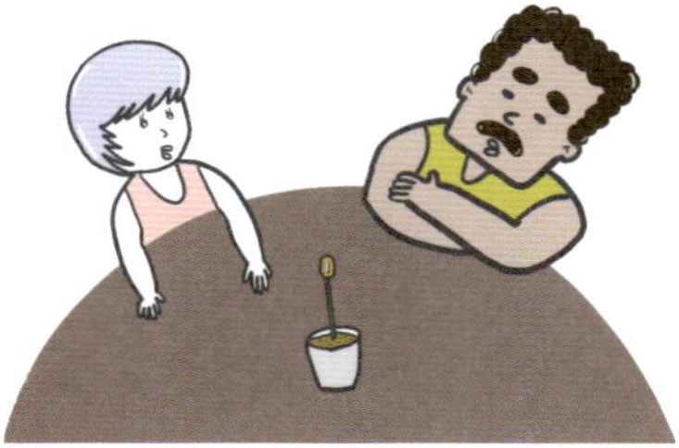

マーブル→メルゼブルク三徴
コーヒーの芽が出た
→甲状腺腫／頻脈／眼球突出

メルゼブルク三徴はバセドウ病の特徴的な症状。

179

□ アジソン病（副腎皮質機能低下症）の症状

『アジは、鉄色で体現する』

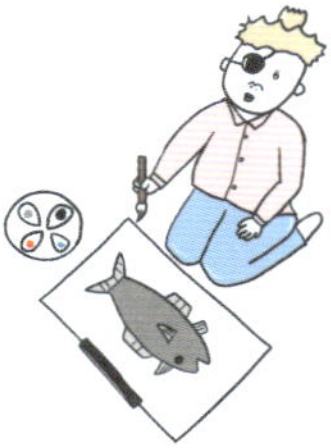

アジ→アジソン病の症状
鉄→低血圧
色→色素沈着
体現→体重減少

180

□ 褐色細胞腫の症状

『褐色のコーヒー豆がやべぇ』

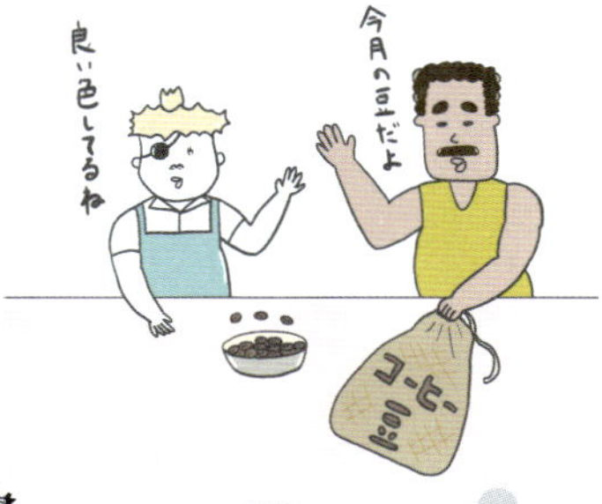

褐色→褐色細胞腫の症状
コー→高血圧・高血糖
ヒー→頻脈
や→やせ
べぇ→便秘

181 □ 原発性アルドステロン症（コン症候群）の症状

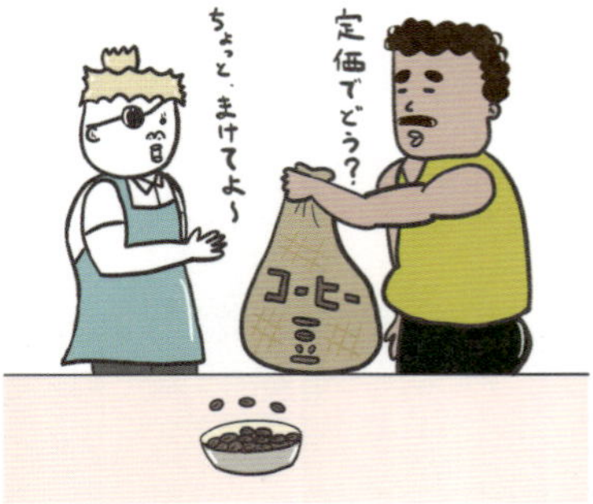

『現に発注あるが、定価に抵抗あるか？』

- 現に発注ある →原発性アルドステロン症の症状
- 定価 →低カリウム血症
- 抵 →テタニー
- 抗 →高血圧
- あるか →代謝性アルカローシス

182 □ 糖尿病の合併症

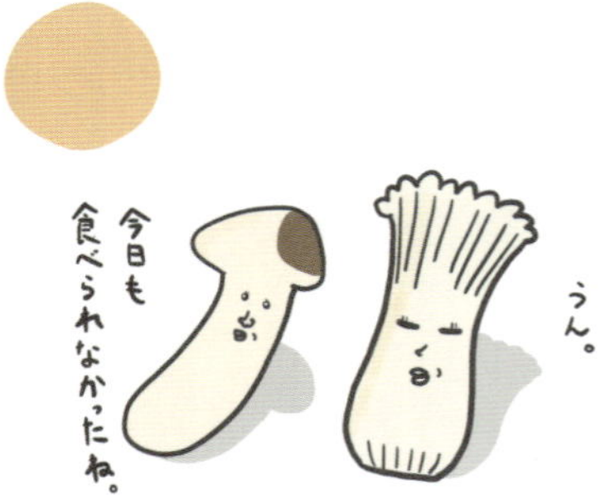

『豆乳色のしめじとえのき』

- 豆乳 →糖尿病の合併症
- し →神経障害
- め →眼疾患（網膜症）
- じ →腎症
- え →壊疽
- の →脳梗塞
- き →虚血性心疾患

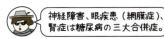

神経障害、眼疾患（網膜症）、腎症は糖尿病の三大合併症。

記憶定着！

ミニドリル⑤

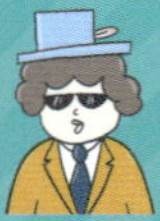

これまで覚えたゴロの知識を使って、ミニドリルを解いてみよう。

問題1

1点

下垂体前葉ホルモンではないものはどれか。

① 黄体形成ホルモン
② 乳腺刺激ホルモン
③ 抗利尿ホルモン
④ 成長ホルモン

問題2

1点

次の組み合わせで正しいものはどれか。

① パラソルモン --- 骨吸収 --- 骨を壊す
② パラソルモン --- 骨形成 --- 骨を作る
③ カルシトニン --- 骨吸収 --- 骨を作る
④ カルシトニン --- 骨形成 --- 骨を壊す

問題3

1点

副腎皮質ホルモンの組み合わせで正しいのはどれか。

① アドレナリン --- ドーパミン --- アンドロゲン
② ノルアドレナリン --- コルチゾール --- アドレナリン
③ アンドロゲン --- アルドステロン --- ドーパミン
④ アンドロゲン --- コルチゾール --- アルドステロン

問題4

1点

プロゲステロンの働きでないものはどれか。

① 妊娠を維持
② 子宮内膜増殖
③ 乳腺の発育
④ 体温上昇

問題5

1点

メルゼブルク三徴の組み合わせで正しいのはどれか。

① 頻脈 --- 眼球突出 --- テタニー症状
② 甲状腺腫 --- 低カリウム血症 --- 高血圧
③ テタニー症状 --- 眼球突出 --- 甲状腺腫
④ 眼球突出 --- 頻脈 --- 甲状腺腫

正解　問題1／③　問題2／①　問題3／④　問題4／②　問題5／④

問題 6

1点

褐色細胞腫の症状の組み合わせで正しいのはどれか。

① やせ --- 便秘 --- 腹痛
② 頻脈 --- やせ --- 低血圧
③ 便秘 --- 頻脈 --- やせ
④ 高血圧 --- 体温上昇 --- 便秘

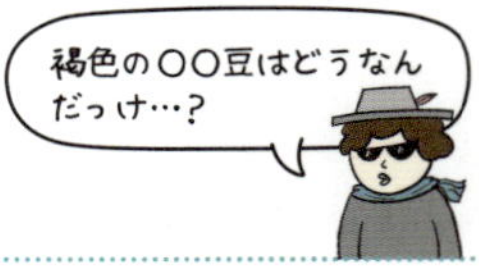
褐色の〇〇豆はどうなんだっけ…？

問題 7

1点

次の組み合わせで正しいのはどれか。

① 褐色細胞腫の症状 --- 腎症
② 糖尿病の合併症 --- 色素沈着
③ 原発性アルドステロン症の症状 --- 高血圧
④ アジソン病の症状 --- 頻脈

覚えているかな？

（　）の中に単語を入れてみよう！
正解は、130〜131ページをチェック！

下垂体ホルモン

各1点

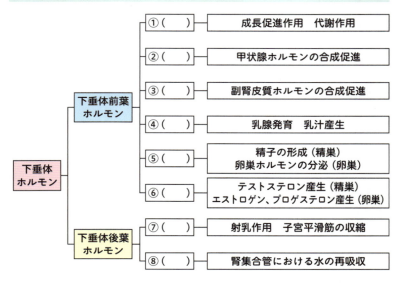

下垂体ホルモン	下垂体前葉ホルモン	①（　　）	成長促進作用　代謝作用
		②（　　）	甲状腺ホルモンの合成促進
		③（　　）	副腎皮質ホルモンの合成促進
		④（　　）	乳腺発育　乳汁産生
		⑤（　　）	精子の形成（精巣） 卵巣ホルモンの分泌（卵巣）
		⑥（　　）	テストステロン産生（精巣） エストロゲン、プロゲステロン産生（卵巣）
	下垂体後葉ホルモン	⑦（　　）	射乳作用　子宮平滑筋の収縮
		⑧（　　）	腎集合管における水の再吸収

／15点

正解　問題6/③　問題7/③

part 8

骨格（こっかく）・筋系（きんけい）

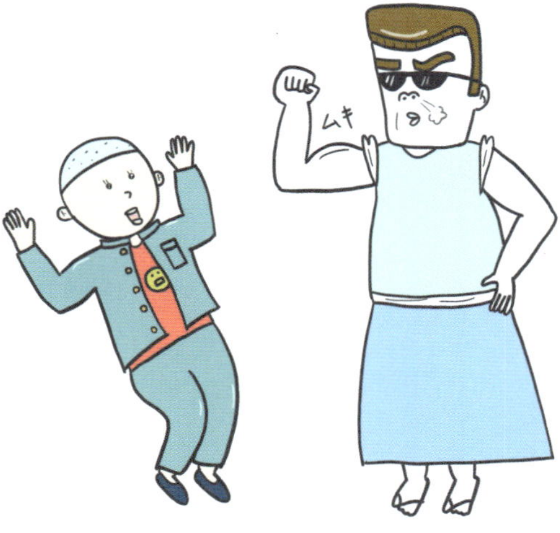

part 8 骨格・筋系

GORO_8-001

183 □ 骨の構造

『骨ある楯突くババアを横に放る男』

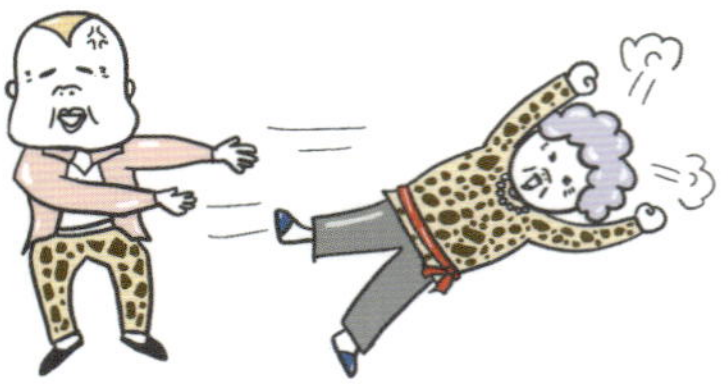

- 骨 →骨の構造
- 楯突くババア →縦方向にハバース管
- 横に放る男 →横方向にフォルクマン管

184 □ 弾性軟骨で構成される所

『男性なん？ しかも外国人かい！』

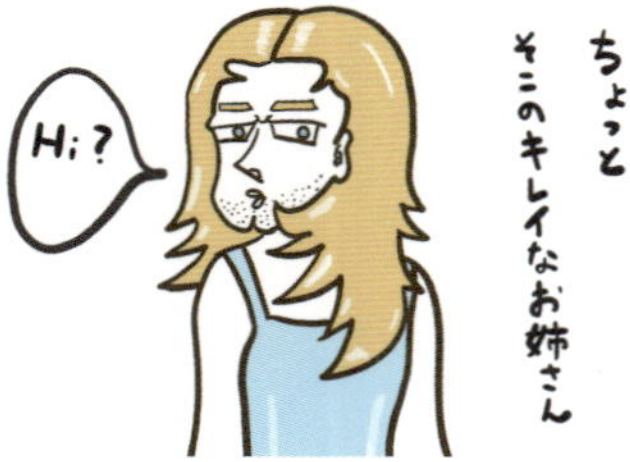
Hi?
ちょっと
そこのキレイなお姉さん

- 男性なん →弾性軟骨で構成される所
- 外 →外耳道軟骨
- 国 →喉頭蓋軟骨
- 人かい →耳介軟骨

185 □ 線維軟骨で構成される所

『先生！ つい心配で帰ったら遅刻しました』

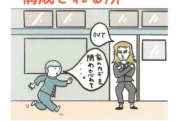

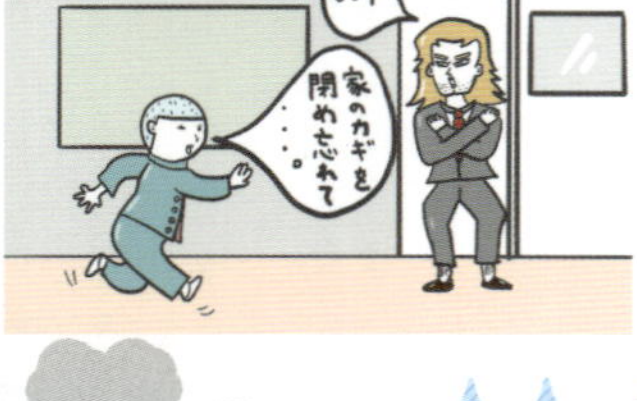
OUT
家のカギを閉め忘れて・・・。

- 先 →線維軟骨で構成される所
- つい →椎間円板
- 心 →関節唇
- 配 →関節半月
- 帰った →関節円板
- 遅刻 →恥骨結合

知識は時間がたつと消えていくかもしれないけど「一生懸命頑張ったという経験」が君の人生の財産になるぞ。

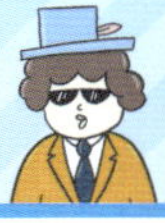

186
□ 硝子軟骨(しょうしなんこつ)で構成(こうせい)される所(ところ)

『しょうがないから廊下で気功』

しょうがない→硝子軟骨(しょうしなんこつ)で構成(こうせい)される所(ところ)
廊→肋軟骨(ろくなんこつ)
下→関節軟骨(かんせつなんこつ)
気→気管軟骨(きかんなんこつ)
功→甲状軟骨(こうじょうなんこつ)

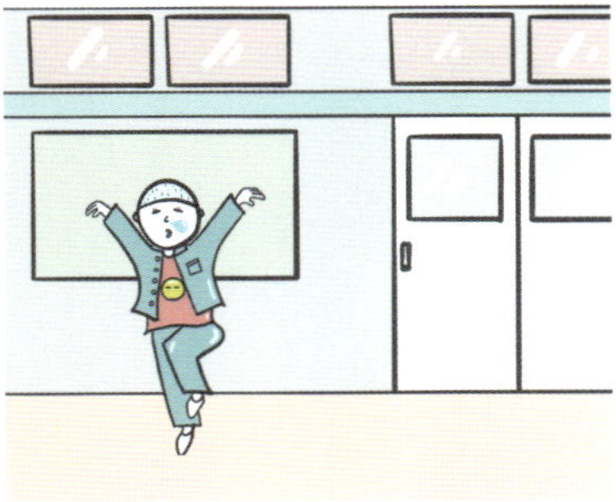

187
□ 喉頭軟骨(こうとうなんこつ)の種類(しゅるい)

『高騰したコーヒー降臨』

高騰→喉頭軟骨(こうとうなんこつ)の種類(しゅるい)
コー→甲状軟骨(こうじょうなんこつ)
ヒー→披裂軟骨(ひれつなんこつ)
降→喉頭蓋軟骨(こうとうがいなんこつ)
臨→輪状軟骨(りんじょうなんこつ)

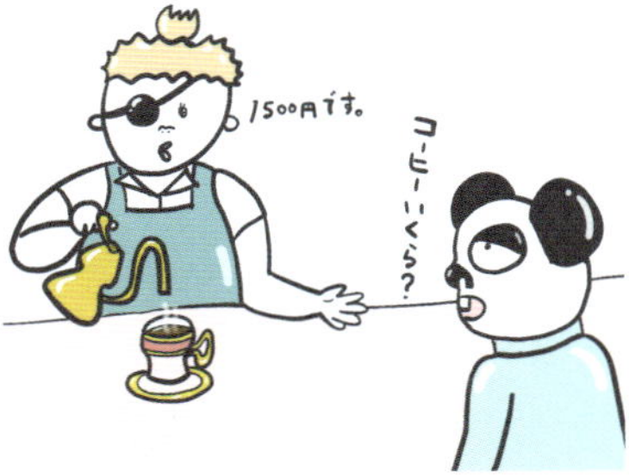

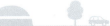

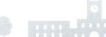

188 □ 脳頭蓋（のうとうがい）の構成骨（こうせいこつ）

『脳トレを外で自然にする校長』

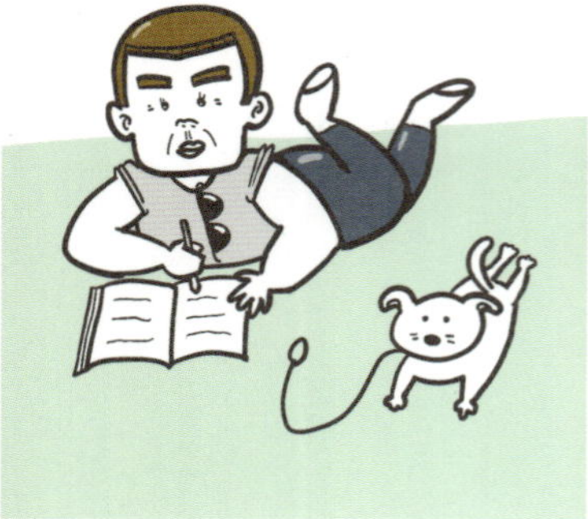

- 脳ト →脳頭蓋（のうとうがい）の構成骨（こうせいこつ）
- 外 →側頭骨（そくとうこつ）／頭頂骨（とうちょうこつ）
- 自 →篩骨（しこつ）
- 然 →前頭骨（ぜんとうこつ）
- 校 →後頭骨（こうとうこつ）
- 長 →蝶形骨（ちょうけいこつ）

189 □ 顔面頭蓋（がんめんとうがい）の構成骨（こうせいこつ）

『顔面で故郷の上カルビを饒舌に語る』

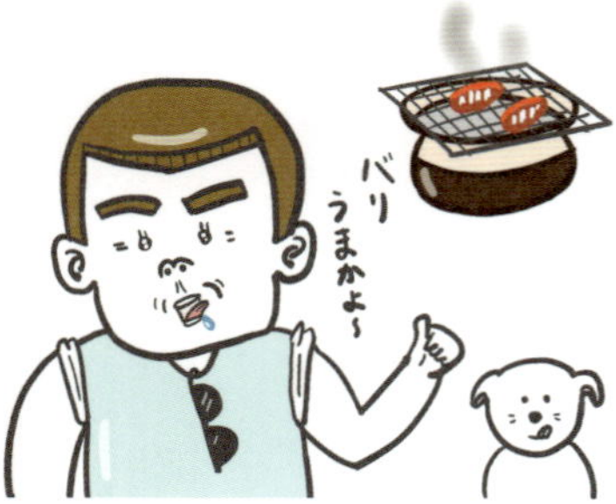

- 顔面 →顔面頭蓋（がんめんとうがい）の構成骨（こうせいこつ）
- 故 →口蓋骨（こうがいこつ）
- 郷 →頬骨（きょうこつ）
- 上 →上顎骨（じょうがくこつ）
- カ →下鼻甲介（かびこうかい）
- ル →涙骨（るいこつ）
- ビ →鼻骨（びこつ）
- 饒 →鋤骨（じょこつ）
- 舌 →舌骨（ぜっこつ）
- 語 →下顎骨（かがくこつ）

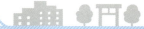

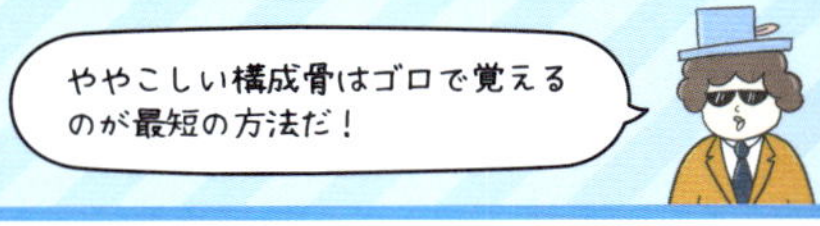
ややこしい構成骨はゴロで覚えるのが最短の方法だ！

190 □ 眼窩（がんか）の構成骨（こうせいこつ）

『眼科の教師、事故る前兆』

眼科 →眼窩（がんか）の構成骨（こうせいこつ）
教 →頬骨（きょうこつ）
師 →篩骨（しこつ）
事 →上顎骨（じょうがくこつ）
故 →口蓋骨（こうがいこつ）
る →涙骨（るいこつ）
前 →前頭骨（ぜんとうこつ）
兆 →蝶形骨（ちょうけいこつ）

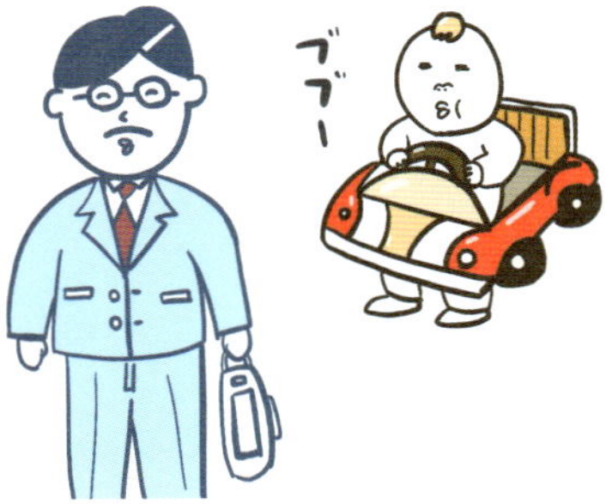

191 □ 肋骨（ろっこつ）の分類（ぶんるい）

『新郎いいな。カロリー鳩に与えて遊んで、いい一日』

新郎いいな →真肋（しんろく） 1～7肋骨（ろっこつ）
カロリー鳩に →仮肋（かろく） 8～12肋骨（ろっこつ）
遊んで、いい一日
→浮遊肋（ふゆうろく） 11～12肋骨（ろっこつ）

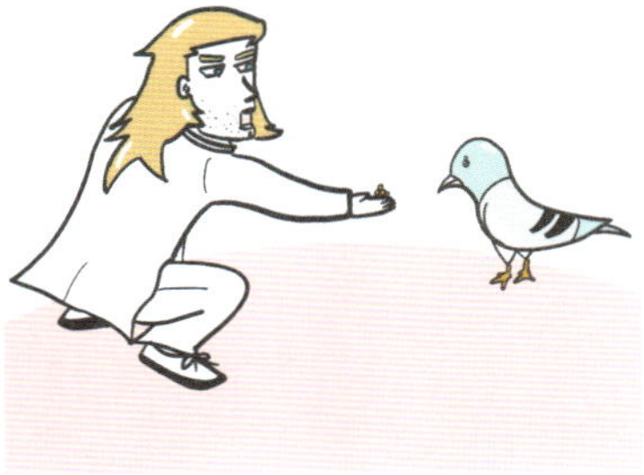

192 □ 手根骨（しゅこんこつ）

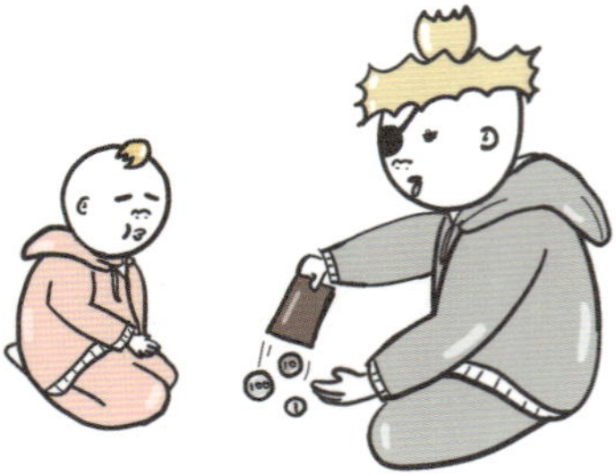

『手取りこんだけ。父さんの月収は、高騰しても少量だ』

手取りこん→手根骨（しゅこんこつ）
父→豆状骨（とうじょうこつ）
さん→三角骨（さんかくこつ）
月→月状骨（げつじょうこつ）
収→舟状骨（しゅうじょうこつ）
高→有鉤骨（ゆうこうこつ）
騰→有頭骨（ゆうとうこつ）
少量→小菱形骨（しょうりょうけいこつ）
だ→大菱形骨（だいりょうけいこつ）

パッと見で分かる 手根骨

上のゴロと合わせて覚えよう。

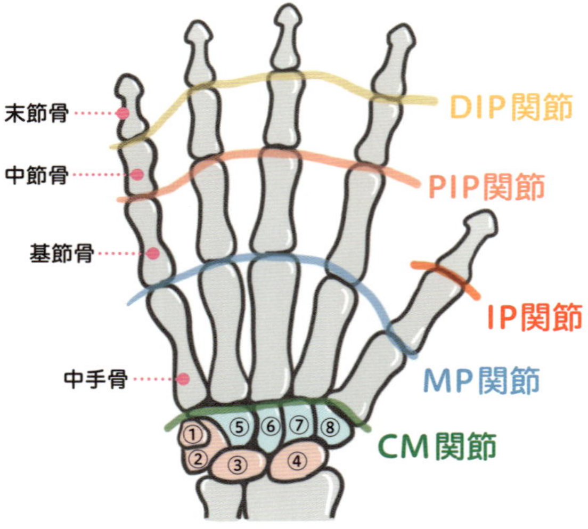

手掌面（右手）

①豆状骨
②三角骨
③月状骨
④舟状骨
⑤有鉤骨
⑥有頭骨
⑦小菱形骨
⑧大菱形骨

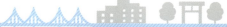

193 □ 足根骨（そっこんこつ）

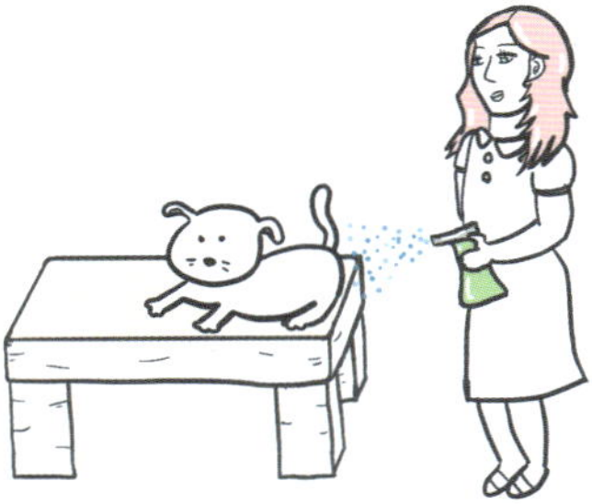

『そっこー効く。ナイ チン ゲールの消 臭 力』

そっこー →足根骨（そっこんこつ）
ナイ →内側楔状骨（ないそくけつじょうこつ）
チン →中間楔状骨（ちゅうかんけつじょうこつ）
ゲール →外側楔状骨（がいそくけつじょうこつ）
消 →踵骨（しょうこつ）
臭 →舟状骨（しゅうじょうこつ）
力 →立方骨（りっぽうこつ）／距骨（きょこつ）

パッと見で分かる 足根骨

ショパール関節とリスフラン関節の場所も覚えよう。
ショパール関節は横足根関節ともいうぞ。

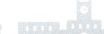

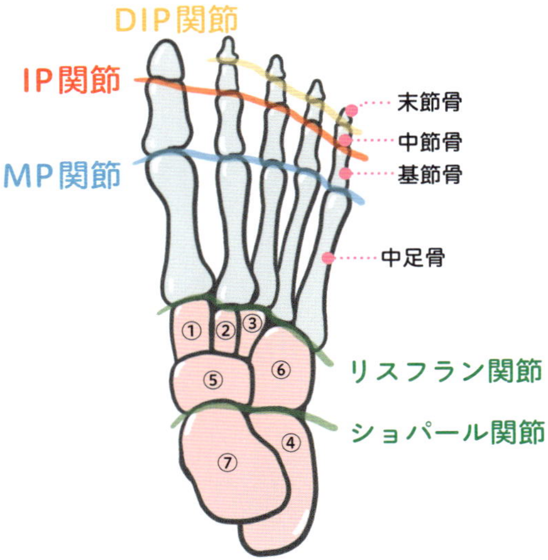

①内側
②中間
③外側
楔状骨（けつじょうこつ）
④踵骨
⑤舟状骨
⑥立方骨
⑦距骨

194 □ 蝶形骨に開口する孔

『超 精鋭 女 子のらっ きょ』

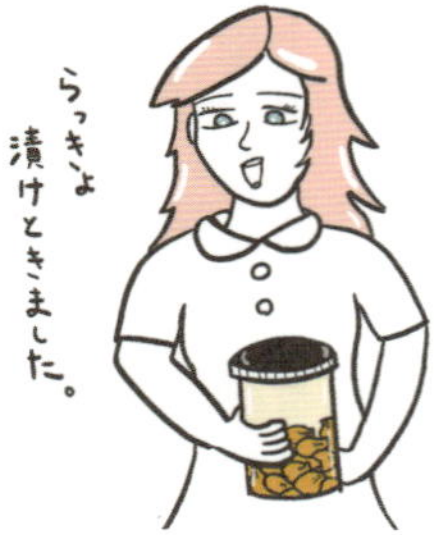

- 超 →蝶形骨に開口する孔
- 精鋭 →正円孔
- 女 →上眼窩裂
- 子 →視神経管
- らっ →卵円孔
- きょ →棘孔

パッと見で分かる 蝶形骨

蝶形骨は頭蓋底の中央部にあり、蝶が羽を広げたような形をしている。

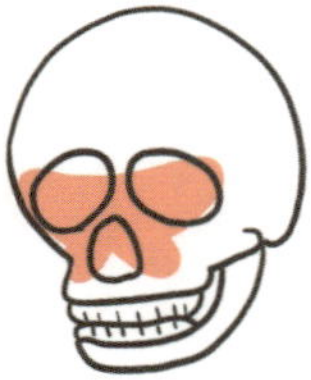

〈前方から見たところ〉

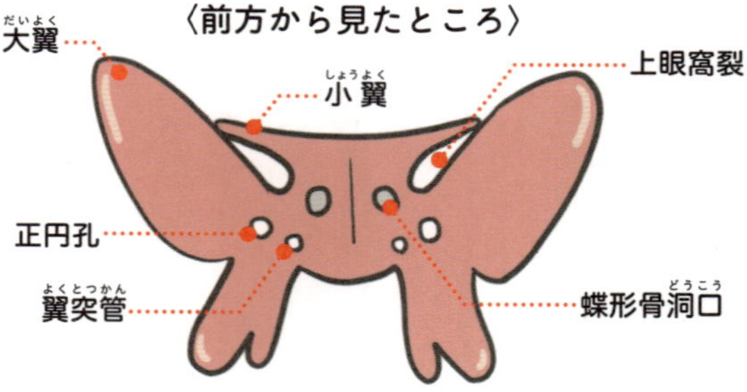

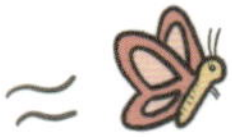

〈上方から見たところ〉

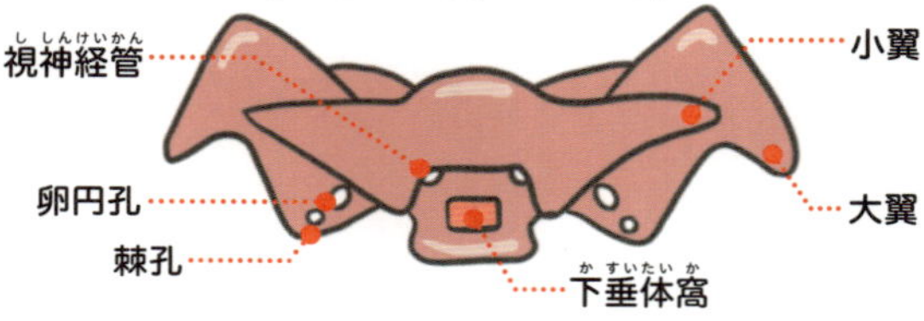

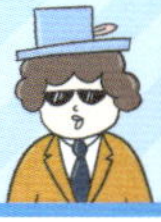

やる気が出ない日はあえてやってみよう。そういう日は意外とはかどったりするから、自分の感覚なんてアテにならないぞ。

195 □ 上眼窩裂を通るもの

『ジョーカーが外車を動かし徐々にガン飛ばす』

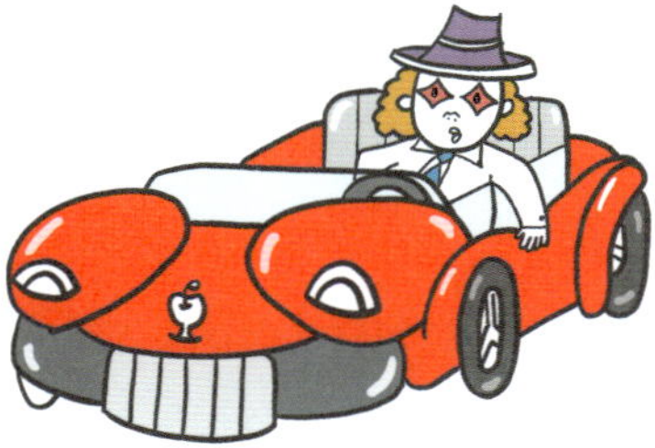

ジョーカー→上眼窩裂を通るもの
外→外転神経
車→滑車神経
動→動眼神経
徐々→上眼静脈
ガン→眼神経

196 □ 頸静脈孔を通るもの

『刑事、ニャンコと院内で不明』

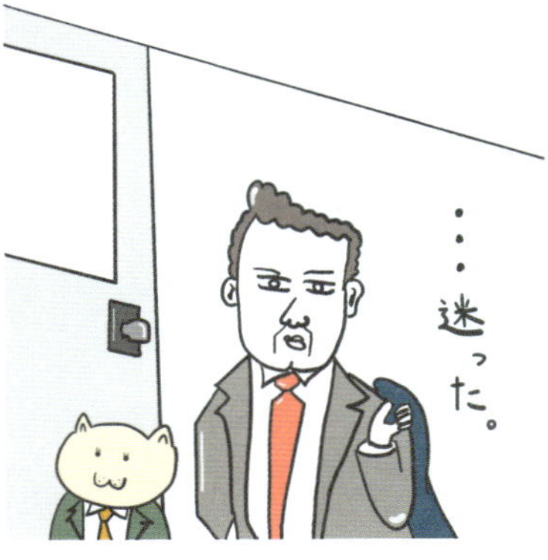

刑事、ニャンコ
→頸静脈孔を通るもの
院→舌咽神経
内→内頸静脈
不→副神経
明→迷走神経

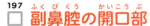

197 □ 副鼻腔の開口部

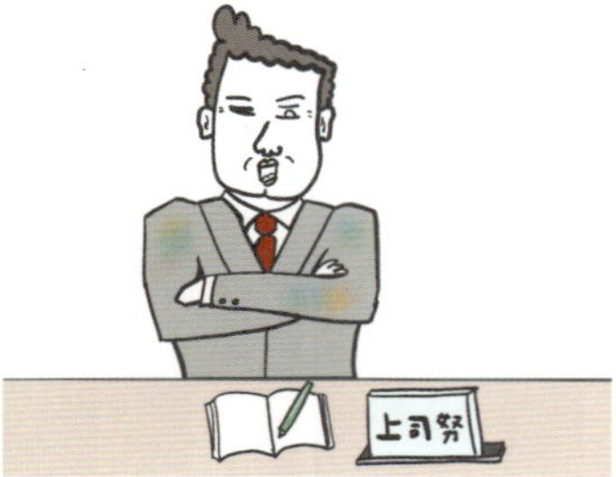

『ふびんな上司、名前も上司、
カビ類で調子帳消し』

ふびん →副鼻腔の開口部
上司 →上鼻道：篩骨洞（後部）
名前も上司
→中鼻道：前頭洞／上顎洞／篩骨洞（前部・中部）
カビ類 →下鼻道：鼻涙管
調子帳消し →蝶篩陥凹／蝶形骨洞

パッと見て分かる 副鼻腔の開口部

上鼻道・中鼻道・下鼻道それぞれにどの孔が開口しているか、ゴロとイラストで覚えよう。

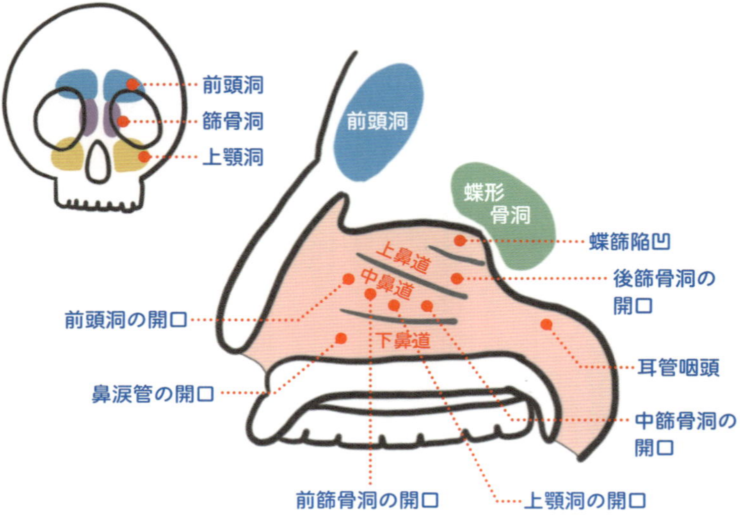

198

□ 随意筋と不随意筋

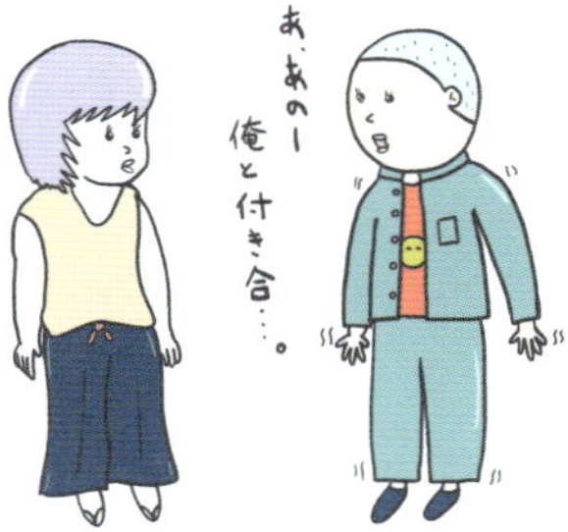

『ずっといきんで告白。
ふっ、ずいぶん平常心だな』

ずっといきんで告白
→随意筋：骨格筋（横紋筋）
ふっ、ずいぶん平常心
→不随意筋：平滑筋／心筋（横紋筋）

随意筋は自分の意思で動かせる筋肉で、不随意筋は自分の意思では動かせない筋肉。

パッと見で分かる

随意筋と不随意筋

横紋は筋繊維を構成するアクチンとミオシンが規則正しく並んでいるから見られるもの。

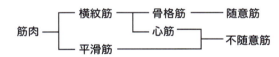

- 筋肉
  - 横紋筋
    - 骨格筋 ― 随意筋
    - 心筋 ― 不随意筋
  - 平滑筋 ― 不随意筋

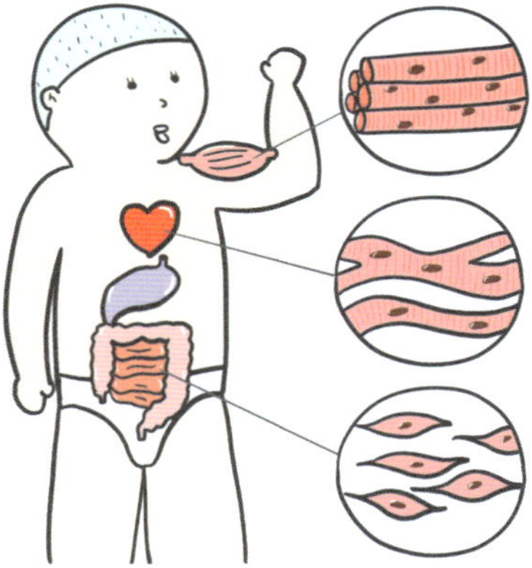

骨格筋
- 骨格を動かす。
- 横紋が見られる。

心筋
- 心臓を動かす。
- 横紋が見られる。

平滑筋
- 血管、胃腸、膀胱など内臓器官を動かす。
- 横紋が見られない。

199 □ 骨格筋の筋原線維

『奇跡的に最悪のタイミング』

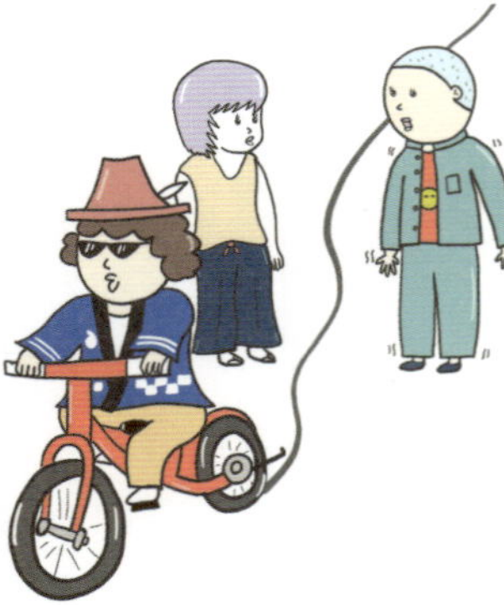

- 奇跡 →骨格筋の筋原線維
- 最悪 →細いアクチンフィラメント
- タイミン →太いミオシンフィラメント

200 □ 筋原線維の配列

『菌が入った暗いエイ太に明るく会いたい』

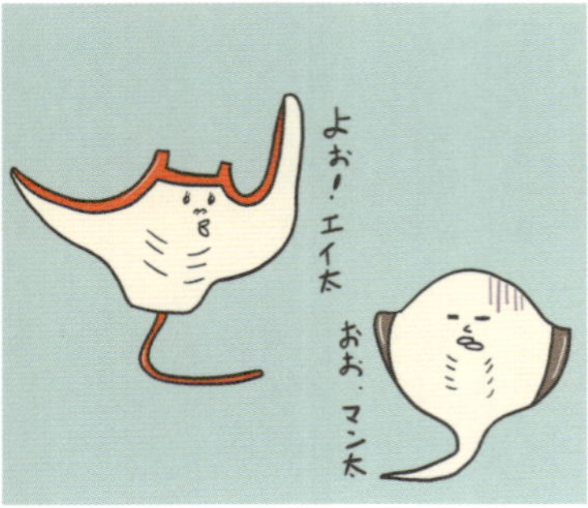

- 菌が入 →筋原線維の配列
- 暗いエイ太 →暗く見えるA帯
- 明るく会いたい →明るく見えるI帯

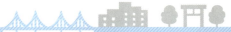

パッと見て分かる

骨格筋の筋原繊維 左ページのゴロと合わせて覚えよう！

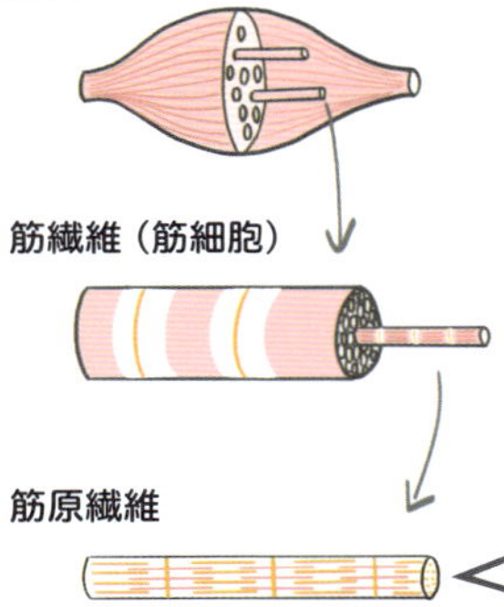

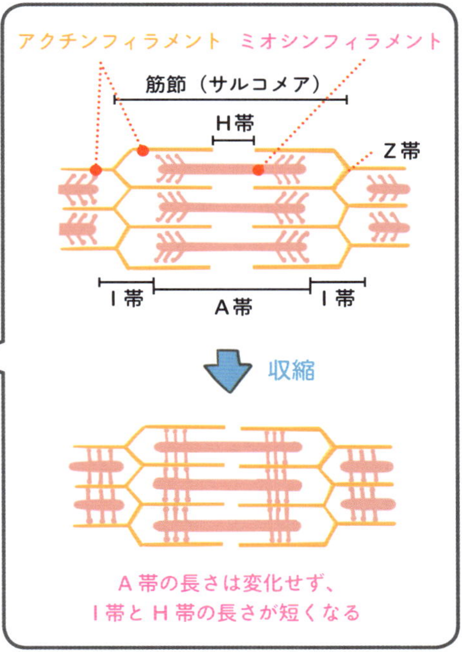

＼ここを押さえよう！／

- 太いミオシンフィラメント
- 細いアクチンフィラメント
- ミオシンとアクチンが重ならないＩ帯は明るく見える。
- A帯のうち、ミオシンとアクチンが重なる部分が暗く見える。ミオシンのみのH帯はやや明るく見える。

201 □ 咀嚼筋（そしゃくきん）

『ソーシャルで内も外も拘束』

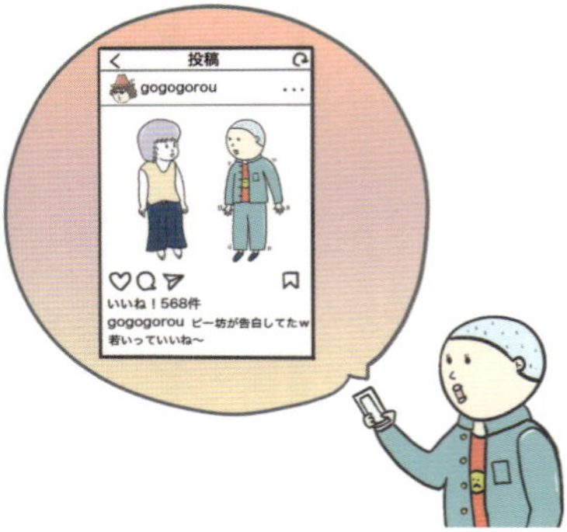

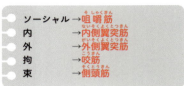

- ソーシャル →咀嚼筋（そしゃくきん）
- 内 →内側翼突筋（ないそくよくとつきん）
- 外 →外側翼突筋（がいそくよくとつきん）
- 拘 →咬筋（こうきん）
- 束 →側頭筋（そくとうきん）

202 □ 舌骨上筋群（ぜっこつじょうきんぐん）

『絶交上等！ 突然の自腹でオーマイ ガ！』

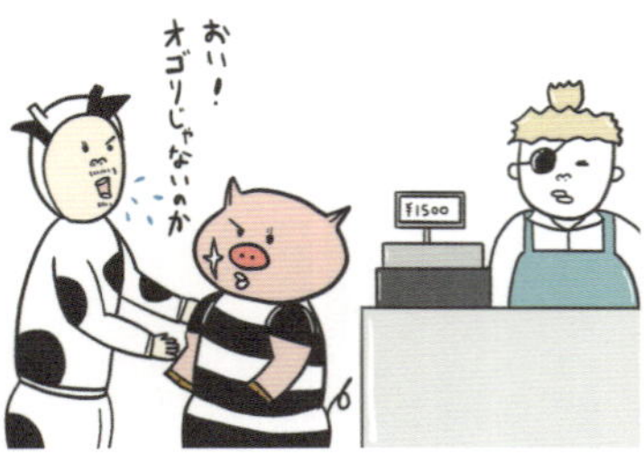

- 絶交上 →舌骨上筋群（ぜっこつじょうきんぐん）
- 突然 →茎突舌骨筋（けいとつぜっこつきん）
- 自腹 →顎二腹筋（がくにふくきん）
- オーマイ →オトガイ舌骨筋（ぜっこつきん）
- ガ →顎舌骨筋（がくぜっこつきん）

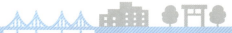

203 □ 舌骨下筋群（ぜっこつかきんぐん）

『絶交？ カチン！ 今日でコリゴリ。謙虚だったコイツと絶交』

絶交？ カチン	→舌骨下筋群（ぜっこつかきんぐん）
今日	→胸骨甲状筋（きょうこつこうじょうきん）
謙	→肩甲舌骨筋（けんこうぜっこつきん）
虚	→胸骨舌骨筋（きょうこつぜっこつきん）
コイツと絶交	→甲状舌骨筋（こうじょうぜっこつきん）

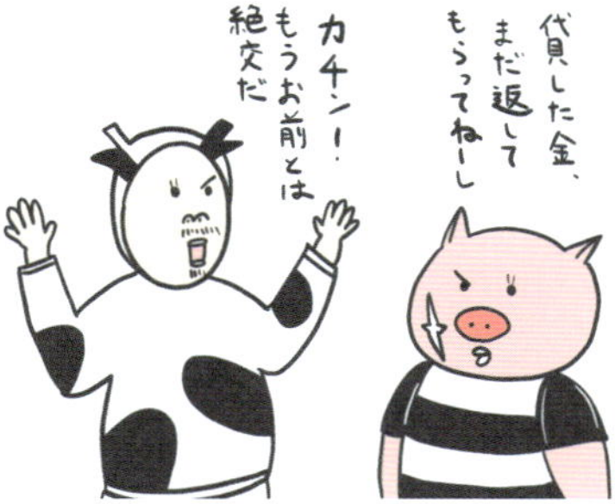

204 □ 脊柱起立筋（せきちゅうきりつきん）

『石柱立てれば、超最強！』

石柱立て	→脊柱起立筋（せきちゅうきりつきん）
超	→腸肋筋（ちょうろくきん）
最	→最長筋（さいちょうきん）
強	→棘筋（きょくきん）

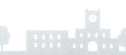

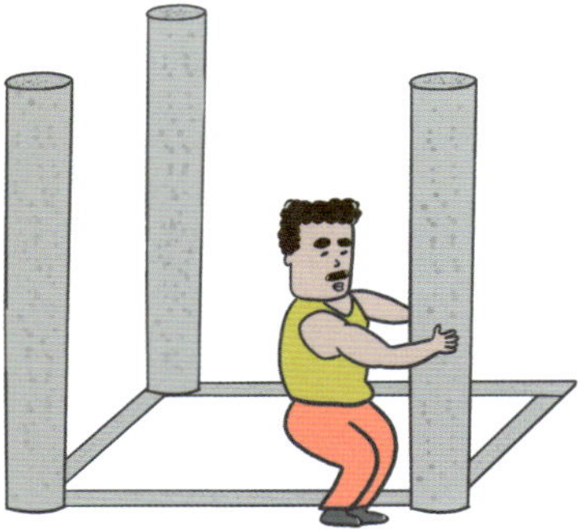

205 □ 横突棘筋（おうとつきょくきん）

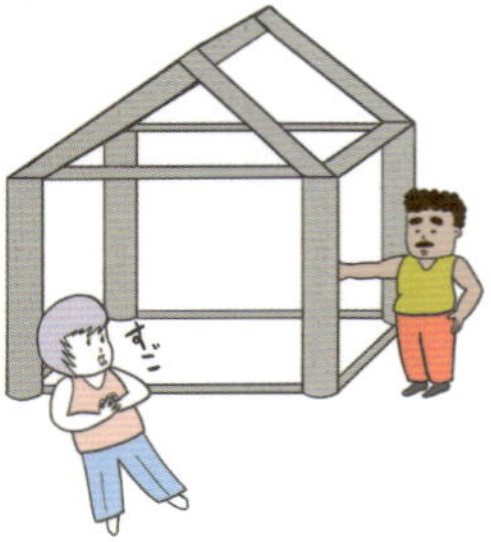

『おっと、極端に反響がた かい』

- おっと、極端 →横突棘筋（おうとつきょくきん）
- 反響 →半棘筋（はんきょくきん）
- た →多裂筋（たれつきん）
- かい →回旋筋（かいせんきん）

206 □ 腹部の筋肉（ふくぶのきんにく）

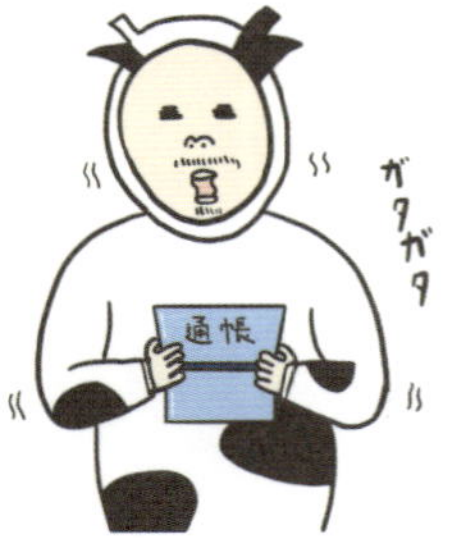

『借金で貯金が衰退、余計に不穏』

- 借金 →外腹斜筋（がいふくしゃきん）／内腹斜筋（ないふくしゃきん）
- 貯金 →腹直筋（ふくちょくきん）
- 衰退 →錐体筋（すいたいきん）
- 余計 →腰方形筋（ようほうけいきん）
- 不穏 →腹横筋（ふくおうきん）

207 □ 上腕の屈筋群（じょうわんのくっきんぐん）

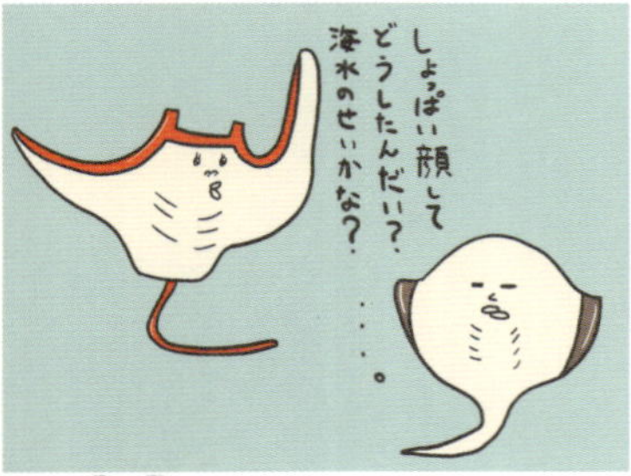

『ジョークは、序盤に上手に出すと有効』

- ジョーク →上腕の屈筋群（じょうわんのくっきんぐん）
- 序盤 →上腕筋（じょうわんきん）
- 上手に →上腕二頭筋（じょうわんにとうきん）
- 有効 →烏口腕筋（うこうわんきん）

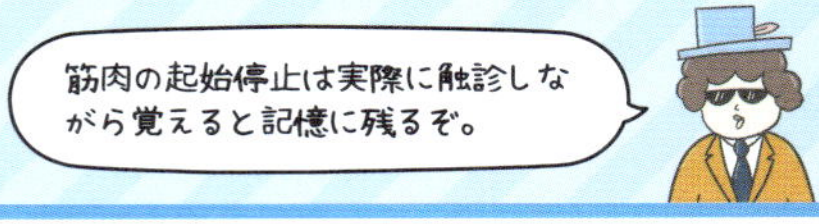

208 □ 上腕の伸筋群（じょうわんのしんきんぐん）

『上司の親近感でお嬢さんにチュー』

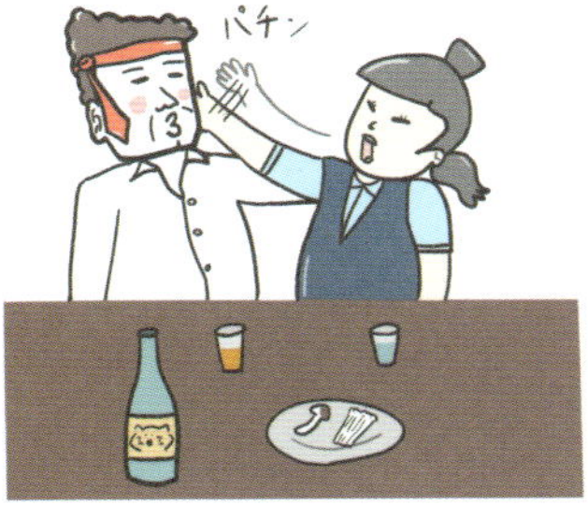

- 上司の親近感 →上腕の伸筋群（じょうわんのしんきんぐん）
- 嬢さん →上腕三頭筋（じょうわんさんとうきん）
- チュー →肘筋（ちゅうきん）

209 □ 中手筋（ちゅうしゅきん）

『なんちゅうても勝敗は重要』

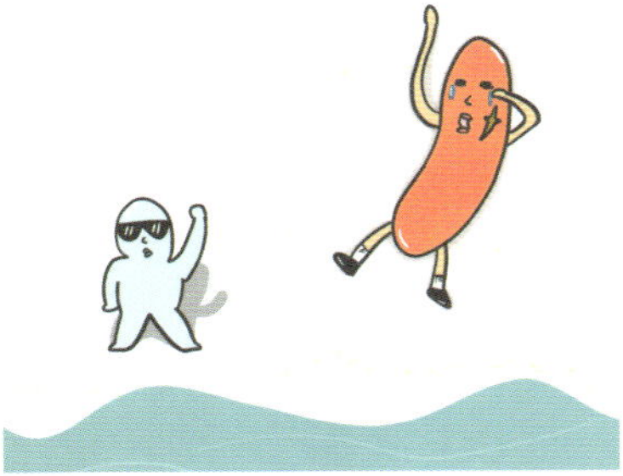

- ちゅうて →中手筋（ちゅうしゅきん）
- 勝 →掌側骨間筋（しょうそくこつかんきん）
- 敗 →背側骨間筋（はいそくこつかんきん）
- 重要 →虫様筋（ちゅうようきん）

210 □ 大腿の屈筋群（だいたいのくっきんぐん）

『大工の日当は、ハンマーの半券で！』

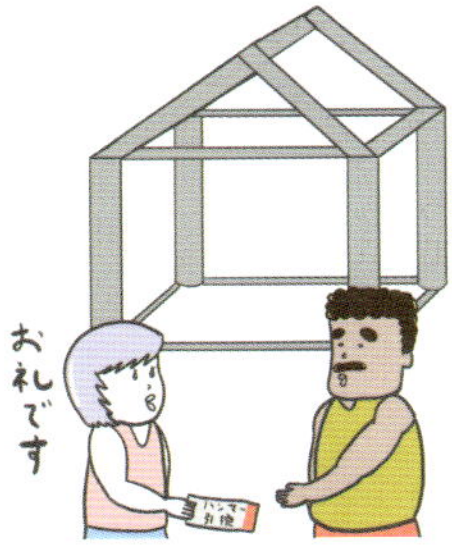

- 大工 →大腿の屈筋群（だいたいのくっきんぐん）
- 日当 →大腿二頭筋（だいたいにとうきん）
- ハンマー →半膜様筋（はんまくようきん）
- 半券 →半腱様筋（はんけんようきん）

211
□ 大腿の伸筋群（だいたいのしんきんぐん）

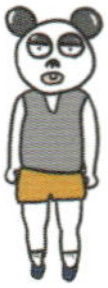

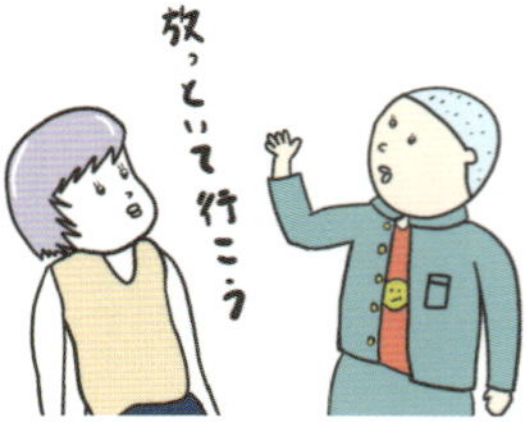

『大体、嫉妬するから
シカトして放っておこう』

- 大体、嫉妬 →大腿四頭筋（だいたいしとうきん）
- シカ →膝関節筋（しつかんせつきん）
- 放っておこう →縫工筋（ほうこうきん）

212
□ 大腿内転筋群（だいたいないてんきんぐん）

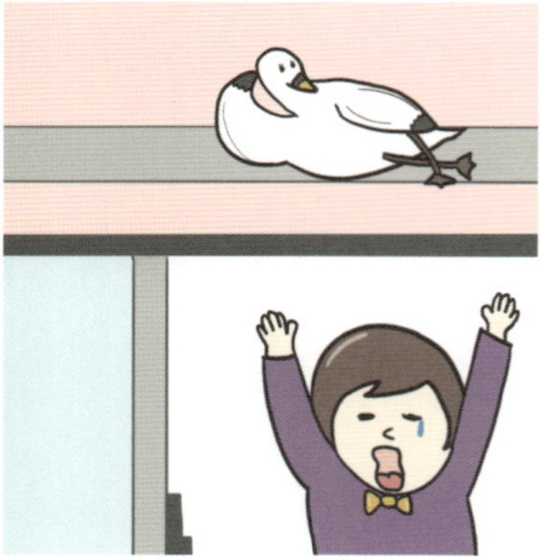

『大体内定の決まった短 大の外壁に
小っこい 白 鳥』

- 大体内定 →大腿内転筋群（だいたいないてんきんぐん）
- 短 →短内転筋（たんないてんきん）
- 大 →大内転筋（だいないてんきん）
- 外壁 →外閉鎖筋（がいへいさきん）
- 小っこい →恥骨筋（ちこつきん）
- 白 →薄筋（はくきん）
- 鳥 →長内転筋（ちょうないてんきん）

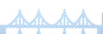

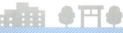

213

□ 外寛骨筋（がいかんこつきん）：殿筋群（でんきんぐん）

『ガイコツ元気に焼 酎 大で緊張』

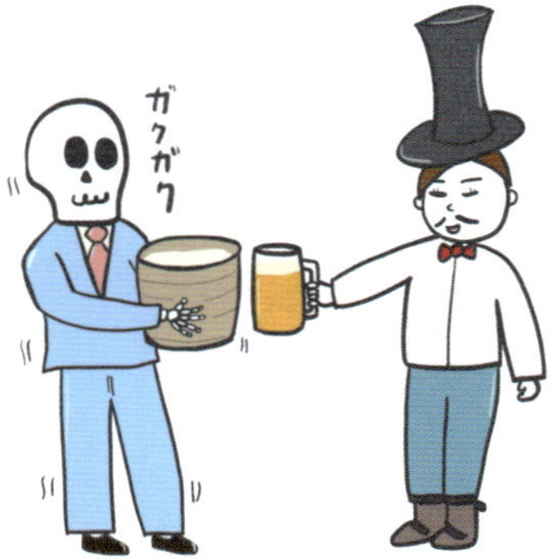

ガイコツ元気	→外寛骨筋（がいかんこつきん）：殿筋群（でんきんぐん）
焼	→小殿筋（しょうでんきん）
酎	→中殿筋（ちゅうでんきん）
大	→大殿筋（だいでんきん）
緊張	→大腿筋膜張筋（だいたいきんまくちょうきん）

大殿筋・中殿筋・小殿筋の主な働きはそれぞれ押さえておこう。

214

□ 外寛骨筋（がいかんこつきん）：回旋筋群（かいせんきんぐん）

『ガイコツ回旋したら臨時で双子になった。放っとけ ないさ』

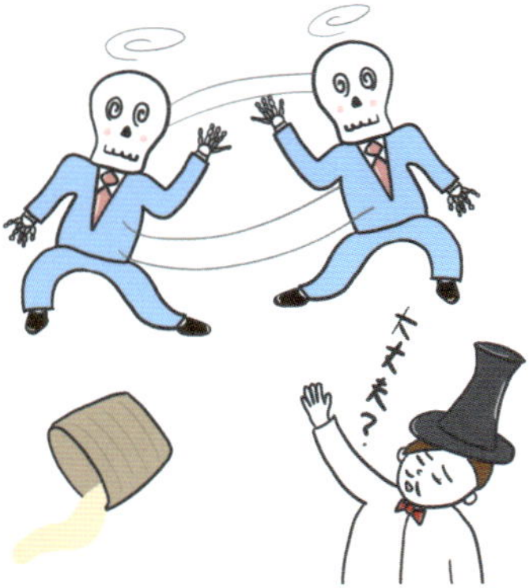

ガイコツ回旋	→外寛骨筋（がいかんこつきん）：回旋筋群（かいせんきんぐん）
臨時	→梨状筋（りじょうきん）
双子	→上双子筋（じょうそうしきん）／下双子筋（かそうしきん）
放っとけ	→大腿方形筋（だいたいほうけいきん）
ないさ	→内閉鎖筋（ないへいさきん）

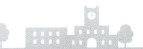

GORO_8-004

215 □ 鵞足を構成する筋肉

『ガチョウが足で薄い ホウキを派遣する』

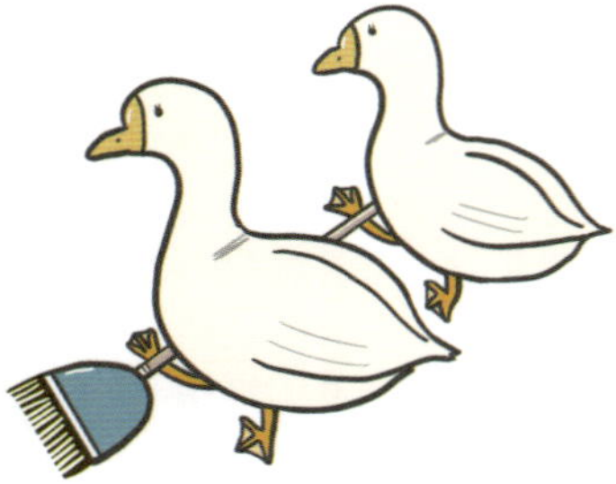

- ガチョウが足 →鵞足を構成する筋肉
- 薄い →薄筋
- ホウキ →縫工筋
- 派遣 →半腱様筋

パッと見で分かる 鵞足を構成する筋肉

鵞足は膝の内側下方にある。

〈右足内側〉

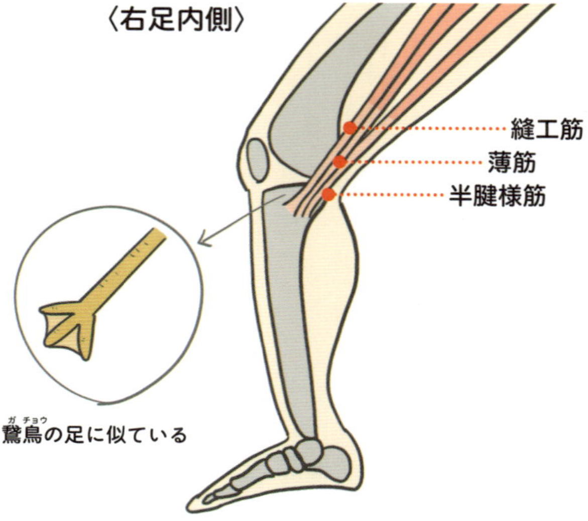

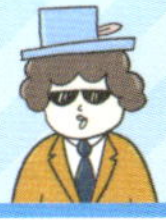
参考書は教科書の内容を深く理解するためのツール。だから教科書を定期的に読み直そう。

216 □ 下腿三頭筋（かたいさんとうきん）

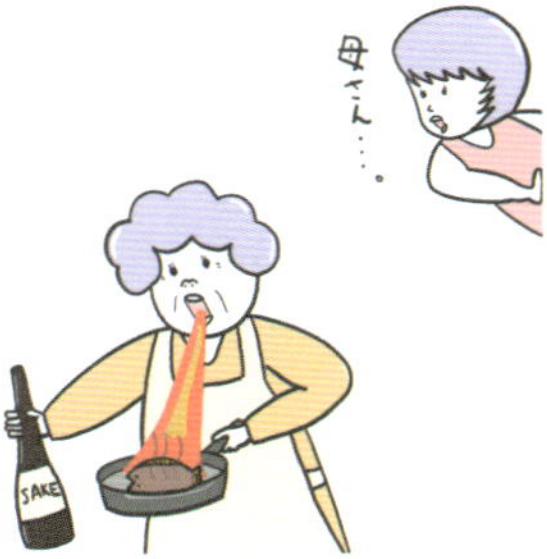

『母さん、火吹いてヒラメ焼く』

母さん →下腿三頭筋（かたいさんとうきん）
火吹　 →腓腹筋（ひふくきん）
ヒラメ →ヒラメ筋（きん）

腓腹筋とヒラメ筋の役割の違いも大事なポイント。

217 □ 顎下三角（がくかさんかく）を構成（こうせい）するもの

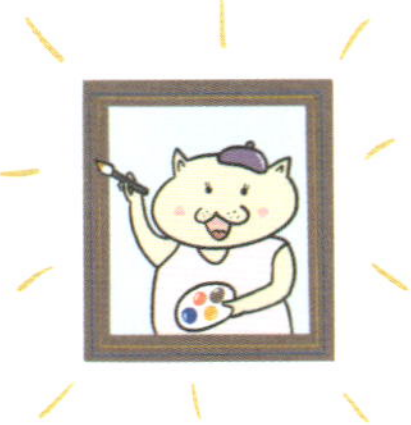

『画家さん、額に入れても輝く』

画家さん →顎下三角を構成するもの（がくかさんかく／こうせい）
額に　　 →顎二腹筋の前腹・後腹（がくにふくきん／ぜんふく／こうふく）
輝く　　 →下顎骨（かがくこつ）

218 □ 頸動脈三角（けいどうみゃくさんかく）を構成（こうせい）するもの

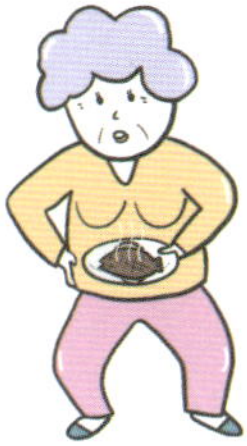

『けどさ、巨乳でガニ股よ？健全で丈夫なの』

けどさ
　→頸動脈三角を構成するもの（けいどうみゃくさんかく／こうせい）
巨乳　　　 →胸鎖乳突筋（きょうさにゅうとつきん）
ガニ　　　 →顎二腹筋の後腹（がくにふくきん／こうふく）
健全で丈夫 →肩甲舌骨筋の上腹（けんこうぜっこつきん／じょうふく）

219

□ 外側腋窩隙を構成するもの

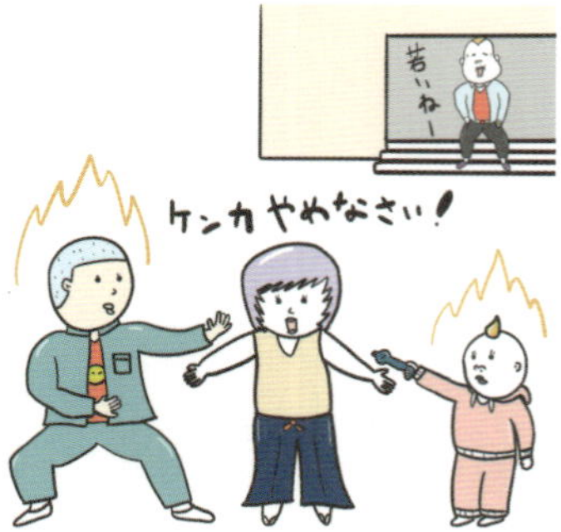
若いねー
ケンカやめなさい!

『快速駅で過激なお嬢さんが大炎 上を消炎』

- 快速駅で過激 →外側腋窩隙を構成するもの
- 嬢さん →上腕三頭筋長頭
- 大炎 →大円筋
- 上 →上腕骨
- 消炎 →小円筋

220

□ 回旋筋腱板を構成する筋肉

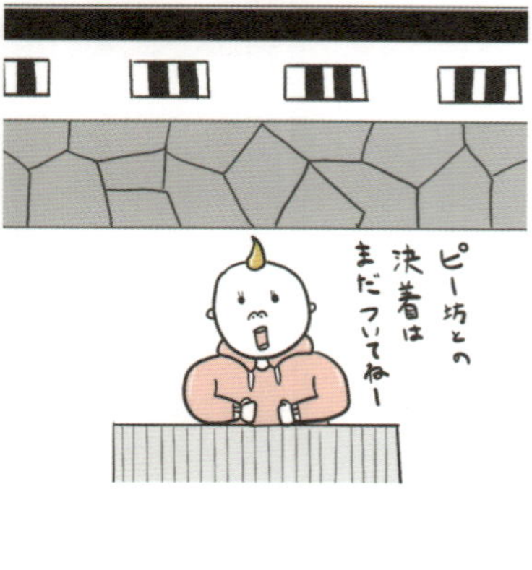
ピー坊との
決着は
まだついてねー

『今日、城下町でケンカ 上演の会見』

- 今日、城下 →棘上筋／棘下筋
- ケンカ →肩甲下筋
- 上演 →小円筋
- 会見 →回旋筋腱板を構成する筋肉

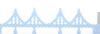

□ 手根管を通るもの

『主幹の正しい新鮮な盗聴』

- 主幹 →手根管を通るもの
- 正 →正中神経
- 新 →深指屈筋腱
- 鮮 →浅指屈筋腱
- 盗 →橈側手根屈筋腱
- 聴 →長母指屈筋腱

 手根管を通るもの　手根管を通るものはイラストでイメージしよう。

正中神経 ……………… 屈筋支帯

浅指屈筋腱 ………… 橈側手根屈筋腱

深指屈筋腱 ………… 長母指屈筋腱

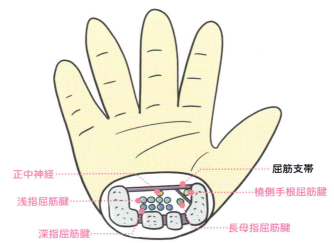

222 □ 腰三角（ようさんかく）を構成（こうせい）するもの

『よっさん、郊外にちょこっと漁へ行く』

- よっさん →腰三角（ようさんかく）を構成（こうせい）するもの
- 郊 →広背筋（こうはいきん）
- 外 →外腹斜筋（がいふくしゃきん）
- ちょこっと漁 →腸骨稜（ちょうこつりょう）

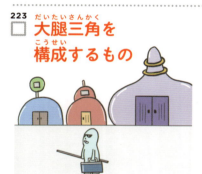

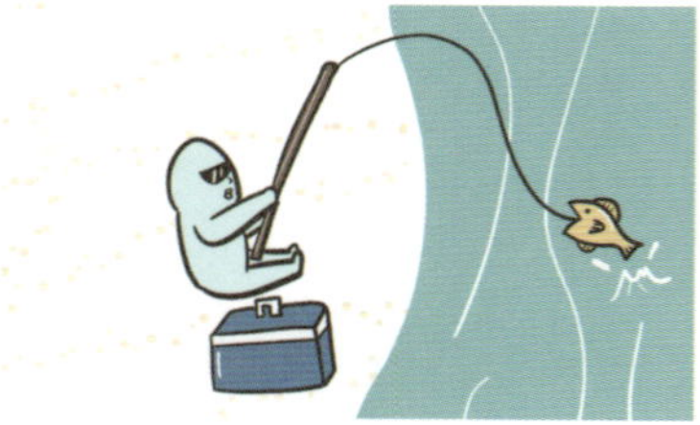

223 □ 大腿三角（だいたいさんかく）を構成（こうせい）するもの

『大体ダサい町内を素っ気なく歩行』

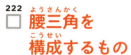

- 大体ダサい →大腿三角（だいたいさんかく）を構成（こうせい）するもの
- 町内 →長内転筋（ちょうないてんきん）
- 素っ気 →鼠径靭帯（そけいじんたい）
- 歩行 →縫工筋（ほうこうきん）

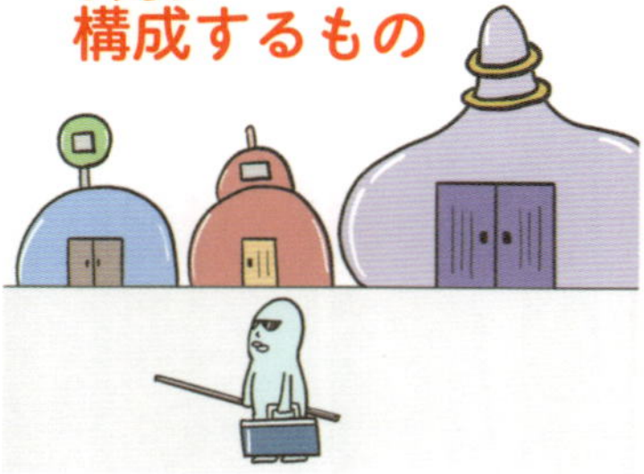

224 □ 筋皮神経支配（きんぴしんけいしはい）

『キンピラを除菌せず、ジョージが口にくわえている』

- キンピ →筋皮神経支配（きんぴしんけいしはい）
- 除菌 →上腕筋（じょうわんきん）
- ジョージ →上腕二頭筋（じょうわんにとうきん）
- 口 →烏口腕筋（うこうわんきん）

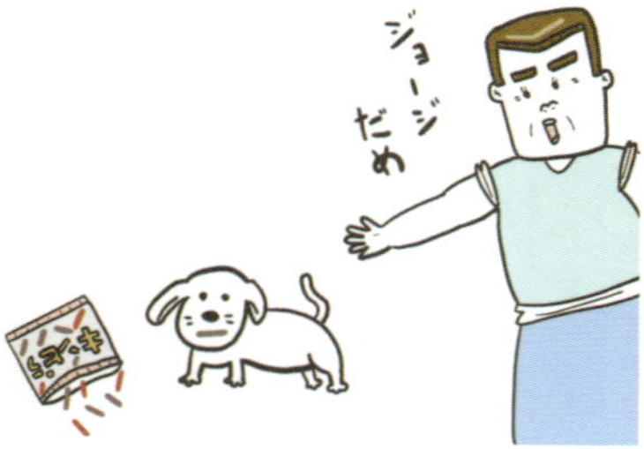

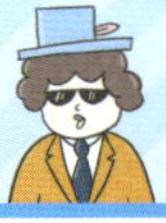

試験で狙われやすい筋肉の神経支配もゴロでまとめてみたぞ！

225

□ 上殿神経（じょうでんしんけい）・下殿神経支配（かでんしんけいしはい）

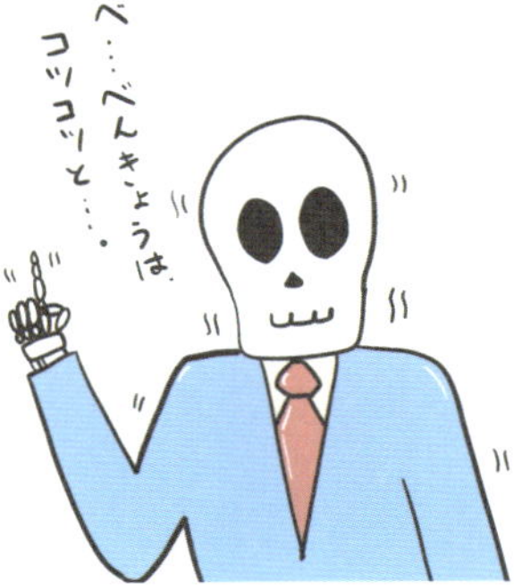
ベ…べんきょうは、
コツコツと….

『課題は、冗談を緊張して言うのを中止すること』

- 課題 →下殿神経支配（かでんしんけいしはい）：大殿筋（だいでんきん）
- 冗談を緊張して言うのを中止
 →上殿神経支配（じょうでんしんけいしはい）：大腿筋膜張筋（だいたいきんまくちょうきん）／中殿筋（ちゅうでんきん）／小殿筋（しょうでんきん）

226

□ 脛骨神経支配（けいこつしんけいしはい）

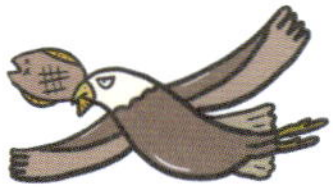

『軽視していた母さんが調子にのって滑稽に叱った』

- 軽視 →脛骨神経支配（けいこつしんけいしはい）
- 母さん →下腿三頭筋（かたいさんとうきん）
- 調子 →長指屈筋（ちょうしくっきん）／長母指屈筋（ちょうぼしくっきん）
- 滑稽 →後脛骨筋（こうけいこつきん）
- 叱った →膝窩筋（しっかきん）

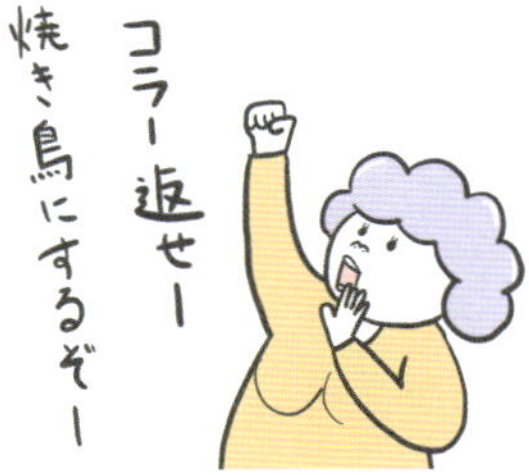
コラー返せー
焼き鳥にするぞー

227

□ 浅腓骨神経支配（せんひこつしんけいしはい）

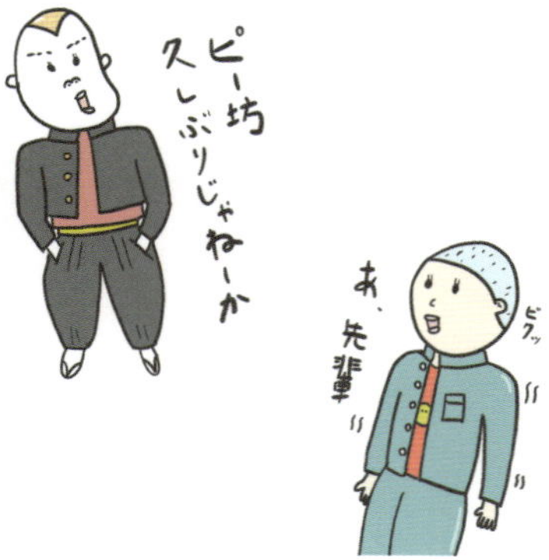
ピー坊
久しぶりじゃねーか
あ、先輩
ビクッ

『先輩は超短気で非行』

- 先輩 →浅腓骨神経支配（せんひこつしんけいしはい）
- 超短気で非行 →長・短腓骨筋（ちょう・たんひこつきん）

227

□ 深腓骨神経支配（しんひこつしんけいしはい）

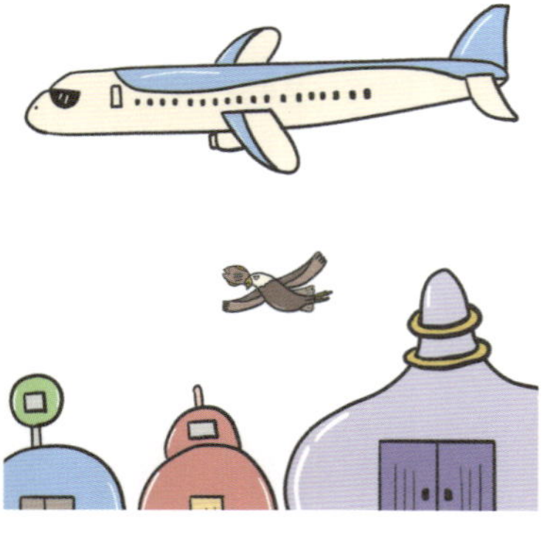

『神秘な絶景に、長身でとぼしくダサい飛行機』

- 神秘 →深腓骨神経支配（しんひこつしんけいしはい）
- 絶景 →前脛骨筋（ぜんけいこつきん）
- 長身 →長指伸筋（ちょうししんきん）
- とぼし →長母指伸筋（ちょうぼししんきん）
- ダサい飛行機 →第3腓骨筋（だいひこつきん）

記憶定着！

ミニドリル⑥

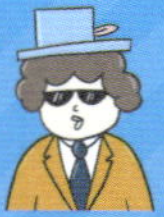

これまで覚えたゴロの知識を使って、ミニドリルを解いてみよう。

問題1

1点

頚静脈孔を通るものの組み合わせで正しいのはどれか。

① 動眼神経 --- 副神経 --- 眼神経
② 外転神経 --- 迷走神経 --- 滑車神経
③ 内頸静脈 --- 副神経 --- 舌咽神経
④ 眼神経 --- 上眼神経 --- 内頸静脈

問題2

1点

副鼻腔の開口部で最も背中側に位置するのはどれか。

① 前篩骨洞の開口
② 鼻涙管の開口
③ 蝶篩陥凹
④ 耳管咽頭

問題3

1点

次の記述のうち正しいのはどれか。

① 心筋は横紋が見られない
② 平滑筋は内臓器官を動かす
③ 骨格筋は横紋が見られない
④ 平滑筋は横紋が見られる

問題4

1点

舌骨上筋群の筋はどれか。

① 咀嚼筋
② 茎突舌骨筋
③ 側頭筋
④ 咬筋

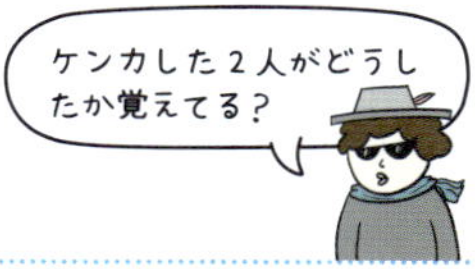
ケンカした2人がどうしたか覚えてる？

問題5

1点

大腿内転筋群でないものはどれか。

① 大腿四頭筋
② 大内転筋
③ 薄筋
④ 外閉鎖筋

正解 問題1/③ 問題2/④ 問題3/② 問題4/② 問題5/①

問題6

次の組み合わせで正しいのはどれか。

① 下殿神経支配　---　大殿筋
② 下殿神経支配　---　大腿筋膜張筋／大殿筋
③ 上殿神経支配　---　大殿筋
④ 上殿神経支配　---　長内転筋／小殿筋

1点

問題7

深腓骨神経支配でないものはどれか。

① 前脛骨筋
② 第3腓骨筋
③ 長指伸筋
④ 長腓骨筋

1点

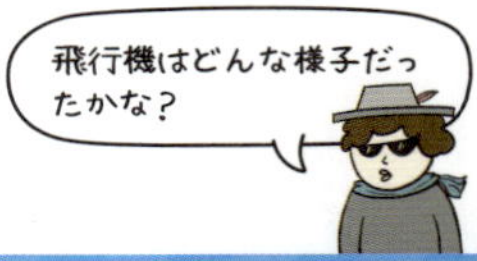

覚えているかな？

（　）の中に単語を入れてみよう！
正解は、154ページをチェック！

手根骨

各1点

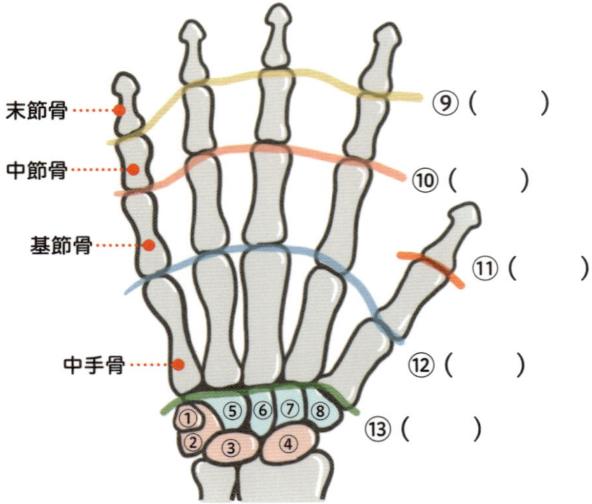

①（　　　）
②（　　　）
③（　　　）
④（　　　）
⑤（　　　）
⑥（　　　）
⑦（　　　）
⑧（　　　）

／20点

正解　問題6／①　問題7／④

part 9

感覚器系

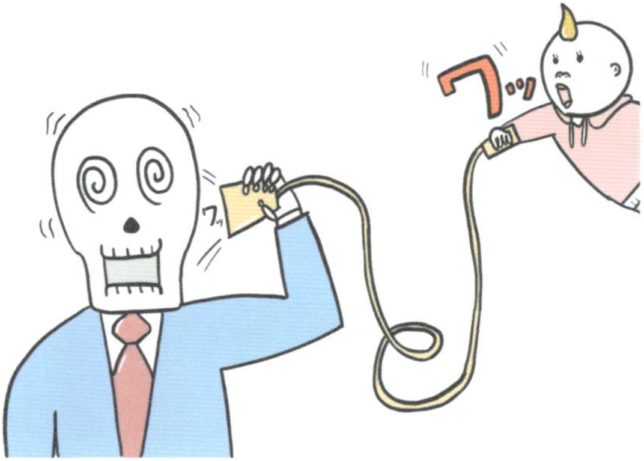

part 9 感覚器系（かんかくきけい）

GORO_9-001

229 □ 表皮（ひょうひ）

『ひょっこり現れる革命家の勇気』

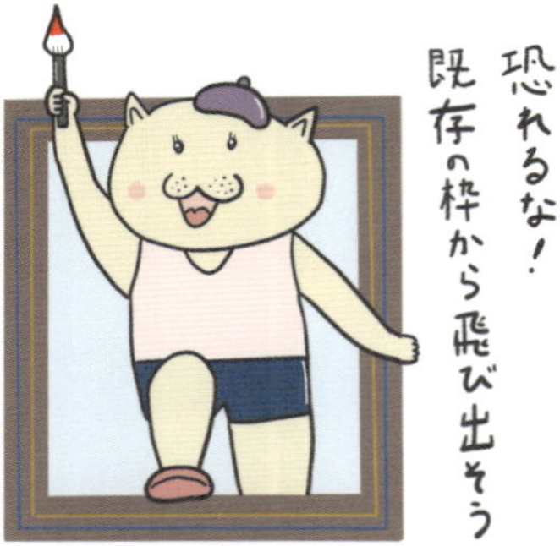

恐れるな！
既存の枠から飛び出そう

- ひょっ →表皮（ひょうひ）
- 革 →角質層（かくしつそう）
- 命 →淡明層（たんめいそう）
- 家 →顆粒層（かりゅうそう）
- 勇 →有棘層（ゆうきょくそう）
- 気 →基底層（きていそう）

230 □ 皮膚感覚（ひふかんかく）

『悲観的に集める 植毛、すねて心配』

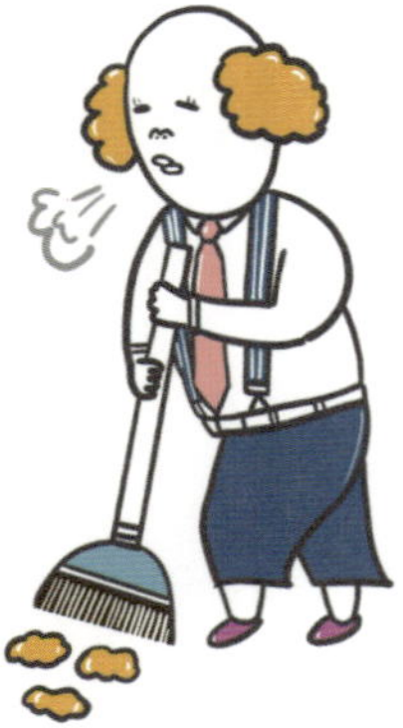

- 悲観 →皮膚感覚（ひふかんかく）
- 集める →圧覚（あっかく）：メルケル盤（ばん）／ルフィニ終末（しゅうまつ）
- 植毛、すね →触覚（しょっかく）：毛包受容器（もうほうじゅようき）／マイスネル小体（しょうたい）
- 心配 →振動覚（しんどうかく）：パチニ小体（しょうたい）

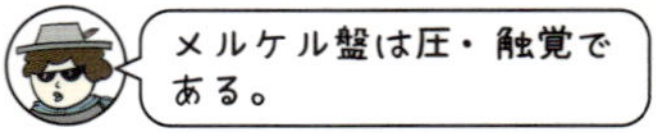

メルケル盤は圧・触覚である。

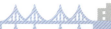

パッと見て分かる　皮膚の感覚受容器の構造

自由神経終末は温痛覚や触覚を脳に伝える。

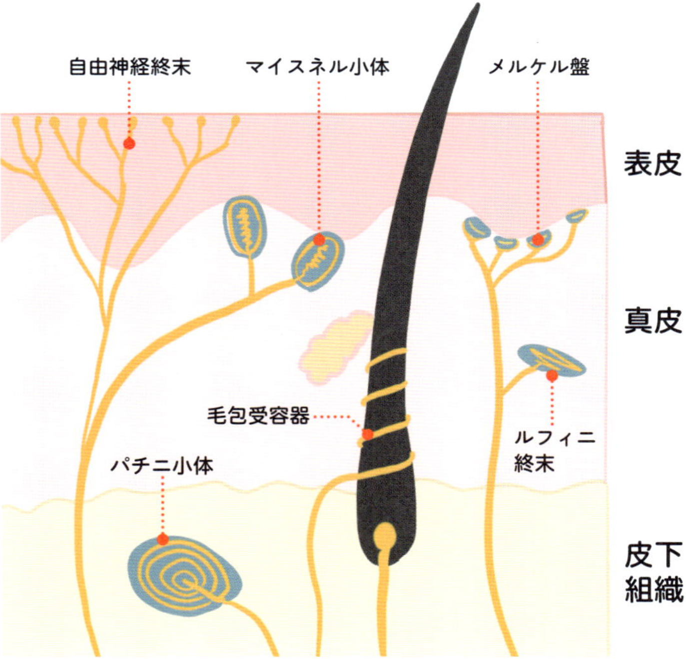

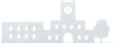

231 □ 目のピント調節時のしくみ

『もったいないから縮めて水晶拭いて熱くする』

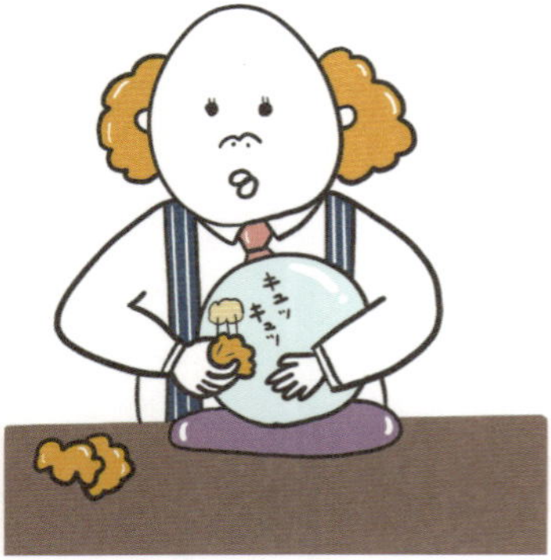

もったいないから縮めて
→毛様体筋：収縮
水晶拭いて熱くする
→水晶体：厚くなる

学んだことは忘れる前に即、問題集を解いて、アウトプットしよう！

パッと見で分かる

目のピント（遠近）調節

近くを見る時は毛様体筋が収縮（筋肉の輪が小さくなる）→チン小帯がゆるむ→水晶体が厚くなる→ピントが合う。遠くを見る時はこの逆。

近くを見る時

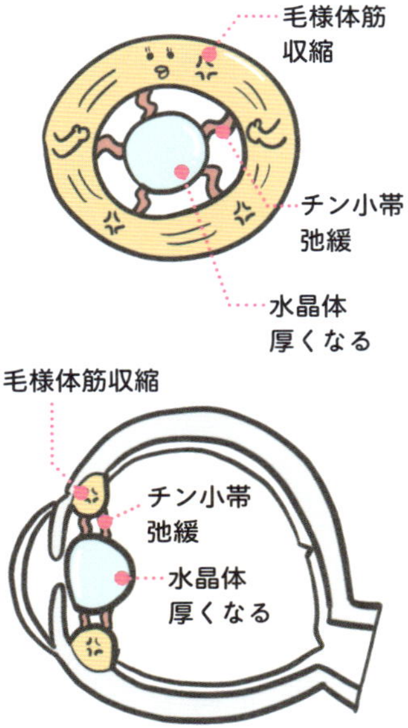

遠くを見る時

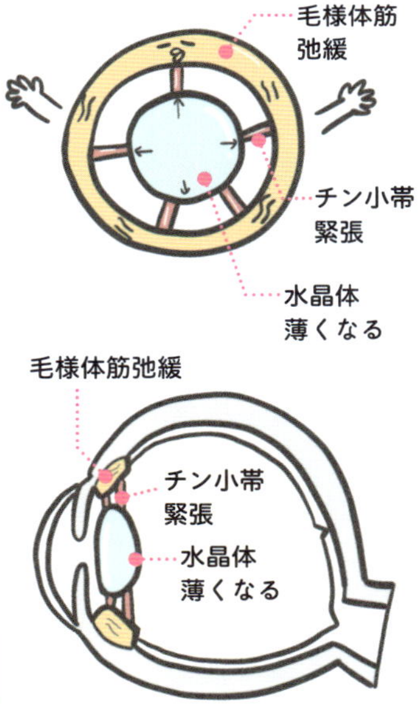

1 2 3 4 5 6 7 8 9 感覚器系 10 11

232 □ 杆状体細胞の特徴

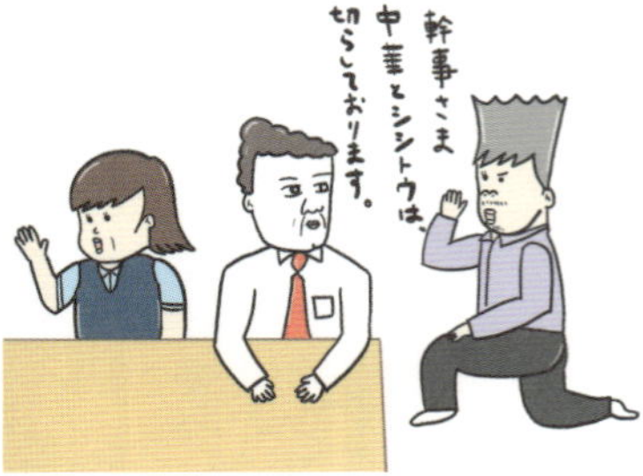

『幹事が名案を受けた。
中華とシシトウはない』

- 幹事が名案を受けた
  →杆状体細胞の特徴：
  明暗を受容する
- 中華とシシトウはない
  →中心窩と視神経乳頭にはない

233 □ 錐状体細胞の特徴

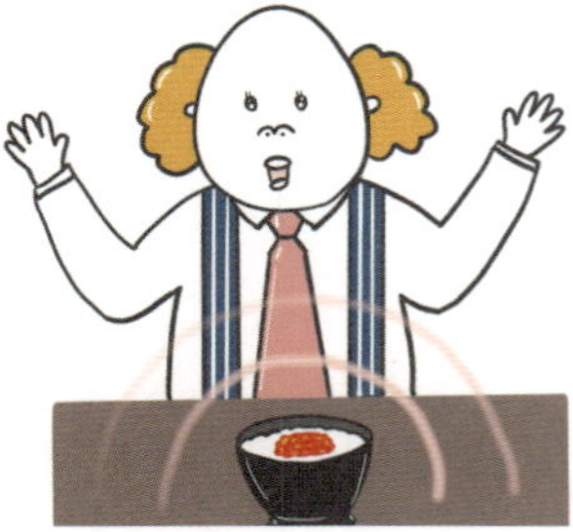

『すじこの色を受け、
オーバーに集中する』

- すじ →錐状体細胞の特徴
- 色を受け →色を受容する
- オーバーに集中する
  →黄斑に集中する

234 □ 耳小骨の構成骨

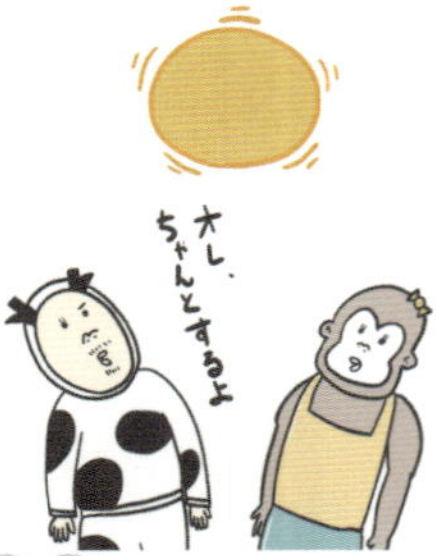

『じーっとショウコと月見』

- じーっとショウコ →耳小骨の構成骨
- 月見 →ツチ骨／キヌタ骨／アブミ骨

part
10

泌尿器・生殖器系

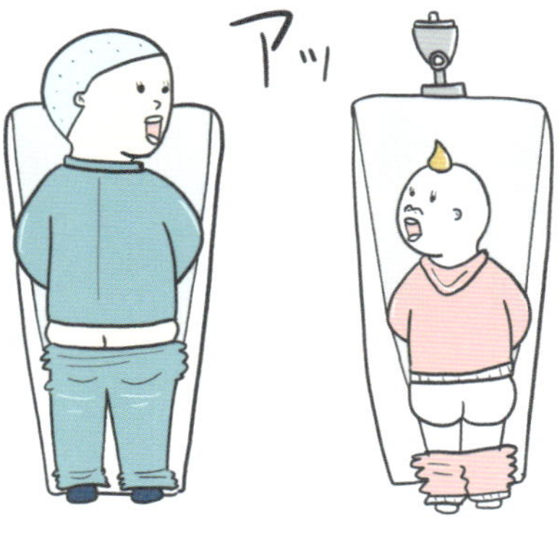

泌尿器・生殖器系

235 □ ネフロン

『ねぇ、風呂が尋常じゃなく匂うよ』

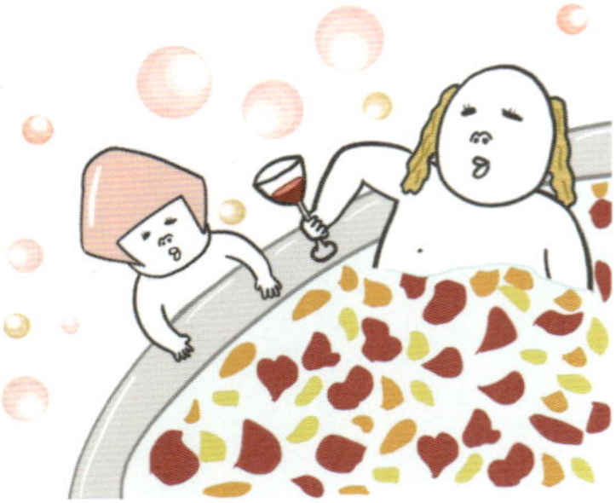

ねぇ、風呂 →ネフロン

＝

尋常じゃなく匂う →腎小体＋尿細管

236 □ 腎小体

『人体に帽子』

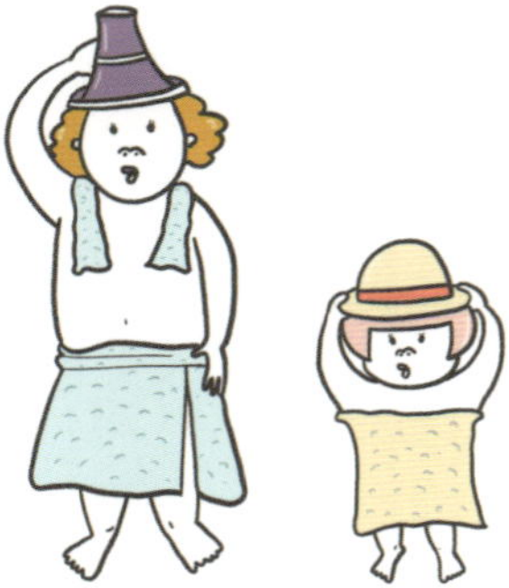

人体 →腎小体

＝

帽子 →ボーマン嚢＋糸球体

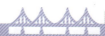

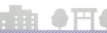

試験前の不安を味方にしよう。
不安があるから人は努力できる。

237

□ 糸球体血圧

『至急、消しゴム求む』

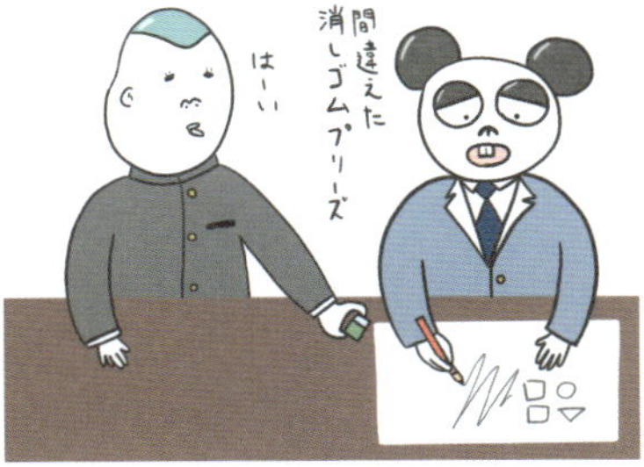

至急、消 →糸球体血圧
しゴ →45mmHg

パッと見て分かる　腎小体とネフロン

自分でもイラストで描けるようになろう。

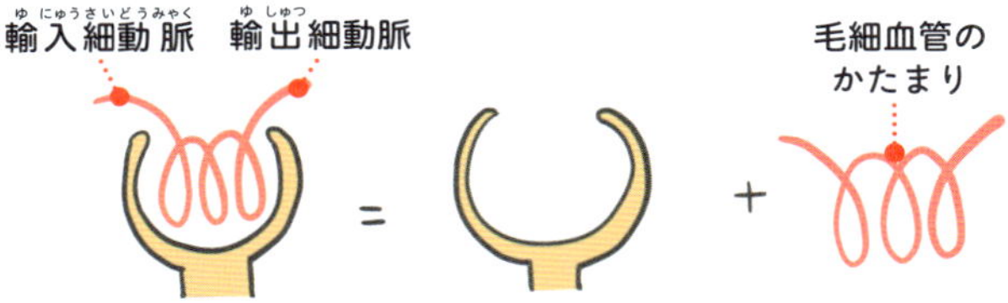

腎小体 = ボーマン嚢 + 糸球体

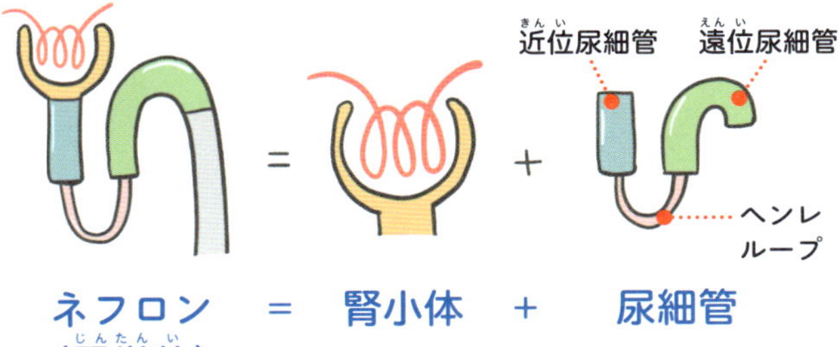

ネフロン（腎単位） = 腎小体 + 尿細管

238
□ 尿の輸送経路

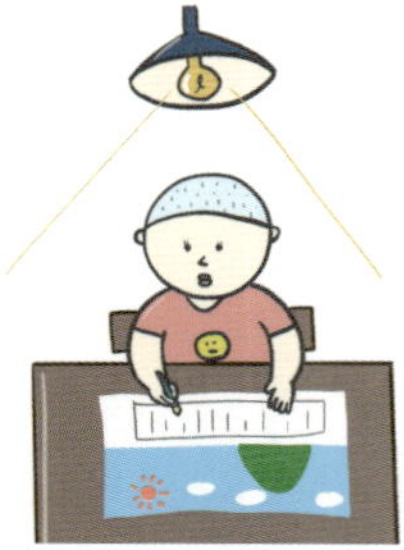

『志 望は気にしてへん。絵日記の習慣、心配だが自由 に描 こう』

志	→糸球体 ↓	習慣	→集合管 ↓
望	→ボーマン嚢 ↓	心配	→腎杯 ↓
気に	→近位尿細管 ↓	自由	→腎盂 ↓
へん	→ヘンレループ ↓	に描	→尿管 ↓
絵日記	→遠位尿細管 ↓	こう	→膀胱

パッと見て分かる

尿の輸送経路

腎臓で作られた尿が体外へ捨てられる経路を覚えよう。

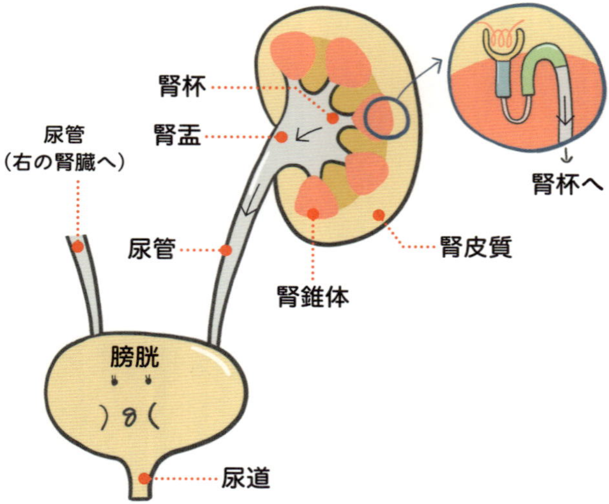

239 □ 蓄尿時のしくみ

『チクショウ、好感度が！
後輩叱る などして縮小した』

チクショウ	→蓄尿時のしくみ
好感	→交感神経（下腹神経）
輩叱る	→排尿筋の弛緩
などして縮小	→内尿道括約筋の収縮

蓄尿時には交感神経（下腹神経）を介して排尿筋が弛緩し、内尿道括約筋は収縮する。

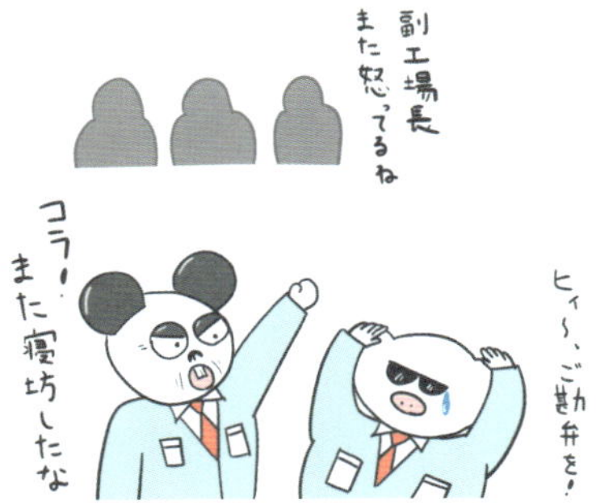

240 □ 外尿道括約筋

『外道の活躍、イブに運動』

外道の活躍
→外尿道括約筋

イブに運動
→陰部神経（運動神経）の支配を受ける

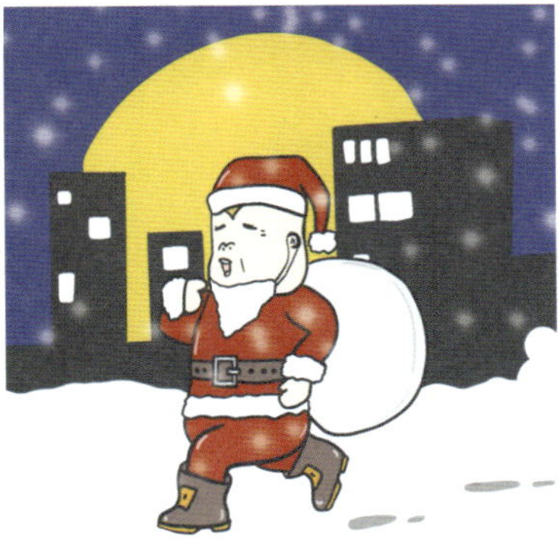

241 □ 急性糸球体腎炎の症状

『九州人のヨレたケツには高潔なフシがある』

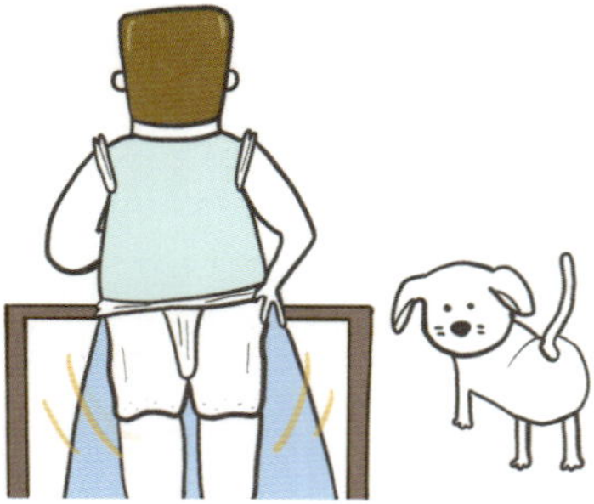

- 九州人 →急性糸球体腎炎の症状
- ヨレ →A群β溶連菌感染
- ケツに →血尿
- 高潔 →高血圧
- フシ →浮腫

242 □ 尿崩症の症状

『女房に丁重に答える』

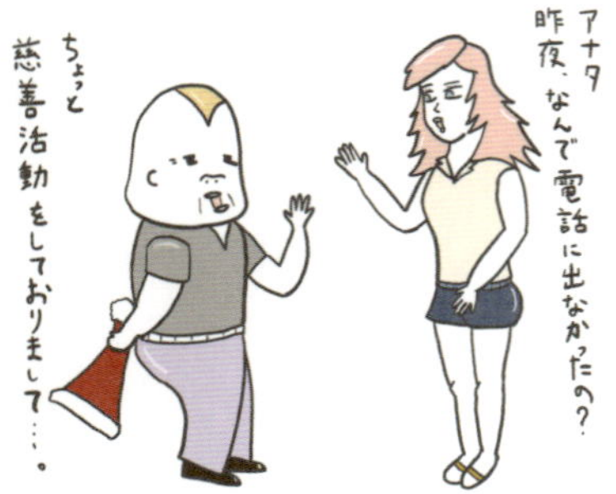
アナタ昨夜、なんで電話に出なかったの?
ちょっと慈善活動をしておりまして…。

- 女房 →尿崩症の症状
- 丁重に →低張尿
- 答 →口渇／多飲／多尿

恋愛中のドキドキは好きなのに試験中のドキドキは嫌い！？ 心臓にとっては同じようなものさ。

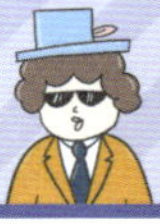

243
□ 前立腺肥大の症状（ぜんりつせんひだいのしょうじょう）

『前代が飛行した手段が残念』

前代 →前立腺肥大の症状（ぜんりつせんひだいのしょうじょう）
飛行 →頻尿（ひんにょう）／排尿困難（はいにょうこんなん）
手段 →前立腺腫大（ぜんりつせんしゅだい）
残念 →残尿感（ざんにょうかん）

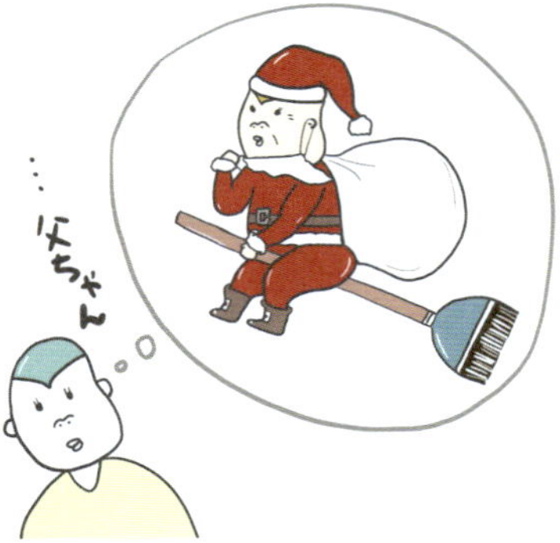

244
□ 膀胱炎の症状（ぼうこうえんのしょうじょう）

『某公園で混んだ場所を頻繁に探すが気配なし』

某公園 →膀胱炎の症状（ぼうこうえんのしょうじょう）
混んだ →尿混濁（にょうこんだく）
頻 →頻尿（ひんにょう）
気 →血尿（けつにょう）
配なし →発熱なし（はつねつなし）

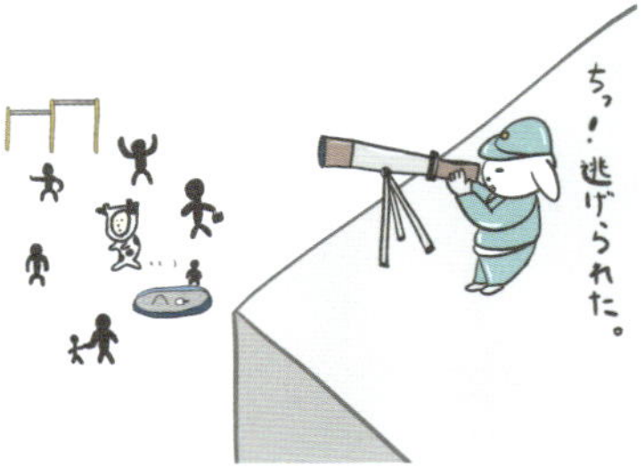

245 □ 生殖器の分化

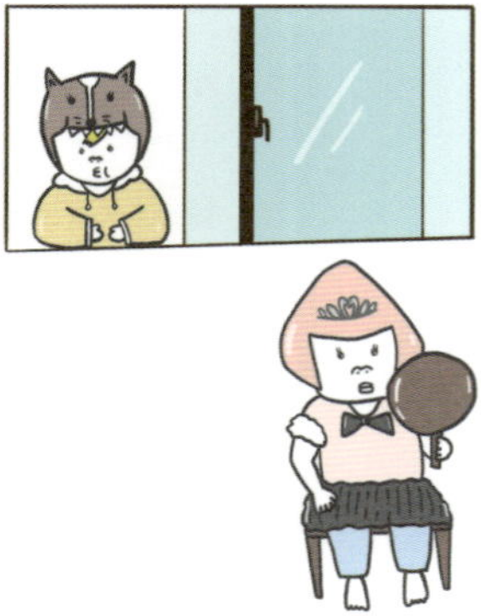

『文化は、男はウルフ、女はミラー』

- 文化 →生殖器の分化
- 男はウルフ →男：ウォルフ管
- 女はミラー →女：ミュラー管

胎児にはウォルフ管とミュラー管が存在しており、妊娠8週目頃に男性はミュラー管が退化してウォルフ管が残る。女性はウォルフ管が退化してミュラー管が残る。

246 □ 男性の生殖器の構造

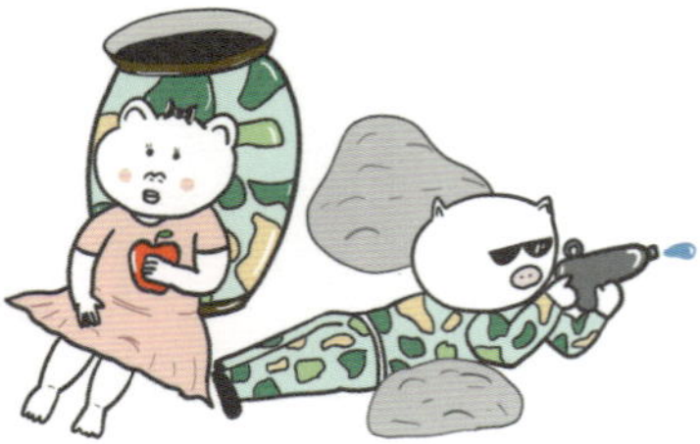

『清楚な状態、正確な性能、前線で休戦して行け』

- 清楚 →精巣
- 状態 →精巣上体
- 正確 →精管
- 性能 →精嚢
- 前線 →前立腺
- 休戦 →尿道球腺
- 行け →陰茎

247
□ 女性(じょせい)の生殖器(せいしょくき)の構造(こうぞう)

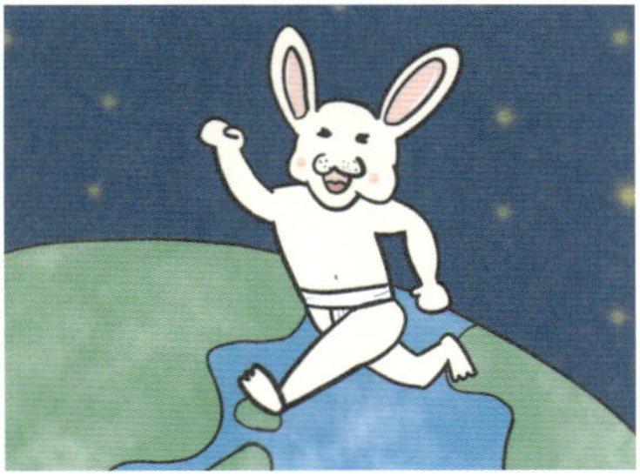

『地球を完走』

- 地→膣(ちつ)
- 球→子宮(しきゅう)
- 完→卵管(らんかん)
- 走→卵巣(らんそう)

パッと見で分かる

生殖器の構造

男性はウォルフ管が発達して精巣上体管、精管、精嚢などになる。女性はミュラー管が発達して子宮、膣、卵管などになる。ゴロと一緒に構造を覚えよう。

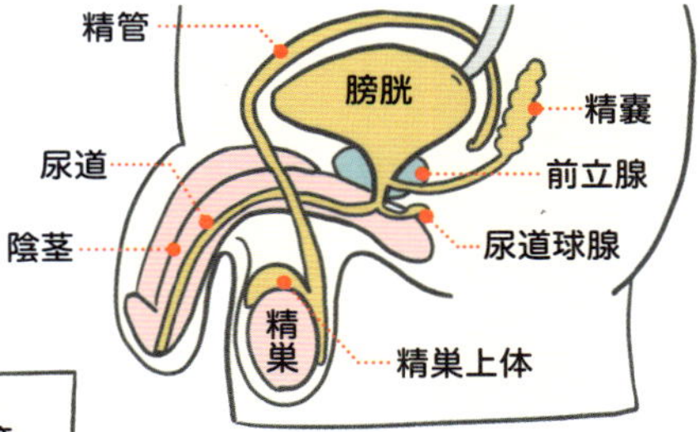

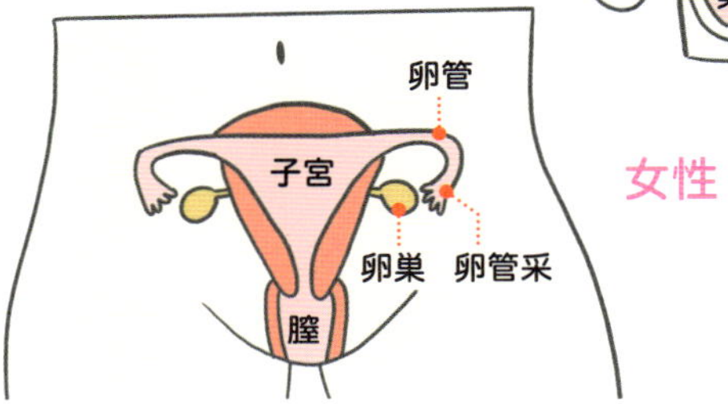

記憶定着！

ミニドリル⑦

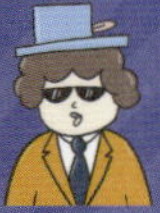

これまで覚えたゴロの知識を使って、ミニドリルを解いてみよう。

問題1（1点）

次の記述で正しいのはどれか。

① 近くを見る時、水晶体は薄くなる
② 近くを見る時、毛様体筋は収縮する
③ 遠くを見る時、チン小帯は弛緩する
④ 遠くを見る時、水晶体は厚くなる

問題2（1点）

次の式で正しいのはどれか。

① 尿細管＝腎小体＋ネフロン
② ボーマン嚢＝糸球体＋腎小体
③ 腎小体＝尿細管＋ボーマン嚢
④ ネフロン＝腎小体＋尿細管

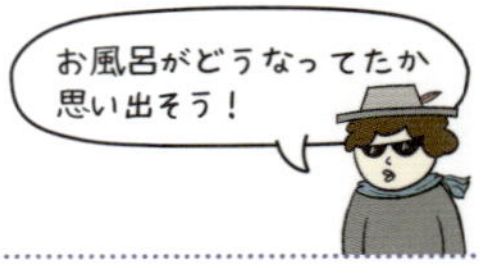
お風呂がどうなってたか思い出そう！

問題3（1点）

尿の輸送経路の最初の3つはどれか。

① ボーマン嚢 → ヘンレループ → 近位尿細管
② 糸球体 → ボーマン嚢 → 近位尿細管
③ 近位尿細管 → 集合管 → 腎杯
④ ヘンレループ → 糸球体 → 腎盂

問題4（1点）

膀胱炎の症状でないものはどれか。

① 残尿感
② 血尿
③ 頻尿
④ 尿混濁

問題5（1点）

膀胱の背中側に位置するものはどれか。

① 尿道
② 精巣
③ 精嚢
④ 精巣上体

／5点

正解　問題1／②　問題2／④　問題3／②　問題4／①　問題5／③

part
11

免疫系（めんえきけい）

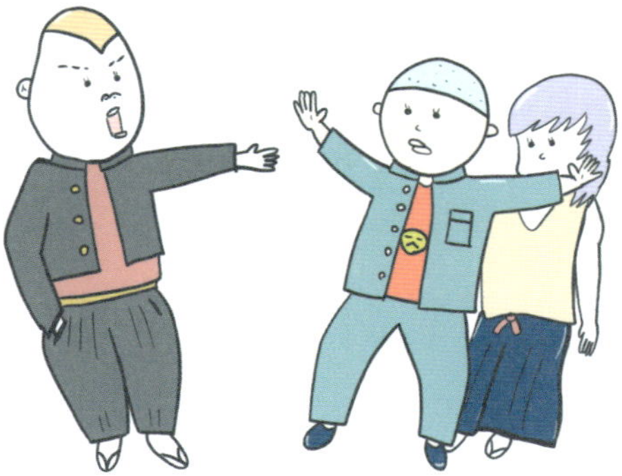

part 11

免疫系

GORO_11-001

248 □ 細胞性免疫・体液性免疫

『天才のブタ』

- 天才 → T細胞：細胞性免疫
- ブタ → B細胞：体液性免疫

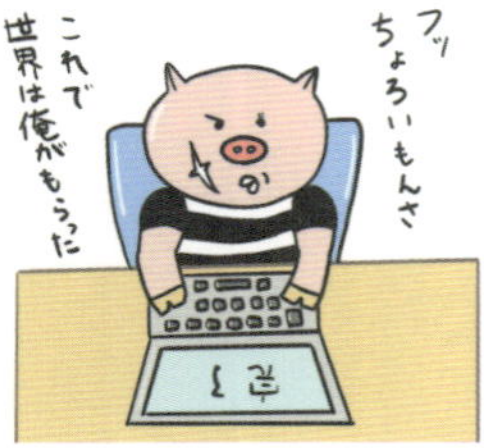

249 □ アレルギーの分類

『アレ!? 即、生姜麺で致死』

- アレ → アレルギーの分類
- 即 → 即時型（Ⅰ型）
- 生姜 → 細胞障害型（Ⅱ型）
- 麺 → 免疫複合体型（Ⅲ型）
- 致 → 遅延型（Ⅳ型）
- 死 → 刺激型（Ⅴ型）

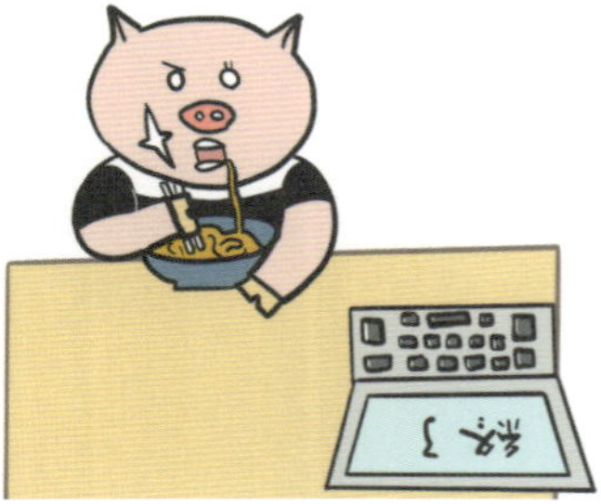

250 □ Ⅰ型アレルギー疾患

『1つ、あなたは美人で過食』

- 1つ → Ⅰ型アレルギー疾患
- あな → アナフィラキシーショック
- 美 → アレルギー性鼻炎
- 人 → じんましん
- 過 → 花粉症
- 食 → 食物アレルギー

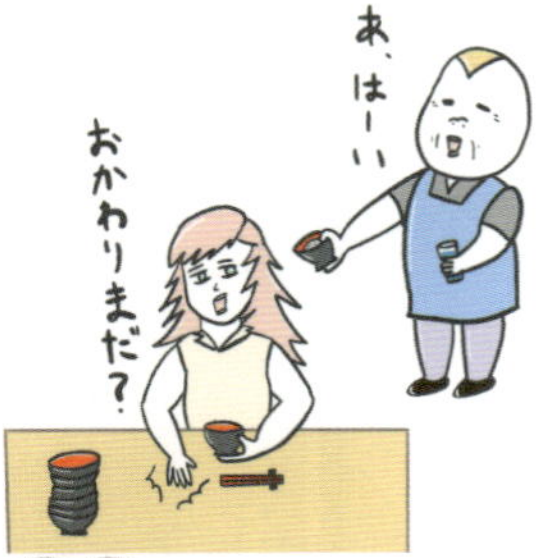

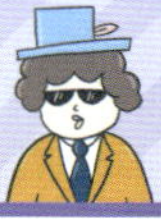

復習を習慣化するのに最も効果的なツールは音声勉強法！ 特典を使いこなそう。

251

□ Ⅱ型(がた)アレルギー疾患(しっかん)

『2つ、橋本がマッチ熱で貧血』

- 2つ →Ⅱ型(がた)アレルギー疾患(しっかん)
- 橋本 →橋本病(はしもとびょう)
- マッチ熱 →リウマチ熱(ねつ)
- 貧血 →貧血(ひんけつ)

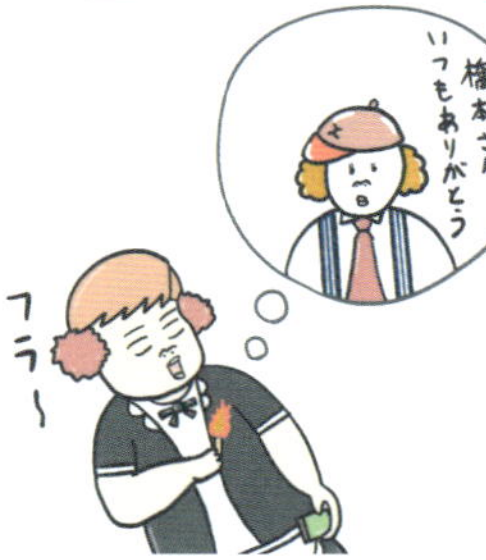

252

□ Ⅲ型(がた)アレルギー疾患(しっかん)

『3つ、詩人を結成する』

- 3つ →Ⅲ型(がた)アレルギー疾患(しっかん)
- 詩人 →糸球体腎炎(しきゅうたいじんえん)
- 結成 →血清病(けっせいびょう)
- す →SLE（全身性(ぜんしんせい)エリトマトーデス）
- る →RA（関節(かんせつ)リウマチ）

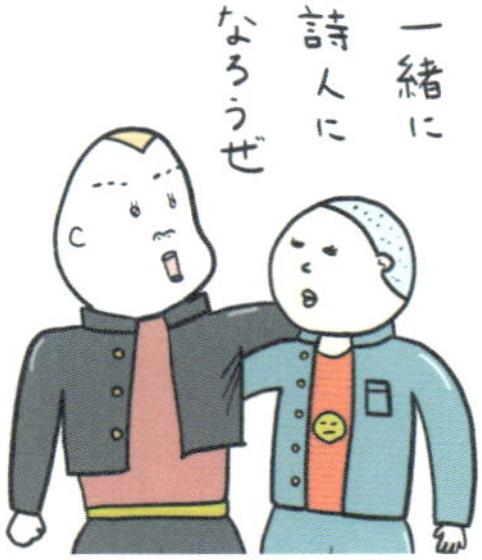

253

□ Ⅳ型(がた)アレルギー疾患(しっかん)

『4つ、ツレと接触してしゃべる』

- 4つ →Ⅳ型(がた)アレルギー疾患(しっかん)
- ツレ →ツベルクリン反応(はんのう)
- 接触 →接触皮膚炎(せっしょくひふえん)
- しゃ →シェーグレン症候群(しょうこうぐん)

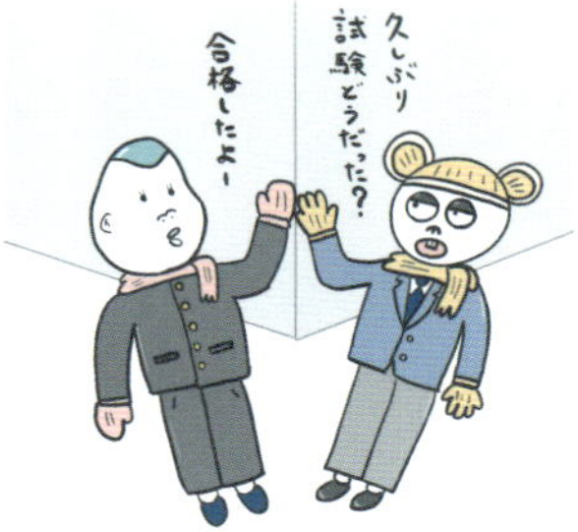

Ⅰ型アレルギー（即時型）

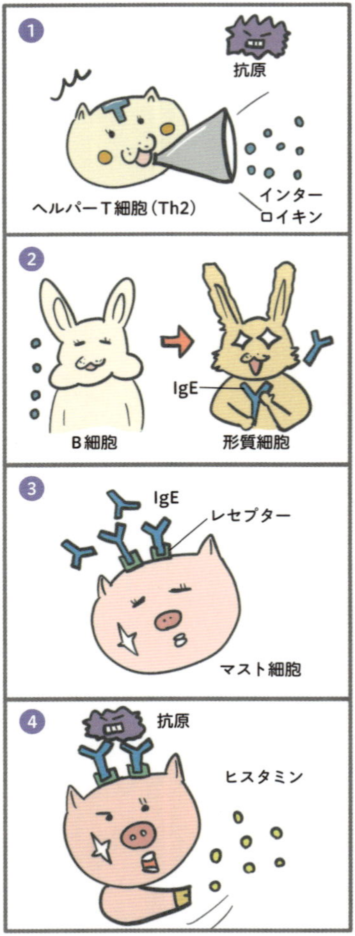

抗原が侵入するとヘルパーT細胞（Th2）がインターロイキン（サイトカインの1つ）を産生する。

インターロイキンによりB細胞が形質細胞へと分化し、その抗原に特異的なIgE抗体を産生する。

IgE抗体がマスト細胞（や好塩基球）のレセプターに結合する。

同じ抗原がIgE抗体に結合すると、マスト細胞からヒスタミンなどが放出（脱顆粒）され、炎症反応が起こる。

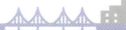

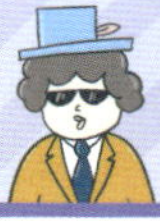

アレルギーは特定の抗原に対して過剰な免疫反応が起こること。アレルギー反応はマンガで覚えよう！

II型アレルギー（細胞障害型）

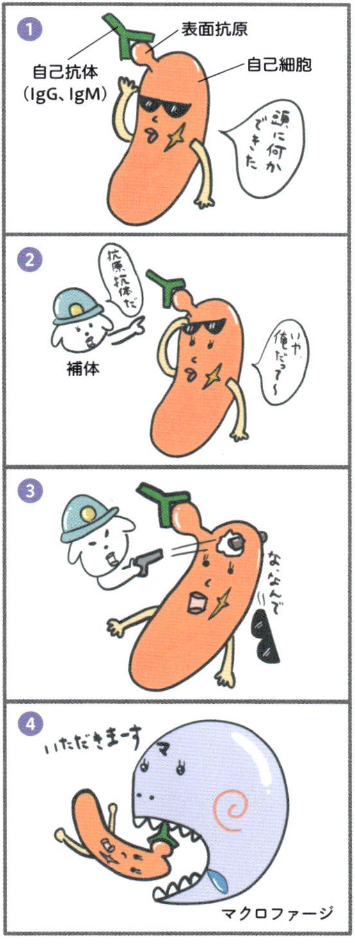

① 自己細胞が感染・炎症などをキッカケに細胞表面に抗原性を持つ。

② 自己細胞の抗原に抗体が結合することで、補体が活性化する。

③ 補体の作用により、細胞が溶解する。

④ または、オプソニン化によりマクロファージに貪食される。

Ⅲ型アレルギー（免疫複合体型）

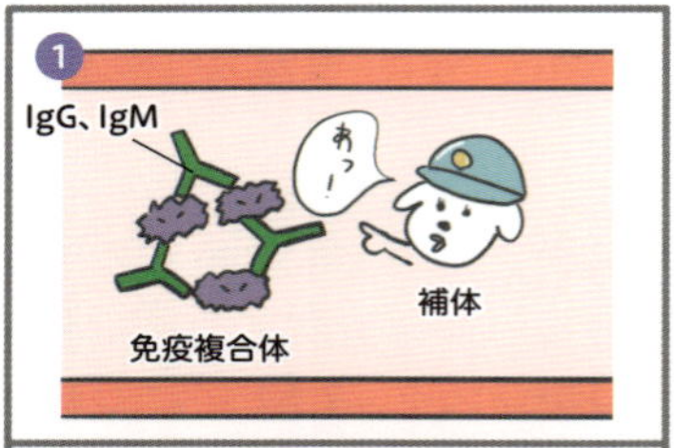

いくつかの抗原と抗体が結合した免疫複合体が補体を活性化させる。

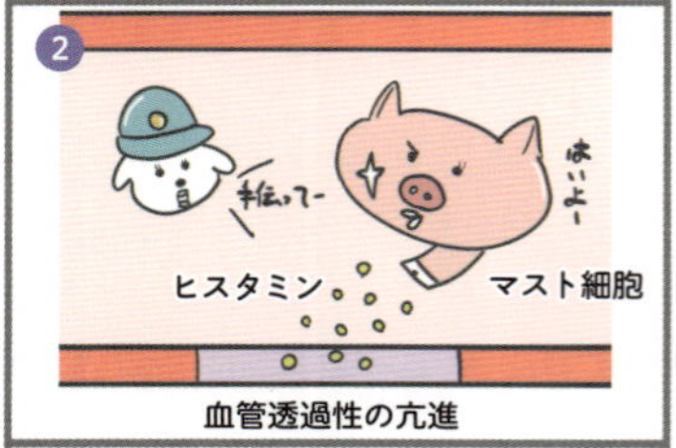

補体により活性化されたマスト細胞がヒスタミンなどを放出し、血管の透過性を亢進させる。

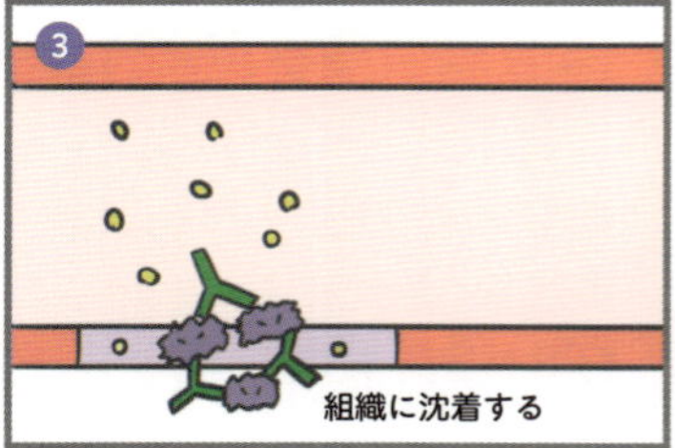

これにより免疫複合体が血管内皮に沈着する。

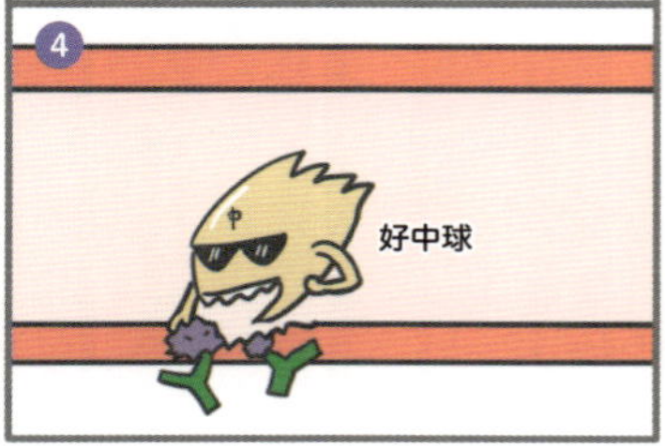

好中球が免疫複合体を貪食し、その時に放出されるリソソームによって、組織炎症性の障害が起こる。

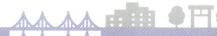

Ⅳ型アレルギー（遅延型）

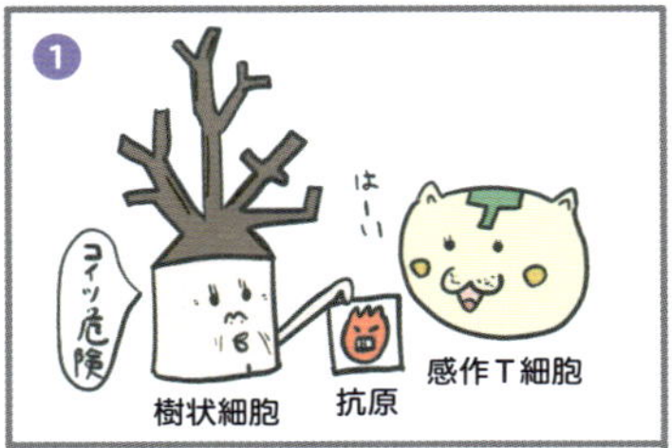

樹状細胞（やマクロファージ）がT細胞に抗原を提示する。T細胞は、その抗原を記憶（感作）し、感作T細胞となる。

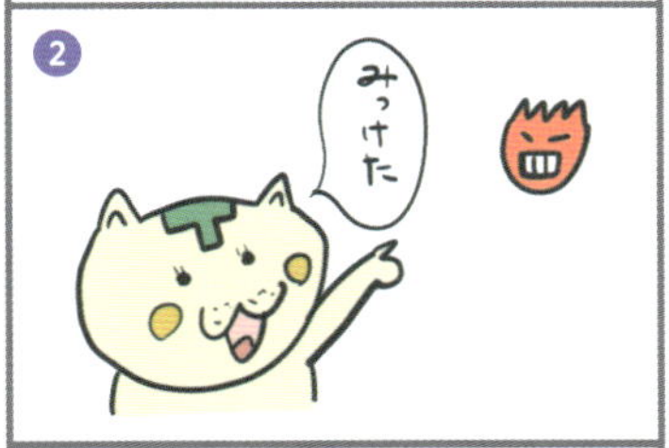

感作T細胞が記憶した抗原に反応する。

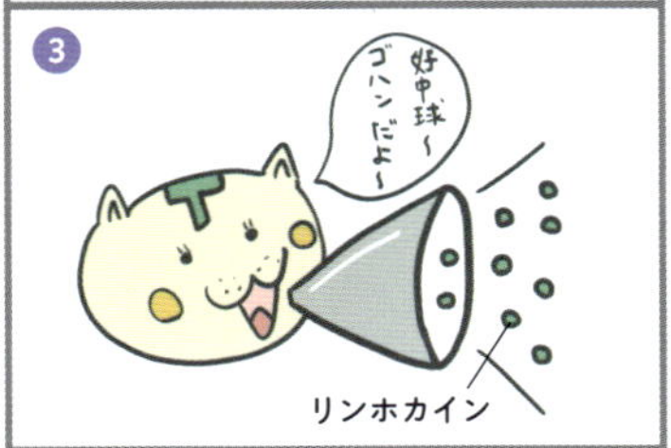

感作T細胞がリンホカインを放出する。

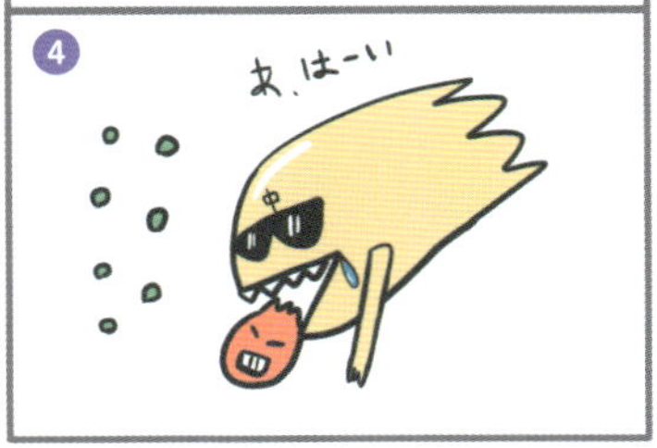

これにより好中球（やマクロファージ）が集まって、局所的な炎症が起こる。

254
☐ 関節リウマチの症状 <small>(かんせつ)(しょうじょう)</small>

『とりま、ケチな父さんが朝帰りで疲れた理由は？』

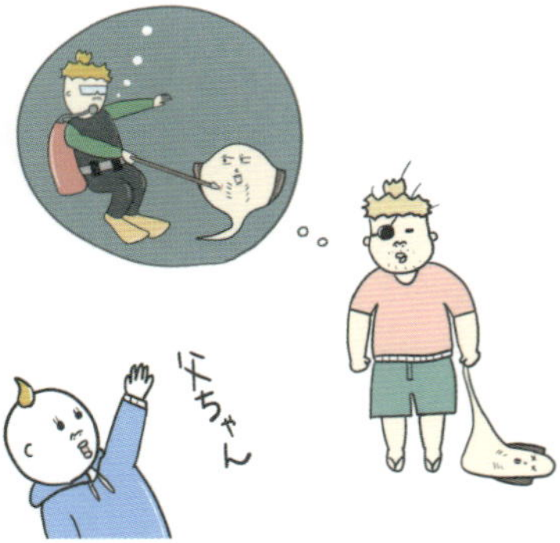

- りま →関節リウマチの症状 <small>(かんせつ)(しょうじょう)</small>
- ケチ →血沈 <small>(けっちん)</small>
- 父 →疼痛 <small>(とうつう)</small>
- 朝 →朝のこわばり <small>(あさ)</small>
- 帰 →関節炎 <small>(かんせつえん)</small>
- 疲れた →疲労 <small>(ひろう)</small>
- 理由 →リウマトイド結節 <small>(けっせつ)</small>
 （皮下結節） <small>(ひ)(か)(けっせつ)</small>

255
☐ ベーチェット病の四徴候 <small>(びょう)(よんちょうこう)</small>

『ちょっと、姫、アフターは外で！』

- ちょっと →ベーチェット病の四徴候 <small>(びょう)(よんちょうこう)</small>
- 姫 →皮膚症状（結節性紅斑） <small>(ひ)(ふ)(しょうじょう)(けっせつせいこうはん)</small>
 ／眼症状（ぶどう膜炎） <small>(がんしょうじょう)(まくえん)</small>
- アフター →アフタ性口内炎 <small>(せいこうないえん)</small>
- 外 →外陰部潰瘍 <small>(がいいんぶ)(かいよう)</small>

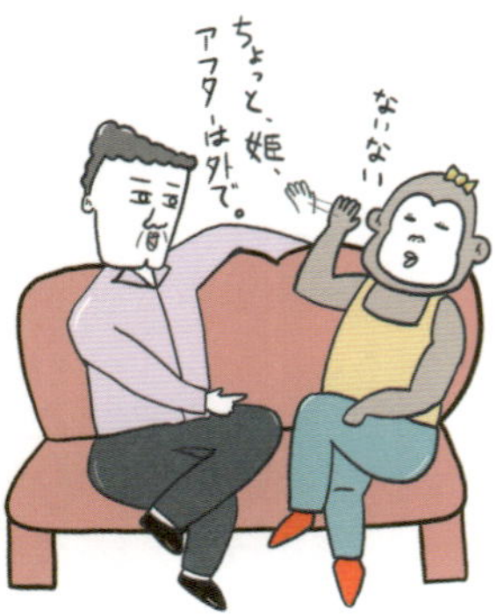

これにて完結。ゴロは何度も見直して覚えよう!!

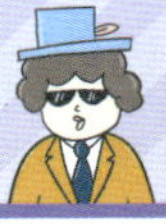

256

□ シェーグレン症候群（しょうこうぐん）の症状（しょうじょう）

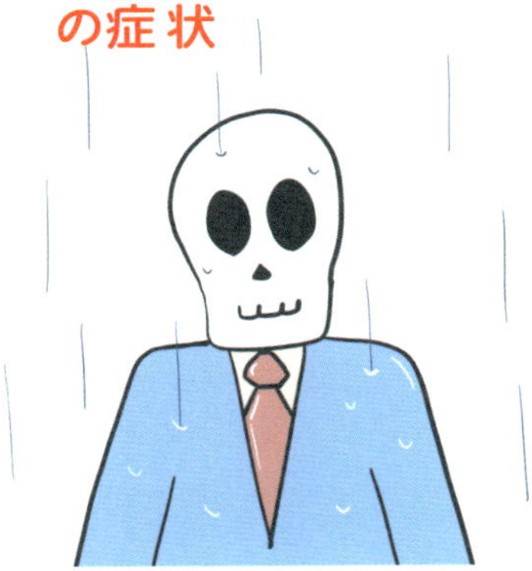

『時雨なのに、目と口が乾燥し、ダルさが減る』

時雨 →シェーグレン症候群（しょうこうぐん）の症状（しょうじょう）

目と口が乾燥
→眼（め）と口腔内（こうくうない）が乾燥（かんそう）

ダルさが減る
→唾液（だえき）・涙（なみだ）の分泌量（ぶんぴつりょう）が減少（げんしょう）

記憶定着！

ミニドリル⑧

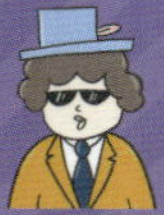

これまで覚えたゴロの知識を使って、ミニドリルを解いてみよう。

問題1 1点

Ⅰ型アレルギー疾患はどれか。

① じんましん
② 貧血
③ 血清病
④ 接触皮膚炎

問題2 1点

Ⅱ型アレルギー疾患はどれか。

① 糸球体腎炎
② 花粉症
③ シェーグレン症候群
④ リウマチ熱

問題3 1点

Ⅲ型アレルギー疾患はどれか。

① 食物アレルギー
② ツベルクリン反応
③ アナフィラキシーショック
④ SLE（全身性エリトマトーデス）

問題4 1点

Ⅳ型アレルギー疾患はどれか。

① 接触皮膚炎
② RA（関節リウマチ）
③ アレルギー性鼻炎
④ 血清病

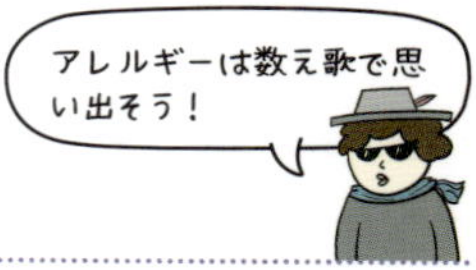
アレルギーは数え歌で思い出そう！

問題5 1点

ベーチェット病の四徴候で誤っているものはどれか。

① 外陰部潰瘍
② アフタ性口内炎
③ 関節炎
④ 皮膚症状（結節性紅斑）

／24点

正解 問題1／① 問題2／④ 問題3／④ 問題4／① 問題5／③

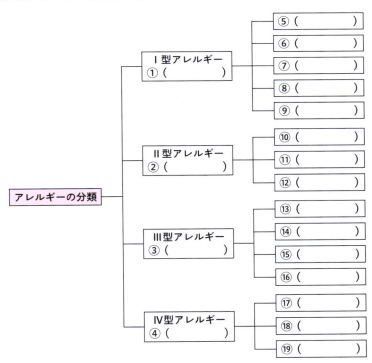

覚えているかな？

（　）の中に下から単語を選んで入れてみよう！

アレルギーの分類

各１点

- アレルギーの分類
  - Ｉ型アレルギー　①（　　　　）
    - ⑤（　　　　）
    - ⑥（　　　　）
    - ⑦（　　　　）
    - ⑧（　　　　）
    - ⑨（　　　　）
  - II型アレルギー　②（　　　　）
    - ⑩（　　　　）
    - ⑪（　　　　）
    - ⑫（　　　　）
  - III型アレルギー　③（　　　　）
    - ⑬（　　　　）
    - ⑭（　　　　）
    - ⑮（　　　　）
    - ⑯（　　　　）
  - IV型アレルギー　④（　　　　）
    - ⑰（　　　　）
    - ⑱（　　　　）
    - ⑲（　　　　）

免疫複合体型　ツベルクリン反応　糸球体腎炎　橋本病
アナフィラキシーショック　接触皮膚炎　遅延型
血清病　リウマチ熱　アレルギー性鼻炎　シェーグレン症候群
SLE（全身性エリトマトーデス）　貧血　じんましん
RA（関節リウマチ）　細胞障害型　花粉症　食物アレルギー　即時型

正解 ①即時型 ②細胞障害型 ③免疫複合体型 ④遅延型 ⑤アナフィラキシーショック ⑥アレルギー性鼻炎 ⑦じんましん ⑧花粉症 ⑨食物アレルギー ⑩橋本病 ⑪リウマチ熱 ⑫貧血 ⑬糸球体腎炎 ⑭血清病 ⑮SLE（全身性エリトマトーデス） ⑯RA（関節リウマチ） ⑰ツベルクリン反応 ⑱接触皮膚炎 ⑲シェーグレン症候群

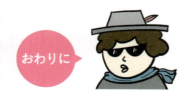

おわりに

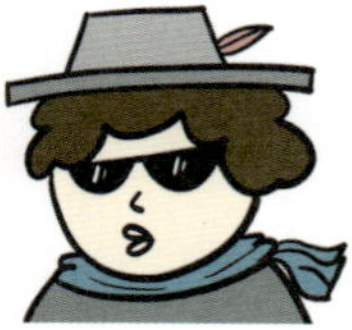

「ゴローさんのブログを読んで、
初めて解剖生理学が面白いと感じました」

先日、ブログの読者さんからこのようなメールをいただいた。

僕は、そのメールを読んでニヤリとした。
そして、僕の「役割」と「喜び」は、
まさにココにあるなと確信したのだ。

そもそも僕は、解剖生理学に人一倍興味があるわけではない。
それよりもみんなが苦手とすることを
イラストを交えて面白く伝えることに興味がある。

さらに言うと、自分の頭の中のアイデアをカタチにし、
それを見て喜んでくれる人がいる。
この事実がうれしいだけなのだ。

僕は、あなたの背中をポンと押すことしかできない。

しかし、立ち止まった足を一歩でも踏み出すことができれば、
あとは身体が自然に前へと進んでいくだろう。
自分の足で夢というゴールに向かって突き進んでほしい。

本書が少しでもその役に立つのであれば、
こんなうれしいことはない。

最後に、
僕の突飛な提案を全て笑って受け止めてくださった編集者の遠藤さん、
いつも的確なアドバイスをしてくださった編集者の大西さん、
ゴロを読み上げるには、もったいないほどのイケメンボイスな声優の深川さん、佐々さん。録音チェックをしてくださったジェイルハウス・ミュージックの皆さん。
こちらの意図をしっかりと汲み取ってくださったデザイナーの藤塚さん、市川さん。
文章に間違いがないか何度もチェックしてくださった校正者の朝岡さん、監修をしてくださった大和田先生、本書の制作に関わってくださったすべての方々、そして、最後まで読んでくださったあなたへ。

本当にありがとうございました。
勉強をがんばるあなたを心から応援しています。

ゴロー

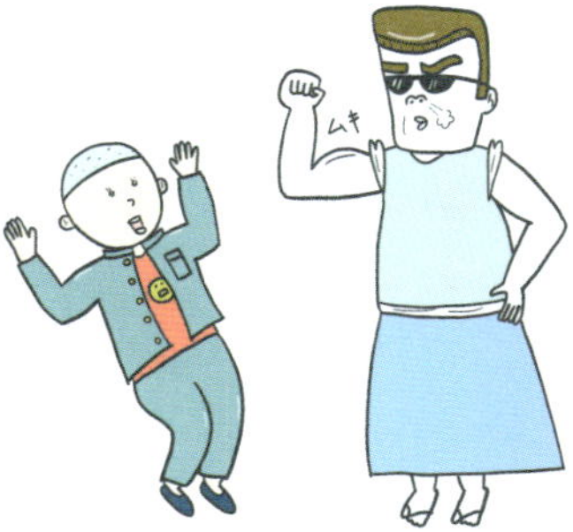

最後まで読
ありがと

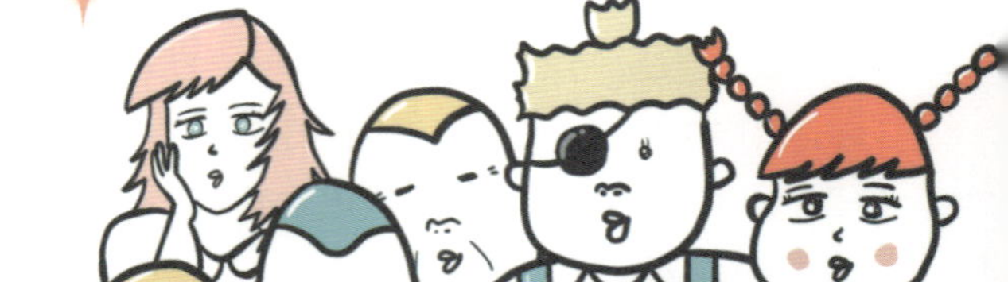

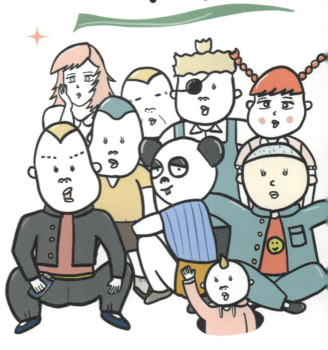

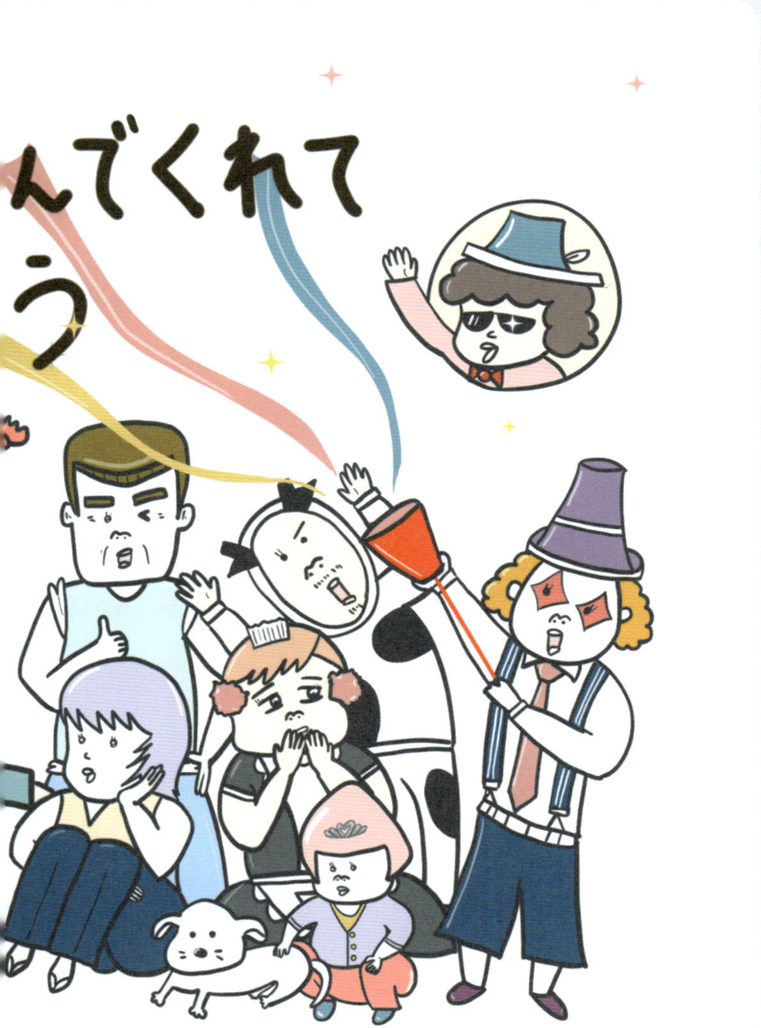
んでくれて
う

［著者］ゴロー

Twitter

ブログ

鍼灸マッサージ師×イラストレーター。
大学を卒業後、就職をせずお金が尽きるまで世界中を旅する。
旅先で、とあるマッサージ師に出会い、その施術のあまりの気持ち良さに感動。帰国して整体院に勤めたあと、カラダのことをより詳しく学ぶため鍼灸マッサージ師養成の専門学校に通い、鍼灸師、あんま・マッサージ・指圧師の国家資格を取得。現在は独立開業し、治療院を経営しながら、仕事の合間に解剖生理学の情報発信をしている。
自分の勉強のためにと趣味で始めた解剖生理学のTwitterアカウントが医療系学生にじわじわと支持され、現在Twitterのフォロワー数が13万人を突破。調子にのって、ブログ（月間19万アクセス）・Instagram（1万フォロワー）を開設。メルマガ読者数は8000人を超える。気が向いた時に、医療学生向けに解剖生理学のオンラインセミナーをしている。

［監修］大和田潔

東京医科歯科大学臨床教授、同大学大学院医学博士。総合内科専門医、神経内科専門医、日本頭痛学会代議員。医療栄養運動アドバイザー。臨床栄養協会評議員として、管理栄養士の講師をつとめる。救急診療などを経て、医療法人社団碧桜・秋葉原駅クリニック（同法人理事・現職）。週刊文春『スーパー開業医』に掲載。医療アドバイザーとしてのメディアでの解説には定評があり、ニュース番組の解説、クイズ番組の監修などテレビやラジオ、雑誌週刊誌の取材記事多数。複数の全国紙にて長年医療コラムを連載。『糖尿病になる人、痛風になる人』（祥伝社新書）、『頭痛』（新水社）、『からだのふしぎブック』（永岡書店）、他著書、論文も多数。秋葉原駅クリニックWEBサイト：www.ekic.jp
秋葉原駅クリニック公式twitter：@ekiclinic

本文デザイン	ISSHIKI
校正・問題作成	物語社
録音協力	ジェイルハウス・ミュージック
音声	佐々千春、深川和征（青二プロダクション）
編集協力	大西華子

解剖生理学　超速！　ゴロ勉

著　者　ゴロー
監　修　大和田潔
発行者　永岡純一
発行所　株式会社永岡書店
〒176-8518　東京都練馬区豊玉上1-7-14
代表☎ 03（3992）5155　編集☎ 03（3992）7191
印刷・製本　クループリンティング

ISBN978-4-522-43587-8 C3047　⑫